KB202457

# 숯을 알면 건강하게 산다

강 재 윤 지음

지성문화사

# 숯

비 맞은 참새를 보셨나요
오염된 물과 공기, 악취와 소음
온 지구 위를 누비고 있다는 전자파에
시멘트 벽과 첨단 도료들, 합판에서까지 내뿜는
온갖 유해화학물질까지…
발전이란 미명 아래 저질러온
인간의 자연파괴는, 이제
인간이 존재할 마지막 공간 - 안방까지
죽음의 물질로 뒤덮여 버렸습니다.
비 맞은 참새처럼 거대한 문명 앞에서
초라해질대로 초라해진 우리들.
그 우리들 앞에, 그간 잊고 살았던
태고적 생명의 세계를 소개합니다.
장독 위에 띄웠던 숯,
갓난아기방 금줄에 끼웠던 숯,
그 천년 미라의 관을 덮고 있던 숯,
척박한 땅에 뿌리던 숯,
사악한 기운을 몰아내기 위해서도 사용했던 숯,
옛 조상들은 이미 숯의 생명의 힘을 알고 있었습니다.
온갖 해로운 기운을 막아 주는 숯의 그 신비-
이제 직접 체험하실 수 있습니다.

# 머리말

　그토록 우리의 뇌리에서 잊어졌던 검은 덩어리 숯이 첨단과 학시대의 폐해를 구제하기 위하여 다시 우리 곁에 다가오게 되었으니 참으로 아이러니한 일이 아닐 수 없다. 그래도 한 때 소중했던 숯이 편리함에 가려진 공해덩어리 화석연료에 밀려 천덕꾸러기가 되어 헌신짝처럼 버려진 세월에 묻혀 있게 된 것이다.

　그러나 숯이 가진 천부적 탁월한 효능이 세상에 다시 밝혀짐으로서 21세기 주목받는 천연소재로서 각광을 받으며 등장하게 되었다. 복권(復權)이라고나 할까?

　실로 숯은 단순하게 굽기만 한 것이고 과학적 처리나 하이테크기술로 만들어진 것도 아닌 것이다. 쓰레기처럼 쌓여진 나무 조각들도 숯으로 구으면 물질이 변환하여 천년을 썩지 않는 보물이 되어 환경재앙을 막는 정화재로 몸에 쌓인 독을 빼는 해독제로 환경과 사람을 살리는 신비를 갖게 된다. 만일 우리가 나무를 땅에 묻게 되면 미생물에 분해되어 매탄가스를 발생하고 공기 중에 태우면 탄산가스를 내게 되어 지구환경을 오염시키게 된다.

그러나 숯이 됨으로서 소재의 생명도 반영구적이고 폐해를 주는 마이너스유산도 없으며 백가지 이익은 있어도 하나의 해는 없는 건강소재의 절대조건을 갖춘 것이 숯의 특성이다. 비록 지금이야 연료로서는 미미하지만 이런 특성을 활용한 새로운 용도의 산업이 크게 확대되어 신변건강제품을 비롯하여 환경보존, 농수산업, 식품가공, 축산업, 의약품, 환경정화재, 건강주택재, 질병치료 등으로 점점 활용이 확대되어지고 있다. 이런 용도의 다양성 확대는 어떠한 현대과학이 만들어낸 소재보다도 천연재로서 우수한 효능 때문이다. 이와 같은 숯의 본능적 신비한 효능을 우리의 조상들은 이미 지혜로운 혜안으로 활용했던 것이다. 이 천년을 부패하지 않게 미이라로 보존한 방부력을 이용하는가 하면 출생아를 위한 금줄, 장독에 넣는 식문화, 재를 묻혀 감자를 심는 농법, 재(灰)로 제기를 닦는 연마제로, 우물에 넣어 정수재로, 숯가루를 먹어 정장제로 참으로 지혜가 번쩍이는 활용이었다.

현대문명이 대량생산과 편리함을 추구하다보니 결국 도시는 시멘트콘크리트 정글이 되었고 주거는 화학제품의 포로가 되다 보니 실내는 유해화학물질이 뿜어내는 독가스실이 되고 말았다. 그뿐이겠는가 건강하게 살려고 먹고 마시는 것이 독인 시대에 살게 되었다. 이런 주거의 환경을 정화하고 먹어서 쌓이는 독을 해독시켜 주는 것이 바로 숯이다.

물론 병의원이나 약만이 건강을 지켜주는 유일한 담보로 생각하는 사람에게는 아무리 숯을 외쳐도 공염불이 되겠지만 인간이 자연의 일부로서 자연의 생명 순리를 거역한 생활방식 그리고 인간이 자연을 파괴한 대가로 받는 해의 치유는 자연만이 치유할 수 있다는 진리를 터득하여야 한다. 자연에서 온 숯이 그 치유의 대안임이 밝혀지고 있다.

본서를 통해 숯의 효능을 생활에 활용하는 지혜가 있어 건강한 삶에 큰 도움이 되길 기원하며, 끝으로 기간행된 "숯이 사람을 살린다"는 졸저를 많이 애독해 주신 독자의 성원에 감사를 드리며 본서 출간에 많은 협력을 해주신 김은옥님에게 감사를 드립니다.

2003년 8월
저자 씀

# 차 례

*Contents*

제3장 숯의 특성과 일반적 이해 / 45

제4장 숯의 기본적 효능과 작용 / 95

## 제5장 활용이 넓어지고 있는 숯의 힘 / 139

## 제6장 병든 지구환경을 살리는 숯 / 235

## 제7장 목초액, 목타르, 재(灰) / 2491

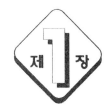

# 세계를 놀라게 한 숲의 힘

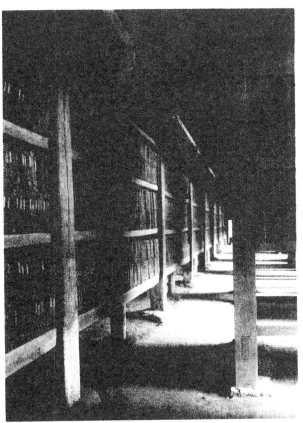

◀ 대장경판전내부
해인사 장경각 안에
는 세계적으로 유명
한 고려대장경판이
보관되어 있다.

# 1. 마왕퇴(馬王堆)고분의 여성유체(遺體)발견

▶ 숯에 덮여 2100년을 그대로 보존된 시신

1972년 중국 호남성장사시(湖南省長沙市)교외 동쪽으로 약 4km 떨어진 낮은 구릉지대에 약 2100년 전에 만들어진 것으로 추정되는 서한(西漢)시대의 대후(軑侯)이창의 부인 신추(辛追)의 묘(마왕퇴 1호 한묘)가 발굴되었다.

지하에서 2100여 연간 깊이 잠들어 있었음에도 불구하고 시신이 부패되지도 않고 외견상으로 불과 4일 전쯤 사망한 시신처럼 완벽한 상태로 발견된 것은 인류역사상 전무후무한 일이였다.

더욱이 얼굴은 살아있듯이 윤기가 있고 엷은 황색을 띠고 있으며, 피부는 여전히 탄력이 있어 손가락으로 누르면 바로 원상태로 돌아오고 동맥에 방부제를 주입하자 살아있는 사람 같이 서서히 펴졌으며 심지어 발가락의 지문과 피부의 모공 역시 눈으로 볼 수 있을 정도로 분명했다. 내장 역시 방금 사망한 사람의 시신과 같이 그대로 보존되었다고 한다.

사인(死因)은 협심증에 걸려 가래가 차여서 사망했을 것으로 추정하며 내장을 조사한 결과 생전에 심장병, 폐병, 담결석 등을 앓고 있었던 사실도 알게 되었다. 해부를 해보니 사망하기 전에 먹었던 참외씨(甛瓜子)가 176개가 위 속에 남아 있었고 이것을 흙에 뿌렸더니 발아했으며 장내에는 회충의 사해(死骸)

도 있었다. 사망시의 나이는 50세 전후, 신장 154㎝ 정도로 추정된다고 한다.

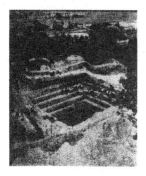

성토

점토(백고니)
건조한 흙

장식품
棺

숯
(약 5톤)

20m

8m

17.9m

4개의 계단의 크기로 보아 그 규모가 짐작된다

이와 같은 보기 드문 고고학적 발굴에 대하여 당시 세계 100여 개국 매스컴이 앞 다투어 보도하게 되었다.

▶ 발굴의 고통과 기쁨

1972. 1. 16 마왕퇴 1호 한묘(漢墓)의 발굴을 시작하자 이 무덤의 입구만 해도 19.5m 동서로 17.8m로 거대한 무덤이고 나온 흙만 해도 가히 짐작이 갈 만했다고 한다.

1971 겨울에 중국과 소련의 분쟁이 있을 시기 부상병을 구호할 방공호를 파다가 세계를 놀라게 하는 고고학상의 대발견을 하게 된 것이다.

당시 호남성 주둔군 장사병원에서 지하병실과 수술실을 짓기 위해 탐사를 할 때 갑자기 땅속에서 기체가 새어나오는 것이었다. 그 기체에 불씨가 닿자마자 푸른 불이 펑하며 솟아올

18

랐다.

이런 현상은 묘실이 밀폐되어 있을 때 묘 속의 수장품들이
분해되면서 생겨난 기체였던 것이었다. 가스가 빠지고 점차
파들어 가니 백고니(白膏泥 : 점성이 강한 진흙성분으로 밀폐성이
우수한 흙)가 나오고, 갱 속을 덮은 흙 속에서 당시 사용한 삽
이 나왔는데 2100년 지났는데 아직도 녹이 슬지 않았으며 그
리고 식물표본이 나왔는데 그 속에 대나무 잎과 대나무 조각
이 있었는데 빛깔이 여전히 신선한 초록빛을 띠고 있었다고
한다. 백고니(白膏泥) 아래에서는 검은 숯이 5톤 정도나 거대한
목관을 덮고 있어 발굴현장을 들뜨게 했다고 한다.

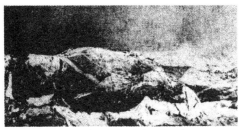

▶ 얼굴을 벗긴 여시 - 옆모습

숯을 걷어내자 곧 거대하고 완전한 목곽의 뚜껑이 드러났고
목곽뚜껑에는 대나무 돗자리가 덮여 있었다. 발굴자들은 2100
년 동안 완벽히 보존된 목곽을 바라보면서 신비와 기쁨을 만
끽했다고 한다.

이런 발굴사실이 알려지면서 호기심에 가득 찬 사람들이 벌
떼처럼 모여들었고 미이라 시신과 유물이 정돈되어 전시하게

되었는데 하루에 1만 4천명이 몰려들었다고 한다. 정확치 않지만 900만 명의 사람이 마왕퇴 출토유물을 감상했고 각국의 대통령이나 총리 등 국가수뇌부인물 20여 명 각국 주재대사관 외교관 100여 명, 각국 대표단이나 방문단 그리고 학술단체인사 4000여 명 등이 참관했다고 한다. 1980년 이후 일본, 미국, 프랑스, 네덜란드, 타이완, 홍콩, 한국 등에서 마왕퇴 일부 유물전시회가 열렸다.

### ▶ 화려한 고대귀족문화의 유물발굴

빛깔도 화려한 칠(漆)병풍과 칠궤짝 수놓은 베개와 화장상자 그리고 2개의 상자 옆에는 23개의 아름다운 나무인형이 나왔는데 그 중에서 몇 개는 비단으로 된 긴 옷을 입고 있었고 두 손은 공손히 가슴에 모으고 있어 보기에도 여주인의 부름을 기다리고 있는 듯 했다. 그밖에 악기를 연주하는 5개의 악용(渥俑)과 8개의 가무용(歌舞俑)이 있었다. 상자의 중간에는 술을 담은 칠종(漆鐘), 칠방(漆鈁), 칠호(漆壺), 그리고 칠이배(漆耳杯) 등이 있었고 그릇들을 놓는 칠안(漆案)도 있었다.

묘 주인이 살아생전 밥을 먹을 때의 실제모습을 그대로 진열해 있었다는 것이다. 마왕퇴 1호 한묘(대후 이창의 부인)에서 유물 184점 모두가 보존상태가 완전했고 마왕퇴 2호, 3호에 비해 출토유물도 가장 많았다고 한다.

마왕퇴는 본래 평범한 지명이었지만 1972년 마왕퇴 1호 한묘(漢墓)가 발굴됨에 따라 국제적으로 크게 이름이 알려졌고 또한 발굴의 유물 등의 종류가 거대함에 따라 중국의 고고학 연구에 분야별 역사를 다시 쓰거나 수정해야할 정도로 연구할 가치가 큰 발굴이었다.

고문헌학의 연구, 기물학(器物學)의 연구, 방직학의 연구, 한의학의 연구, 중국지지학(地志學)의 연구, 중국고대예술사의 연구, 한대초기장례제도에 관한 연구, 한대초기 방부학(防腐學)연구 등, 한대초기문명에 관한 연구에 가치가 큰 것은 물론 중국고고학에서 중요한 위치를 차지하고 있다.

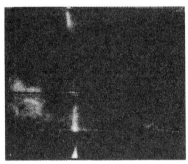

▶출토된 진품 숯

## ▶ 이 신비한 보존의 비결은 숯이다

이한묘 곽 주위에 약 5톤의 숯을 덮어 물질의 장기보존에 탄소의 힘을 활용하는 지혜가 벌써 있었다는 것이다.

숯은 뛰어난 흡습성과 숯의 탄소성분이 많은 전자를 모으고 음이온층을 이루며 환원작용에 의한 방부적 역할을 다 했기에 2100년 전상황을 오늘에 다시 그대로 되살린 놀라움과 환의의 현장을 만든것은 탄소덩어리 숯 이였다.

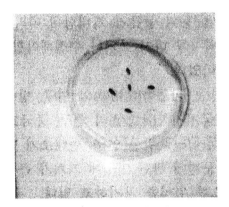

▶ 시신의 위(胃) 속에 있었던 참외씨(진품 중국1급문물)

# 2. 해인사팔만대장경의 보존

### ▶ 팔만대장경의 보존을 위한 숯 사용 기록

「대적광전(大寂光殿) 뒤쪽 높은 언덕 위에 판고(板庫)를 짓기 위하여 축대를 쌓았다. 사승의 견문을 전하는 바에 따르면 마당을 파 보니 성토하면서 흙과 소금과 숯이 켜를 이루도록 쌓여 있었다」고 한다. 그렇게 터를 마련한 뒤 판고를 지었다고 한다.[한국의 미(사원건축편 책임감수 : 신영훈 중앙일보사 刊)]

「장경각은 경판 보관을 위한 과학적이고 완전무결한 걸작으로 인정받는 건물이다. 대장경을 보관하는데 절대적인 요건인 습도와 통풍을 위해 본래 토질이 좋은 터에 숯과 횟가루, 찰흙을 넣고 다짐으로써 습도가 자연적으로 조절되게 하였다.」[문화유

산 : 「명찰」전국유명사찰순례기 : 가야산해인사편:(주)한국문원 刊]

「흙바닥은 흙과 소금과 숯이 층을 이루도록 성토한 것으로 자연환기와 습도조절을 고려한 것이라고 한다.」[한국의 건축(전통건축 편)공간사 : 김봉열]

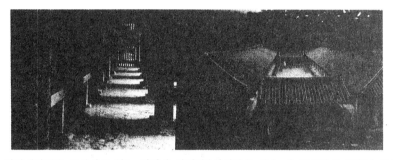

▶ 팔만대장경을 보관하고 있는 해인사 장격각, 장경각을 지을 때 밑바닥에 엄청난 양의 숯을 매장시켰다.
▶ 그 숯의 힘으로 팔만대장경을 무사히 보존해 온 것이다.

## 3. 영주 김흠조 장례원판결사의 유체보존

▶ 발굴의 계기와 유체, 유물발굴

1998년 3월 영주 - 안동간 국도확장공사 구간인 영주시 이산면 운문리 산 146-1번지에서 조선조 중종 때 장례원 판결사를 지낸 김흠조 선생 묘소의 이장 시 묘곽이 숯에 쌓여진 채 470여 년의 오랜세월이 지났음에도 잘 보존된 채 발굴되었다.

유체의 하체부분은 부패하지 않고 유체와 부장품은 사망 시와 같은 상태로 보존되었고 부장된 발굴품은 복식류 30여점, 종이로 쓴 만사(輓詞)와 제문(祭文)이 각 19장, 백자접시, 백자병, 청자, 철제가위, 유리구슬 등 총 131점이 발굴되어 영주시가 이 합장묘의 학술적 연구와 출토유물보존을 위하여 막대한 비용을 드려 안동대학박물관 전문요원의 발굴 작업과 7종류 131점에 달하는 출토유물을 전문분야별로 나누어 연구하게 하였고 이를 정리한 326페이지의 "판결사 김흠조 선생 합장묘 발굴조사보고서"를 1998년 발간하고 이 출토유물은 현재 준공단계에 있는 영주시 순흥면 소재 소수박물관에 전시계획으로 보관 중에 있다.

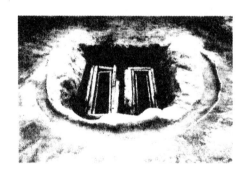

▶ 묘곽과 숯의 배치

선생의 묘는 부부합장묘로서 묘소의 전면에서 우측(북쪽)에 김흠조선생의 관, 그리고 좌측(남쪽)이 그의 부인 정씨의 관이었다.

표토에서 286㎝ 아래에 회곽이 나타났고 두께15㎝ 회곽 윗부분은 제거되어 목관뚜껑이 드러나게 되었다. 회곽의 4면 주

24

위와 밑면에는 두께 15㎝ 정도의 숯이 채워져 있었다. 김흠조 회곽 주위의 숯은 4측면과 상하면에 모두 있었으며 두께는 장벽 身長쪽이 15㎝, 단벽머리쪽, 발쪽은 20㎝, 상하면이 15㎝이다.

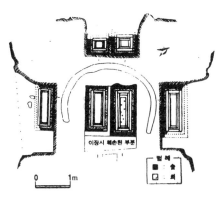

▶ 발굴 유구 전체 평면도

부인 정씨의 회곽은 남편의 회곽과 맞붙은 북쪽 장벽만 생토벽에 바로 회곽이 붙어 숯이 없으며 나머지 3면에는 모두 숯이 채워져 있었다.

이를 보면 남편의 곽은 회곽 주위의 숯 층까지 완벽하게 조성되었지만 부인 정씨의 묘곽은 남편의 묘곽 맞닿은 회벽부분에는 숯 층이 없어 남편 묘곽에 비해 완전하지 못함을 알 수 있었다. 이는 미리 파 놓은 묘광의 너비가 목관과 회곽을 만든 후 숯 층을 돌리기에 부족했기 때문으로 추정되고 이로 미루어 묘광의 조성은 남편 것이 먼저 되었을 것으로 보여진다.

또한 이 숯은 파손된 묘광의 벽에 일부 남은 흔적으로 미루어 회곽상변에도 두께 15㎝ 정도로 덮여 있었음을 확인할 수 있었다.

발굴조사단의 조사가 시작 전에 이장작업 시에 중장비에 의해 훼손되었기 때문에 초기단계부터 발굴 작업을 하는 경우와는 다른 상황임을 알 수 있다.

▶ 묘의 구조와 국조오례의(國朝五禮儀)

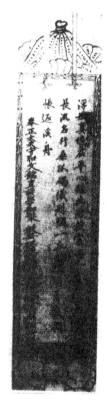

朴祐 輓詞

이 부부 묘의 구조는 조선조 성종 5년(1474)에 완성된 묘의 장재규정인 국조오례의(國朝五禮儀)에 충실하게 실천한 묘로서 당시 국조오례의 권8에 흉례(凶禮) 대부사서인상(大夫士庶人喪)에 숯의 사용법이 규정되어 있다. 이를 발췌하면 다음과 같다.

광을 파고 숯가루를 광 밑에 펴서 두께가 2~3촌 되게 쌓아 채우고 다음은 석회 가는 모래 황토를 두루 섞은 것을 그 위에 깔아서 (석회 3분 가는모래 황토가 각 1분 비율)두께가 2~3촌 되게 쌓아 채우고 곽을 그 위 한가운데 놓는다. 이어 사방에서 네 가지 물건을 빙빙 돌려서 내려 보내는데 얇은 판 조각으로 막아서 숯가루는 바깥쪽에 있게 하고 세 가지 물건은 안쪽에 있게 해서 밑의 두께와 같게 쌓는다. 이미 채워지면 그 판 조각을 도로 빼내서 위에 가깝게 하고 다시 숯과 석

회 등 물건을 내려 보내어 쌓아서 곽의 평면까지 미치면 그친
다.(숯은 나무뿌리를 막고, 물과 개미를 물리치며 석회는 모래와 합
하면 단단하고 흙과 합하면 끈끈해서 여러 해 동안 굳히면 쇠나 돌
같이 되어서 땅강아지와 개미나 도적이 다 가까이 할 수 없다)

### ▶김흠조 선생의 약전(略傳)

선생은 의성 김씨 후손으로 고려 平章事 椿의 6대손이며 부
(父) 金孝友의 5남중 3남으로 태어나 생원 정윤원의 딸과 혼인
하여 4남 1녀의 자녀를 두었다. 그의 생년은 알 수 없고 그의
사망은 조선 중종 23년(1528) 향년 67에 사망한 것으로 그의
무덤속의 만사(輓詞)에서 알 수 있었으며 그는 28세에 사마시
(司馬試)에 합격하고 연산군 7년(1501)에 文科에 급제하였다고
한다.

그 후 예문관의 검열(檢閱), 봉교(奉敎), 언양현감, 司憲府持平
(正5품), 忠州목사, 尙州목사, 제주목사, 중종21년(1526) 장례원
판결사(掌隷院判決事)를 끝으로 관직을 물러난 분이다.

그 후손 김상길 씨 등이 현재 영주에 살고 있다.


## 4. 사망140년 된 미이라의 발견


일본의 고분에서 내부에 숯곽이란 별실을 만들어 유체의 보
존에 사용한 예는 간혹 있었으나 특히 일본북부 아오모리현
히로사끼(靑森縣弘前市)의 장승사(長勝寺)에서 발견된 히로사끼

항(弘前藩:제후가 거느린 지역: 지금의 현(縣)) 항주(藩主)의 양자로 17세에 조사(早死)한 쯔가루쯔꾸도미(津輕承祐 : 江戶말기)의 미이라화한 유체가 발견되었는데, 사체의 3중곽 주위는 숯과 석회로 둘러싸였고 중간에는 건조제로서 마른 찻잎을 채워 넣어서 미이라화시켜 토장(土葬)을 했었다.

유체의 발견 후 41년이 되는 해에 선조의 시신을 전시용으로 계속둘 수가 없어서 화장하여 정중히 장사를 지냈다는 것이다.

유체의 보존방법은 일본에서도 나라(奈良), 헤이안(平安), 카마꾸라(鎌倉)시대로 이어져가면서 화장유골을 보존해 왔었다. 오슈후지와라(奧州藤原) 3대의 경우에서도 볼 수 있듯이 미이라 보존용으로 숯을 사용했었다.

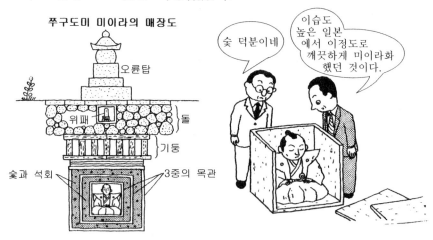

그리고 일본에서는 문서, 경전, 의류의 보존에도 숯을 묻어 활용했으나, 이렇게 하여 보존에 성공한 예만 있는 것이 아니고, 장소, 온도, 주위의 조건 등을 생각지 않고 매설한 경우 실

패한 예도 있으나 여러 가지 제 조건을 고려하여 숯을 매설한 경우는 마왕퇴고분과 같이 놀랄만한 신비스런 효과를 낸다는 것을 알게 되었다.

앞에서 유체보존에 숯의 방부효과를 활용하는 지혜는 고대의 중국, 한국, 일본에서 이런 지혜를 갖고 있었음을 입증하는 예이며, 특히 이 동양 3개국에서는 고대로부터 고귀한 사람이 죽었을 때 그 묘의 곽 밑에 그리고 주위에 대량의 숯을 넣어 매장했다는 습관을 알 수 있으며 한국에서는 제도상으로 행해졌음을 성종 15년에 완성된 장재 방법규정인 국조오례의(國朝五禮儀)에서 잘 설명해 주고 있다.

고대의 선인들이 현대의 첨단과학으로도 할 수 없는 일들을 가능하게 했다는 지혜에 감탄하면서 숯이 공기와 물을 정화할 수 있다는 것은 과학적으로 인정되어지고 또 실용화하고 있지만 시신이 감히 2100년 동안이나 오랜 세월이 경과했는데도 수일 전에 사망한 시신처럼 보존되었다는 것은 과학적으로는 증명할 수 없는 숯의 신비한 힘이 계속적으로 작용해 주고 있었기에 가능하다고 생각되며 즉 숯이 공기나 냄새를 제거할 수 있다는 단편적인 숯이 갖는 힘이 아닌 숯이 지닌 자연적 신비도 힘을 뒷받침하고 있다고 감히 말하고 싶다.

# 우리조상(祖上)들의 숯 활용지혜

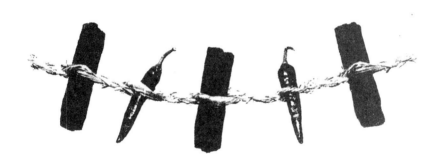

# 1. 출생과 함께 금줄을 쳤던 방역지혜

오늘날과 같이 병·의원이 현대적 설비로 곳곳에 있고, 출산시 언제나 병원에 갈 수 있는 환경이 아니었던 시절에는 아기의 출산은 산모로서는 일생에 큰일을 치르는 셈이다. 그때는 산후에 산모의 건강관리 잘못으로 사망하는 일도 흔히 있었다. 이런 열악한 위생관리가 크게 문제되었던 시절 출생아이의 질병을 막는 지혜로 숯으로 금줄을 쳤던 발상은 숯의 효능을 분석해 볼 때 과학적 발상임이 틀림없는 것이다.

과학적 분석 장비도 없던 때에 음이온 발생이나 제습, 소취의 효능, 숯이 공기와 환경의 정화작용이며, 무수한 다공질의 흡착기능은 어떻게 알았겠는가? 황당할 뿐이다. 귀한 자식을 건강하게 살리려는 조상의 간절한 소망이 금줄을 치게 된 지혜까지 다달았을 것이다. 실로 저자의 어린시절 8.15광복이후만 해도 호열자(虎列刺 : 콜레라의 일본식 용어)란 무서운 병이 전염되어 마을에 출입이 통제되기도 했던 적도 있었다. 이외에 마마(천연두), 장티푸스 등이 비위생적 환경에 따른 전염병이 성했으며 그때는 심지어 아이들의 출생신고를 1, 2년 뒤에 하는 가정도 있었다.

출산가정에 금줄을 쳐서 행인이나 동네마을에 방역구역으로 알리는 의미도 있었고, 아이의 방에는 극히 가까운 가족 외에는 함부로 들어오지 못하게 했었다. 농사일로 분뇨나 퇴비를 만지던 몸으로 산모 방에 드나드는 것은 병원균의 감염때문에 상가(喪家)에 출입자나 부정한 사람들은 부정을 탄다고 하여 출입이 극히 제한되었다.

요즘은 의술의 발달로 금줄을 다는 가정은 없어졌으나 분명히 금줄은 우리 조상의 지혜가 담긴 과학이었다. 이런 금줄을 치는 지혜는 송아지를 낳았을 때도 된장독 둘레에도 쳐서 부정한 것을 막는 방법으로 매달았었다.


## 2. 세상이 바뀌어도 장독에 숯 넣는 식문화는 그대로다

요즘은 발효기술도 고도로 발달되고 편리하고 간단한 방법으로 장을 숙성시키는 기술이 있을만한데 아직도 옛 조상들이 장독에 숯 덩어리를 넣어서 장 만드는 방법이 시공을 초월하여 건재하니 참으로 비결인 것만은 틀림없는 것 같다. 이 비결도 알고 보면 과학적인 것이다.

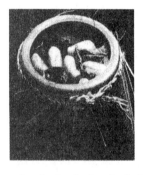

장을 골고루 숙성하게 하는 숯의 원적외선방사, 방부적 효능을 갖는 음이온 효과, 불순물의 흡착역할의 다공질구조 등 이들 숯의 다양한 기능이 조화를 이루어 맛좋은 장을 빚어내는 역할을 다하고 있다. 장맛을 보면 그 집의 음식 맛을 안다는 옛 사람들의 말이 생각난다. 실로 음식 맛에 장이 차지하는 비중이 그 만큼 크기에 장에 구더기가 쓸고 맛없는 장을 만들까봐 조바심하던 우리조상들이 숯 덩어리 넣는 비결을 찾아내게 했을 것이다.


## 3. 재(灰)를 덮어 불씨를 살려두었던 화로 불

인류가 불을 손에 넣었을 때 우선은 불씨를 어떻게 보존해야 할 것인가 하고 많은 시련과 시행착오를 계속 했을 것이다.

우리 조상들은 재를 덮어서 숯불을 화로에 넣어 보존하는 지혜를 가졌기에 아침밥을 지을 수 있었고 대장간의 불씨도 살려두었다가 농기구도 생산할 수 있었기에 재를 덮는 지혜를 찾기까지 고충이 많았으리라 짐작된다. 만일 모래나 흙을 덮으면 바로 꺼지고 만다. 어떤 이유로 재속의 불씨는 꺼지지 않았을까?

재에는 조연성(助燃性), 보온성, 또 약간의 미세한 통기성이 있어 산소조절의 미묘한 밸런스가 맞아 불씨가 보존될 수 있었다고 해석하고 싶다.

그리고 재는 칼륨성분이 함유되어 있어 이 칼륨이 조연제 역할을 한 것도 이유 중 하나가 될 것이다.

## 4. 재(灰)를 연마제로 하여 제기(祭器)를 닦았던 우리조상

요즘 같아서는 슈퍼나 길거리에서도 아주 잘 닦이는 연마제가 쏟아져 나와 있지만 옛날 같이 편리한 공산품이 없었던 시절에 명절이나 제사를 앞두고 조상에 바칠 제물을 정성들여 깨끗한 제기(祭器)에 받쳐 올리는 것이 어머니들로서는 임무이고 조상을 모시는 후손의 도리로 생각했다.

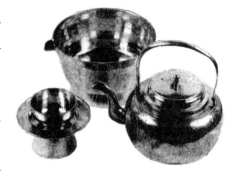

한번 쓰고 둔 놋그릇 제기들은 변색되어 닦지 않고는 음식을 담을 수가 없었기에 갖은 방법을 연구해 본 결과의 지혜라 생각된다. 짚을 말아서 만든 짚꾸러미에 물을 적시고 재를 묻혀 문지르면 얼마 문지르지 않아도 번쩍 번쩍 광이 나면서 깨끗한 제기로 바뀌 나왔던 그 때 어머니의 모습이 선하다. 필시 이런 효과는 재속에 있는 칼륨이 물에 녹으면서 알칼리성 수용액이 되어 세정작용을 하는 효과일 것이다. 역시 필요가 발명의 어머니란 말이 꼭 맞기에 재를 연마제로 찾아낸 것이다.

참고적으로 숯이 연마제로 사용되는 예로는 칠기연마, 금속연마, 인쇄용의 동판연마, 정밀기계의 마무리연마, 칠보연마,

다이아몬드의 곡면연마, 렌즈연마, IC기판의 연마, 치아연마분 등으로 활용되고 있다.


## 5. 우물에 숯을 넣었던 지혜

우물은 물론 수량이 어느 정도 확보되는 곳에 우물을 파게 된다. 비가 대지에 내려 땅속에 스며들면서 자정되고 여과되어 심층으로 내려가게 된다. 그러나 물은 빗물만이 아닌 여러 유형의 물이 지하로 흘러들기 마련이다.

땅속의 물이라도 다소간 오염되고 또 음용에 적합지 않는 물도 섞여들기 마련이다. 그리고 자연 어느 일정량은 고여 있을 수도 있는 곳이다. 우물에 자갈과 숯을 넣어서 정수해 마시는 지혜는 옛사람들의 훌륭한 숯 활용 정수법이었다. 이가 없으면 잇몸으로 산다는 말과 같이 정수기가 없던 시대에도 숯으로도 훌륭히 정수해 먹었다는 것이다.

우물에 숯을 넣으니 물도 정수되고 원적외선이 물분자(그라스다)를 작게 하여 물의 체내흡수를 빠르게 하며 전자수가 되어 물의 변질(산화)도 늦어지는 환원수가 되게 해서 먹었으니 요즘의 정수기가 부럽지 않는 먹는 물 문화를 만들었던 지혜를 우러러 보고 싶다.

전국의 등산로에 산재한 약수터의 우물에 숯을 넣는 옛사람들의 지혜를 오늘에 되살려 봄직한데 그렇게 하는 노력이 보이지 않는 것같아 안타깝다.

## 6. 홍어를 재(灰)속에 묻어 숙성시킨 별미음식

삭힌 홍어의 한 점에 막힌 코가 뚫리는 이 별난 음식을 즐기던 한 시절이 있었다. 물론 제대로 홍어를 먹을 줄 아는 식도락가는 당연히 찾는 별미다. 물론 막걸리가 곁들려야 홍어의 진한 맛을 느끼게 되는 음식이라 하여 홍탁이란 말이 생겨났다. 오늘날의 젊은이들은 이 홍어발효식품의 냄새를 싫어하기 때문에 숙성시키지 않은 홍어음식이 시대변화에 따라 무침, 찜 등으로 조리되고 있다.

60년대쯤에서는 흑산도 비금파시 등에서 홍어가 많이 잡혀 왕대포집에 들르면 별 부담 없이 즐겨 먹던 안주였다.

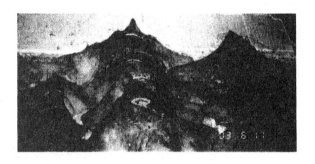

그러나 이제는 잘 잡히지 않기에 홍어 한 마리가 30~40만원 한다니 진짜 홍어 맛을 보기는 어렵게 되었지만 그래도 신안지방 유지들의 혼사에 가면 그곳 지방 인사들의 자존심이 달

린 필수 혼사음식이기에 구하기 힘든 흑산 홍어를 간혹 맛볼 수 있다.

요즘은 우리바다 홍어는 맛볼 수 없고, 칠레산 홍어로 홍탁의 옛향수를 달래기에는 그래도 입맛이 즐겁지 않다.

## 7. 콩나물 재배 독에 재를 넣어 길렀다

농약을 사용해 키운 콩나물이 유통되고 있다는 보도가 나온 지 20년도 넘은 것 같은데 지금도 농약 콩나물이 근절되지 않고 있으니 먹는 것이 불안한 시대라 아니할 수 없다.

우리조상들은 콩나물 공장이라는 말은 생각지도 못 했던 시대에 바닥에 구멍이 몇 개 씩 난 옹기 독에 맨 밑에 천을 깔고 볏집재를 놓아 그 위에 콩을 놓아 콩나물 특유의 비린 냄새도 줄일 수 있고 밀생해 자라면서 발열에 의해 속이 썩지 않는 콩나물 그리고 식물의 3대 요소인 카리 성분의 재를 사용해 잘 자라게 하는 재배법을 익혀 실천해 왔다.

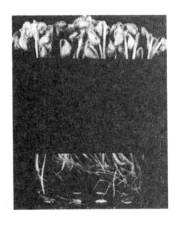

물론 재배 독 밑에는 독에서 흐르는 물을 아가리가 크고 넓은 옹기 독을 놓고 그 위에 삼발이 걸개를 걸치고 재배 독을 놓아 따뜻한 온도가 유지되는 방 한 쪽 구석에 놓아두고 들며 날면서 물 한 바가지씩 주고 키우

던 때의 콩나물 재배방법이다. 물받이 옹기에 모인 물을 다시 주면서 키우기 때문에 재에서 용출되는 미네랄 수로 키운 콩나물이 되는 것이다.

숯의 음이온이 콩나물의 성장열기에 속이 썩지 않게 하고 이렇게 재를 넣어 기른 콩나물은 전자수에 자랐기 때문에 유통과장에 신선도가 오래가게 된다. 이런 옛사람들의 지혜를 살려 재보다 훨씬 소취효과가 좋은 숯으로 키운 무공해 콩나물 재배법을 모 대학 과장인백원엽 씨가 발명특허를 득하고 부인으로 하여금 청정 먹거리문화를 열어 가는 부부가 있다 (kongnamul.pe.kr).


## 8. 칼로 자른 씨감자에 재(灰)를 묻혀 심은 농법

어린시절 농가에서 자란 사람들은 감자 심는 법은 알고 있으리라 생각한다. 부엌칼로 씨감자를 몇 조각 잘라서 잘라진 면에 재를 잔득 묻혀서 심는 것을 보았을 것이다. 하필이면 왜 재를 사용했을까?

우리조상들의 지혜가 여기서 번쩍인다.

재의 특성을 활용하는 농법을 터득했기 때문이다. 감자가 지닌 높은 영양원을 토양 속에 우글거리고 서식하는 토양미생물의 밥이 되지 않고 싹을 나게 하고 튼튼한 싹이 되도록 하기 위하여 재를 사용하는 지혜를 가졌던 것이다.

감자 100g속에는 당질 17g, 단백질 2g, 지질 0.15g, 섬유 0.5g, 칼슘 5mg, 인 43mg, 철 0.5mg, 비타민$B_1$ 0.05mg, 비타민$B_2$ 0.03mg, 나이아신 1mg, 비타민C 15mg 등이 함유되어 있어 토양미생물로서는 아주 좋은 영양이 되는 것이다.

일반적으로 밭 토양 1g을 예로 들면 대충 5억에서 20억의 세균 수가 된다고 한다. 만일 여기에 감자의 절단면에 재를 묻히지 않았다면 미생물의 집이 되어 버릴 것이고, 씨감자는 부패하여 싹을 내지 못하게 될 것은 뻔하다.

그러나 그들 미생물들은 재가 갖는 강한 알칼리성에 대응해서 생존할 수가 없는 것이기 때문이다. 그래서 재의 효력은 씨감자의 살균, 소독, 방부의 3역을 갖고 있는 셈이 된다. 재를 묻히지 않고 통째로 심으면 될 것이 아니냐는 질문도 있을 수 있다. 감자를 몇 조각내는 것은 종자의 수를 늘릴 수 있는 방법이 되고 또 조각 감자가 싹을 띠울 충분한 영양을 갖고 있다는 계산 때문이다. 통째로 심으면 그 자체로는 너무 싹이 많이 나와 함께 엉켜 자라면서 수확적면에서 비효율적이라는 판단에서 잘라서 여러 종자를 뿌리는 것이 유리하다는 농사지혜로 생각된다.

# 9. 분뇨에 재를 뿌려 구더기를 막았던 지혜

재래식 야외 운막 변소나 산사의 분뇨통이 깊은 변소 밑이나 노천에 발판만 걸쳐 있는 변소 등에 의례히 심한 악취와 암모니아 냄새와 더불어 구더기가 반드시 우글거리게 되어 있다. 그럴때 지혜 있는 사찰변소나 노천변소에는 재를 모아 두었다가 재를 뿌려 구더기가 생기지 않게 했던 지혜를 볼 수 있었다. 하필이면 재를 뿌렸을까 아마도 강한 알칼리성 재에는 구더기도 생존할 수 없다는 것을 알았기 때문일 것이다. 그리고 재는 살균, 소독, 방부의 역할을 하기 때문에 당연히 구더기는 생길 수 없는 것이다.

## 10. 곳간(庫間)에 숯 포대를 놓아 곡식의 변질을 막았다

지난날 농경시대에는 곳간의 열쇠를 진자가 가정의 경제권을 쥐었다. 그래서 옛날의 시어머니들은 어지간히 며느리가 나이가 들어도 자기가 기력이 없어지기 전에는 곳간 열쇠를 넘겨주지 않았다. 곳간이야말로 주식인 쌀이나 잡곡 등 가을에 걷어 들인 수확은 모두 곳간에 보관했다. 심지어 용돈을 만들기 위해 모아둔 계란까지 곳간에 넣었다. 곳간은 자식이나 며느리, 머슴들은 모두 열쇠 가진 분의 결제 없이는 반출이 되지 않았다. 곳간의 양식 조절이 잘 되어야 춘궁기를 슬기롭게 넘길 수 있고 길·흉사에 쓸 곡식까지 대비해 두어야되기 때문이다. 이런 가정의 생계유지 창고에는 습기가 차거나 공기의 유통이 좋

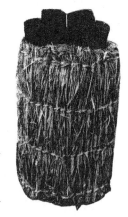

지 않아 양식이나 제반식재의 변질을 걱정하여 숯포대를 놓아두는 지혜가 있었다.

　숯은 습기조절, 냄새제거, 방부효과 등 이런 숯의 기본적 효능을 백분 활용하여 곳간의 곡식 등의 보존재로 사용했었다.

　이웃일본에서는 적체되는 양곡의 저장창고에 숯을 놓아서 양곡의 빠른 변질을 막고 있다는 말은 들었다. 창고바닥의 도둠판 밑에 넣는다 한다. 우리나라도 이런 지혜를 활용할 만도 한데 아직도 이런 양곡창고는 없는 것 같다.


## 11. 토지, 택지의 경계 표시로 숯을 묻었다

　토지상의 경계의 말뚝이나 돌 등으로 표시할 경우 이동성이나 변동의 우려가 있기 때문에 후일에 분쟁의 소지를 갖게 된다. 이런 문제를 사전에 없애는 방법으로서 숯을 땅에 경계토지에 묻어둠으로서 경계분쟁을 막을 수 있고 또한 숯은 몇 천년을 묻어두어도 썩지 않는 천연소재이고 검기 때문에 흙과 구별이 확연한 숯을 묻는 지혜를 가졌던 것이다. 그리고 그 시대에는 값도 싸면서 흔하게 구할 수 있었기 때문이다.

## 12. 가정상비약으로서 숯을 활용했다

　요즘같이 질병에 따라 처방약이 다양하게 있지 않던 시대에는 큰노력을 하지 않아도 준비해 둘 수 있는 가정의 상비약은 반드시 있어야 했다. 아플 때마다 의원을 찾을 수도 없는 일이어서 궁리를 거듭한 비방으로 부뚜막에 앉은 그을음을 설사약으로 정장제로 해독제로 단방약으로 썼다. 요즘도 소나무숯가루를 만들어 이런 용도로 먹는 사람들이 환경오염과 식재의 유해성의 증대와 더불어 늘어나고 있다.

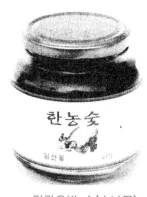

▶ 민간요법 숯(소나무)

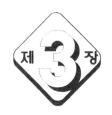

# 숯의 특성과 일반적 이해

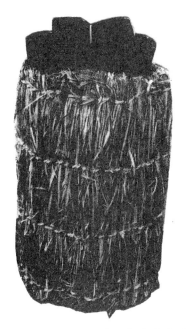

▶지금은 볼 수 없는 산골숯가마의 숯포

# 1. 숯이란

숯의 원료인 원목은 목질소인 셀루로이즈, 헤미셀루로이즈, 리그린이나 탄소, 수소 등의 물질로 되어 있다. 이것을 가열하면 260℃~700℃에서 탄화되어 열의 증가에 의하여 탄소의 양도 증가하게 된다.

산소가 없거나 제한된 곳에서 가열하면 300℃정도에서 급격히 분해가 시작하고 이산화탄소, 일산화탄소, 수소, 탄화수소가 가스가 되어 휘발하며 탄화가 진행된다.

공기가 없기 때문에 이 가스에 불이 붙지 않고 작은 숯의 결정이 불규칙하게 정리된 무정형탄소로 변해가게 된다. 이렇게 탄화함으로서 다공질이 형성되어 숯이 된다.

모닥불 등에서 타고남은 숯은 공기가 많은 곳에서 탄화한 것으로 휘발가스에 불이 붙어 탔기 때문에 숯가마 속의 타지 않은 가스와는 달리 오로지 타 버리는 가스인 것이다.

모닥불의 가스가 타고남은 것과는 달리 숯은 가스성분이 휘발하고 남은 재질이 탄화하여 굳어진 조직으로 남은 것이다. 즉, 숯은 원재료인 목재에서 연기만을 제거한 것이라고도 말할 수 있겠다.

더욱이 숯은 작은 다공질이 무수히 형성되어 있고 산소가 숯의 내부에 많이 파고 들어가 있으므로 목재보다도 타기 쉽고 불의 기세도 오래가게 된다.

옛날 가정에서 아궁이의 장작불이나 나무 불을 항아리에 넣어 뚜껑을 덮어 숯을 만들었다. 이런 뜬 숯은 불의 붙임은 좋지만 불이 오래가지는 않는다. 이런 것은 정확히 탄화과정을 거친 숯과는 별개로 보아야 한다. 이렇게 탄화된 숯의 성분은 탄소, 수소, 산소 그리고 회분 등으로 되어 있으며, 약알칼리성을 띤다. 굳이 숯의 3요소로 정의한다면 목재 등의 유기물이 탄화한 무정형탄소 그리고 탄화에 의한 미세 다공체구조와 원래 목재가 함유한 그대로의 미네랄성분을 보유하게 된다.

## 2. 숯의 원재료(原木)

**(1)** 목재

① 활엽수 : 떡갈나무, 졸참나무, 상수리나무, 신갈나무, 밤나무, 졸가시나무(姥目樫), 자작나무 그 외 많은 활엽수가 원목이 될 수 있다. 용도에 따라서는 그림용으로 버드나무, 연마용으로 후박나무 등이 있다.

② 침엽수 : 낙엽송, 소나무, 삼나무, 노송나무

③ 외국산 수종 : 유카리(브라질, 남아프리카), 망구로프(동남아시아), 산다화(중국), 올리브(튀니지), 아카시아(보루네오)

**(2)** 수피, 가지목, 야자박(껍질)

**(3)** 톱밥, 왕겨

**(4)** 대나무

**(5)** 폐자재 : 건축폐자재, 밀감폐목, 고무나무폐목, 병충해고사목, 풍도목(風倒木)

(6) 야채, 과일열매 등 모든 식물

(7) 한방약재 : 가지, 뽕나무, 매실, 다시마, 사과, 유자씨, 조개
껍질, 동물뼈, 벌레 등 500종류 이상

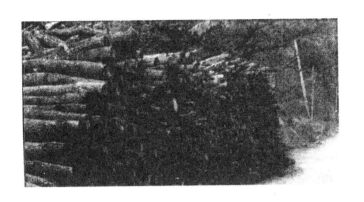

## 3. 숯의 종류

### (1) 백탄과 검탄(흑탄)

우리나라에서 구워지는 숯은 그 숯의 질에 의해서 구분하면
백탄과 검탄(흑탄) 2종류이다.

어느 것도 굽는 방식에는 그다지 큰 차이가 없지만 다 구워
진 후 불을 끄는 방식이 다름으로서 숯의 질이 다르게 된다.
같은 참나무로 구웠다 하더라도 백탄과 검탄과는 예를 들어
탄소, 산소, 수소, 회분 등의 성분도 숯의 강도 발열량 그리고
불을 붙이기가 쉬운가 어려운가 또 불이 오래가는지 오래가지
못 하는지 등의 성질도 다르게 된다.

▶ 백탄과 검탄제조방법차이

구워진 숯을 불문을 열고 1000℃이상 온도를 올린 후에 그대로 가마 밖으로 끄집어 내어 재나 모래 등으로 불을 끄고 냉각시킨다. 표면이 흰빛을 띈다. 숯이 딱딱하고 무겁고 불이 오래간다.

400℃~700℃ 사이에서 구워지면 가마 속에 공기를 차단하여 자연히 불이 꺼지게하여 냉각시킨다. 숯의 무게가 가볍고 불이 잘 붙는다.

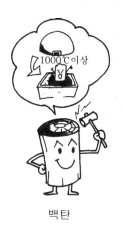

백탄

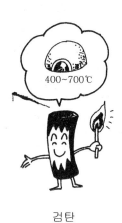

검탄

백탄은 숯의 탄화가 완성단계에서 가마 속에 공기를 넣어 나무가 열분해할 때에 발생한 가스를 연소시키면서 거의 완성되어 있는 숯을 약 1000℃ 정도의 높은 온도로 올려 숯의 질을 높이기 위하여 정련을 한다. 이때 가마 속의 상태를 보아가면서 새빨갛게 된 숯을 재빨리 가마 밖으로 끄집어내어 재 등으로 덮어서 불을 끈다. 이 숯을 백탄이라고 하고 숯의 표면에 재가 붙어 있어 회백색을 띄게 되어 백탄이라고 한다.

검탄의 경우는 탄화온도는 대개 400~700℃에서 숯은 다 구워지게 된다. 이때 보통 가마 밑 부분은 400℃ 천정의 부분은 700℃정도 된다. 이 단계에서 가마의 입구와 굴뚝의 통로를 돌과 점토로 밀폐하고 마치 숯불을 항아리에 넣어 불을 끄는 방식과 같이 가마 속의 남은 불을 그대로 냉각시켜 가마 밖으로 끄집어내는 방식이 검탄(흑탄)이며 검탄은 백탄과 같이 재가 표면에 붙어있지 않기 때문에 검탄이라 부른다.

백탄은 검탄보다 질이 단단하고 강도가 높으며 불이 잘 붙지 않지만 불이 일단 붙으면 오래가는 성질이 있어 연료로 사용할 때는 숯불구이에 적격이다.

그리고 고온에 구워졌기 때문에 불순물도 완전히 제거되고 탄소함량도 높아서 질이 좋은 숯이라 할 수 있고 참숯 백탄은 실내공기정화 용도에도 많이 활용된다.

특히 비장탄이란 백탄은 강도가 쇠와 같이 단단한 고온 숯으로서 단단한 특징을 살려 보석가공으로 활용되고 있는 고급 백탄이다.

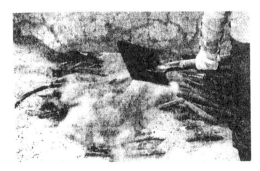

▶ 1000℃이상 고온에 굽는 숯을 꺼내어 불을 끄는 모습(백탄)

▶ 검탄(흑탄)

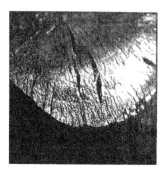

▶ 백탄(최고품)

## ▶ 백탄과 검탄의 알기 쉬운 구별

| 항 목 | 백 탄 | 검 탄(흑탄) |
|---|---|---|
| 탄화온도 | 1000℃ 이상 | 400~700c |
| 불 끄는 방법 | 높은 온도를 올려 바로 가마 밖에서 재 등으로 소화냉각 | 밀폐된 가마 내에서 완전소화냉각 |
| 색상 | 외피가 약간의 흰색을 띈다 | 완전검정색을 띈다 |
| 강도 | 강도가 높고 단단하다 | 강도가 낮고 잘 부스러진다 |
| 무게 | 무겁다 | 가볍고 물에 잘 뜬다 |
| 화력 | 순간화력은 낮으나 오래 간다 | 순간화력이 높고 지속력이 낮다 |
| 불붙이기 | 발화점이 낮다. 350℃~520℃(평균 460℃) | 빨리 붙는다. 250℃~450℃(평균 350℃) |
| 화력기준 용도 | 구이용 | 쇠를 녹이는 용도 등 |
| 전도성 | 좋다 | 불가 |
| 불순물 함유 | 거의제거 | 다소 남는다 |
| 탄소함량 | 93% 전후 | 65%~85% |
| 일반적 주용도 | 취사, 정수, 목욕, 공기정화, 전자파차단, 건강, 구이용 | 탈취, 습도조절, 공업용, 농업, 축산용 |
| 음이온 발생 | cc/당 약134(참숯기준) | 불가 |
| 자성체 실험 | 바로 자성을 띈다 | 불가 |
| 산 도 | 약알칼리성 | 약산성 |

반면에 검탄은 백탄에 비해서 숯의 질이 부드럽고 연료로 사용할 때 불이 잘 붙고 잘 타기 때문에 높은 온도까지 올릴 수 있고 중간에 불이 꺼지는 일이 없으므로 옛날부터 쇠를 녹인다든가 공업용의 연료로 쓰여 왔으며 이웃 일본에서는 차도 (茶道)용 연료로 쓰여져 왔다.

그러나 검탄을 제재소의 잡목부스러기, 건축폐자재 등을 현대적 자동제어방식의 탄화로에서 구운 분탄 잡숯 등이 생산되어 습기제거용, 토양개량용 등으로 값싸게 사용되어지고 있다.

## (2) 대나무 숯

① 대나무는 옛날부터 식재(食材 : 죽순) 그리고 약재로서 쓰여져 왔다. 대나무로 숯을 만드는 것은 옛날부터 있었으나 본격적으로 숯의 원목으로서 널리 사용되게 된 것은 최근의 일이다. 왜냐하면 연료로서의 대나무 숯은 일반 숯(木炭)에 비해서 활용도가 열쇄하고 수송면에서도 부피가 많아서 좋지 않았다.

그러나 연료이외로서 대나무 숯을 생각해 보면 훌륭한 숯으로 증명되어지고 있다. 음이온의 발생, 물의 정화하는 힘, 공기를 정화하는 힘, 원적외선의 방사, 소취효과, 제습효과, 항균성과 항산화성, 미네랄의 용출 등 숯의 효능을 전부발휘하고 있다.

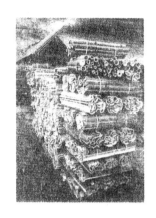 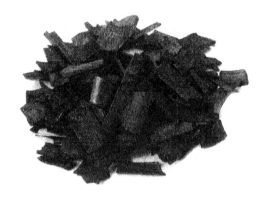

② 대나무 숯의 월등한 효능과 미래의 숯자원

대나무 숯 원목은 우리식탁에 간혹 오르는 죽순의 아버지
다. 이것은 고온(700℃이상)에 구우면 백탄범주에 속한다.
전기가 통하게 되고 발열량도 숯과 같은 7000칼로리에 달
한다. 그리고 숯에 비해서 표면적은 대나무 숯 1g에 700㎡
이고 숯은 약 300㎡ 이므로 크게 많다. 그러므로 흡착력이
훨씬 높은 것이다. 그리고 숯에 비해서 양질의 미네랄인
규산과 칼슘의 함유량이 많다. 숯의 원목 확보 면에서 보
면 숯의 원목이 10~20년 자라야 된다면 대나무는 우후죽
순이란 말이 있듯이 여름철 성장기에는 하루에 1m이나
자라기 때문에 파죽지세란 말도 생겨났다.

불과 4~5년이면 성죽이 된다. 앞으로 늘어나는 숯의 수요
에 삼림을 지키려면 죽림에 의존할 수밖에 없을 것이다.

## (3) 그 외의 숯

야채로부터 과일에 이르기까지 모든 생물은 숯으로 만들 수가 있다. 여기에서 보기가 흔하지 않는 취미용 숯을 소개한다.

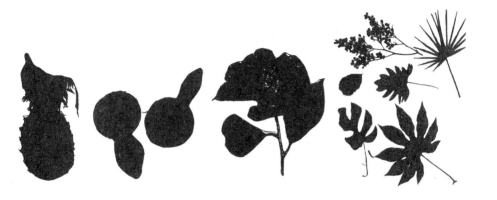

## (4) 숯의 예술품 : 비장탄

일본이 숯 제조기술의 예술품으로 자랑하는 비장탄의 원목은 졸가시나무, 떡갈나무, 졸참나무 등 활엽수로 구워진다. 가장 대표적인 원목은 참나무과의 졸가시나무(姥日樫 : 모목견 : 우바메가시)로 일본 본토의 태평양연안 와카야마현(和歌山縣) 남부 가와무라 중심의 紀州半島, 큐슈(九州)의 미야자끼(宮崎), 시꼬꾸의코오찌(高知) 등의 온난한 해안선 경사진 바위틈에서 바다 바람을 맞으며 많이 구부러진 모습으로 자생한 나무로 생명력이 강한 상록활엽수이다.

이렇게 자란 졸가시나무는 10m이상 자라면 재질이 단단해져서 비장탄의 원목으로서 적합하게 된다. 벌채는 성목이 된 것만 벌채하며 졸가시나무는 벌채해도 뿌리가 살아있기 때문에 곧 새잎이 나고 2~3년이면 녹음이 되살아나 식목이 필요 없는 천연 리싸이클 나무자원이다.

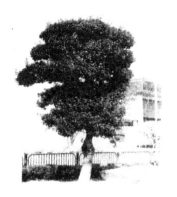

졸가시나무는 5월에 꽃이 피고 소형 메추리알 같은 열매가 맺으며 상록활엽수로 공해에 강한 특징이 있어 일본 동경의 신쥬꾸 등지의 가로수로 심어져 있는 것을 볼 수 있다.

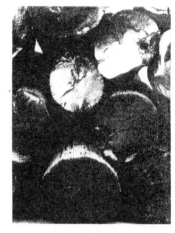

비장탄의 주요산지는 和歌山현 남부 川村을 선두로 中津村, 日置川町, 田辺市, 川辺町 등이고 和歌山현 최대의 산지는 남부 川村이며 이 지역 비장탄은 모두 紀州비장탄으로 판매된다. 그 외에도 시꼬꾸지방의 高知縣 南九州지방의 宮崎縣이 비장탄의 산지이다.

▶ 백탄(비장탄)의 단면

비장탄이란 이름은 江戶시대에紀州 田辺藩城下(현재의 和歌山현 田辺市)에서 1730년부터 1854년까지 124년간에 걸쳐서 紀州産 백탄을 취급했던 숯도매상 備中屋長左衛門이 보급시켰다고 하여 약자로 상품화(브랜드화)한 것이 비장탄(備長炭)인 것이다.

장식품, 화장품 등의 상품에는 디자이너를 브랜드화한 것은 자주 볼 수 있으나 숯의 브랜드화한 것은 과히 선구적이라 할 수 있겠다.

비장탄의 특성은 다른 숯들과 비교가 안 될 정도의 단단한 질의 백탄숯이며 1000℃ 이상의 고온에 탄화되어 탄소함량이 높으며 연료로 사용할 경우 석유, 가스, 전기적 에너지와 같이 단조로운 열원(熱源)에서 얻을 수 없는 독특한 화력이 있고 단면은 금속질의 광택이 나며 서로 부딪치면 금속음을 낸다.

비장탄은 유황성분이 적고 연소해도 불쾌한 냄새가 나지 않으며 숯에 함유된 수소량은 1% 이하로 연소 할 때 대기 중의 산소와 반응해서 수분을 발생하는 량이 극히 적기 때문에 구이가 아삭하면서 맛있게 구워지는 것이 특징이다.

타는 불빛도 소프트하며 너무 높지 않는 적당한 온도의 유지가 단백질 분해를 막고 글루타민산을 증가시켜 맛있는 숯불구이가 되기 때문에 일본의 야끼니꾸(육류숯불구이), 우나기카바야끼(장어구이), 꼬치구이의 고급연료로서 정착되어 있다.

일본인들의 상혼은 이렇게 칭찬받는 연료숯을 앞세워「紀州비장탄사용점」이라 점두에 붙여 놓고 호객에 활용하고 있는 것을 자주 볼 수 있다. 이와 같은 비장탄의 고도의 제탄기술은 1974년 4월에 和歌山縣 무형민속 문화재로 되어있다.

일본비장탄의 우수성과 자원의 한계에 따른 가격의 상승으로 중국의 남방지역에서 일본기술의 제공으로 중국비장탄을 생산하여 수입하고 있으며 또한 인도네시아 등 동남아시아지역의 해변에 뿌리를 많이 내려 무성한 숲을 이루는 망구로프로 만든 남양(南洋군도) 비장탄이 수입이 날로 늘어나고 있어 동남아지역의 수변(水邊) 생태계가 크게 파괴될 전망이 크다. 이를 걱정하는 사람도 많다.

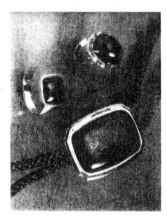

비장탄의 연료로서의 특성 외에 그 강도와 탄소함량, 다공성, 흡착성 등의 특징을 살린 많은 제품이 개발되어지고 있다.

침구류(침대, 베개, 매트, 방석) 건축재(벽지, 페인트) 전자파 차단재, 취사용, 정수용, 실내공기정화용, 선도유지시트, 다다미, 보석가공, 악세서리가공 등 그 활용의 범위가 점차 늘어나고 있다.

### (5) 숯의 탄화온도에 의한 분류

① 저온탄화숯 : 400~500에 탄화한 건류탄(乾溜炭), 평로탄(平爐炭) 등

② 중온탄화숯 : 600~700℃ 검탄(흑탄), 대나무숯

③ 고온탄 : 1000℃ 전후 백탄, 비장탄

## (6) 특수목적의 숯

### 1) 활성탄(活性炭)

▶ **활성탄**(活性炭:Activated charcoal)**이란**

숯의 재료인 나무가 열분해 되어 탄화가 된 숯을 인공적으로 더욱 흡착력을 높이기 위하여 다공질을 활성화(부활)시킨 숯이 활성탄이다.

활성화방법에는 가스부활법, 약품부활법, 수증기부활법 등으로 활성탄이 된다. 기체, 액체 등의 흡착력은 다공질이 많을수록 높으므로 활성탄은 1g당 표면적이 적어도 $500㎡/g$(약 150평)이상이고, 고성능의 활성탄이 되면 $2000㎡/g$(약 600평)을 초과하게 된다. 일반 백탄숯은 $300㎡/g$(약 90평)인데 이런 차이는 다공성이 얼마나 높으냐에 따른 차이이다.

▶ **활성탄의 형태별 이용분류**

① 분말(粉末)활성탄

    제당(製糖), 전분당(糖), 공업약품, 양조, 유지, 하수처리, 촉매(觸媒), 의약, 정수 기타

② 입상(粒狀)활성탄

    가스흡착처리용, 용제회수(溶劑回收), 촉매(觸媒), 하수처리, 정수, 공기정화, 담배필터, 가소린흡탈착, 금, 은 회수 기타

③ 섬유상(纖維狀)활성탄

    자동차용 공기청정필터, 커피머신용, 오존제거필터, 용제회수장치용(염소계용제 회수에 공헌)

④ 고표면적(高表面積)활성탄

　　전지재료, 전자부품분야

## ▶ 활성탄의 원료에 의한 분류

① 식물질 … 목재, 세루로즈, 톱밥, 목탄, 야자숯

② 석탄질 … 泥炭(이탄), 亞炭(아탄), 褐炭(갈탄), 瀝靑炭(역청
　　탄), 無煙炭(무연탄), 타르 등

③ 석유질 … 석유殘査(잔사), 硫酸(유산)슬러지, 오일카본 등

④ 기타 … 펄프폐액, 합성수지폐재, 유기질폐물 등

## ▶ 활성탄의 주요 이용사례

① 유기용제회수(有機溶劑回收) : 토루엔, 키시린, 4염화탄소,
　　후론113

② 정수용(정수장, 정수기)

③ 공기정화

④ 방독마스크

⑤ 담배필터

⑥ 농약제거

⑦ 오존제거필터

⑧ 다이옥신제거(폐기물처리 - 소각로)

⑨ 설탕제조(탈색) - (식품첨가물 활성탄)

⑩ 청주정제 - 저장 중 부패방지, 탈색, 불쾌냄새 - (식품첨가
　　물 활성탄)

⑪ 냉장고 탈취제

⑫ 먹는 활성탄(식품, 다이어트용) - (식용탄, 건강보조용 숯가루)

⑬ 의학용 활성탄 - (약용탄)

⑭ 주사용 수액생산 - (약용탄)

⑮ 비 의료적 치료용 - 인공투석

⑯ 생물활성탄 - 정수의 고도처리 기술 응용법

▶**활성탄의 탈색 탈취 정화 실험**

잉크를 숯 층을 통과시키면 흰 물만 나오고 쥬스가 든 컵에 입상활성탄을 넣어 하루 밤을 두면 맑은 물만 남는다. 소주의 냄새가 싫으면 술잔에 입상활성탄을 넣으면 냄새가 없어지며 알코올 도수도 낮아진다.

2) **약용숯**(藥用炭)

의약품으로서 법적규격에 맞게 제조된 약품으로서 의료기관 또는 전문약국에서 취급하고 있는 약품으로서 숯의 흡착력을 이용한 소화기관 내의 이상 발효나 약물중독시 흡착해독제로서 쓰여지는 숯이다.

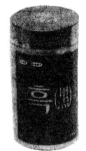

우리나라의 대한약전(大韓藥典)의 약용탄, 일본의 일본약전(日本藥局方)에 인정된 약용탄, 미국약전(usp××11) 활성탄(Activated charcoal)을 말한다.

3) **식용숯**(食用炭)

숯을 식용으로 먹는다고 하면 의아해 할 수도 있을 것이다. 물론 옛날에 좋은 약이 없던 시대에 설사나 위장이 좋지 않을 때 부뚜막의 그으름을 긁어 먹었다든가 숯을 가루로 부셔서 민간요법으로 먹었다는 것은 익히 알고 있을 것이며 요즘도 숯의 효능을 믿는 사람들은 생각 외로 많이 복용하고 있는 것도 사실이다.

의료현장에서 약물중독 시 구급책으로 숯을 흡착제로 사용하는 경우는 약용숯으로서의 활용하는 경우이다.

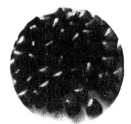

▶ 錠劑(정제)

그러나 식용숯은 일반식품과 같이 영양의 습취방법으로 먹는 것이 아니고 오염과 풍요가 만들어낸 시대식품이라는 표현이 적합할 수도 있을 것이다.

먹는 것이 위협받는 시대에 걱정되는 식재의 잔유농약, 식품첨가물, 다이옥신 등 환경호르몬과 유해물질의 섭취가 자신도 알게 모르게 침투되고 있는 현실이다. 먹거리의 풍요 속에 과다한 육류편중으로 섬유질식품의 섭취부족으로 인하여 변비나 비만의 고민이 증가하고 있다. 식용탄을 먹음으로서 숯의 다공체에서 유해한 물질이나 독소를 흡착하여 변과 함께 배설시켜 위장관을 깨끗이 소제할 수 있기 때문이다. 식용탄의 흡착력은 야채 등의 섬유질과는 비교가 안 될 정도로 우수하다.

식용탄은 유해물질을 배출시키는 역할만 있는 것이 아니고 노화나 생활습관병의 원인이 되는 활성산소의 제거와 당질, 지방, 단백질 등이 분해되어 만들어진 포도당 아미노산 지방산 등 과다하게 섭취한 영양분을 흡착배출하기 때문에 다이어트 효과도 있어 일본에서는 카본다이어트 제품이 판매되고 있으며 유해물질 제거를 위한 헬스카본 등의 식용숯이 시판되고 국수나 메밀 등 면류에 첨가해서 파는 식당도 생겨났고 과자류에 첨가한 제품 또는 찌개 등에 뿌려 먹는 스타일의 식용숯도 있어 먹은 것을 다시 제독해야하는 시대에 식용숯이 그 역할을 맡게 되었다.

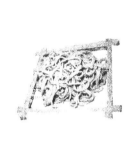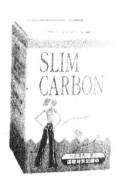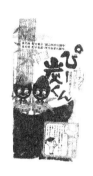

### 4) 식품첨가물 숯

우리나라 식품첨가물공전에 인정된 첨가물 숯은 활성탄으로 소재는 톱밥, 목편, 야자나무껍질 등의 식물성섬유질이나 아탄, 또는 석유 등의 함탄소물질을 탄화시킨 다음 부활하여 얻어진 식품첨가물 숯으로서 사용할 수 있게 되어 있다. 식품첨가물이라 하여 식품에 첨가하여 먹거나 식품에 혼합해서 유통식품을 만들 수 있는 첨가물이 아니다.

식품의 제조 또는 가공 상 여과보조제로서 여과 탈색 탈취 정제 등의 목적이외에 사용하여서는 아니 되게 되어 있다.

또한 사용 시 최종식품완성 전에 제거하여야 하며 식품중의 잔존량은 0.5%이하여야 된다고 규정하고 있다.

(4) 숯의 구조와 특성

## 1) 숯의 힘 그 비결은 무수한 다공체이다

나무를 가마에서 가열하면 나무가 성장시 뿌리로부터 흡수해 올린 수분과 영양분이 각조직으로 보내어진 도관(道管) 및 세포벽이었던 목재의 기본골격이라 할 수 있는 조직을 그대로 남겨둔 채 탄화되기 때문에 숯은 벌집구조를 가진 다공체 덩어리가 된다.

숯이 탄화될 때 온도가 상승해도 구조자체는 파괴되지 않고 수축하기 때문에 조직구조학적으로는 나무의 조직과 동일하다 할 수 있다.

숯에 열려있는 구멍의 표면적은 어른의 손톱 끝만 한 크기의 1g당 200~400㎡ 전후(평균 약 90평)나 된다.

무수한 작은 구멍이 표면적을 넓게 해주고 있는 것이다.

숯의 구멍의 크기를 구별해 보면 3종류의 형태이다.

나무가 각조직으로 통하는 관(道管)으로 직경이 50나노미터 (nm는 10억분의 1미터) 이상의 비교적 큰구멍이 마크로공(孔)이고 중간공(孔)인 메조(孔)은 2~50나노미터 미만의 구멍이고 또 하나는 숯이 탄화될 때 세포벽 내부에 생긴 미크로공(孔)이라는 구멍인데 0.8~2나노미터 미만인 미세구멍으로 수소, 탄소 또는 분자 등이 휘발할 때 빠져나간 구멍으로 냄새 등을 흡착하는 역할을 한다.

숯의 아주 작은 구멍의 구조를 다음과 같이 모형화해 보았다.

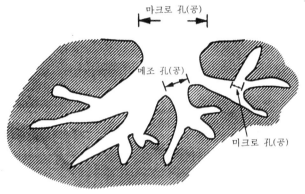

▶ 숯의·다공체 구조모형

구멍의 크기와 용도와의 관계를 보면, 졸참나무, 상수리나무, 떡갈나무 등의 활엽수의 숯은 마크로공이 잘 발달해 있고 구멍의 벽이 두터운 단단한 숯이 되지만 침엽수(소나무 등)의 숯은 미크로공의 지름이 발달해서 숯의 벽이 얇기 때문에 부드러운 숯이 된다.

이와 같이 구멍의 구조가 다르기 때문에 구멍의 크고 작은 것에 따라서 사용의 목적을 달리할 필요가 있는 것이다.

예를 들면 연료로서 숯을 쓸 경우에는 마크론공이 크고 많은 만큼 산소가 숯 내부에 들어가기 쉽기 때문에 불이 잘 타고 빠르게 높은 온도의 열을 얻을 수 있다.

반대로 미크론공이 많고 작은 벽면이 두터우면 연소속도가 늦지만 일정온도로 연소가 유지되면 불이 오래가는 장점도 있는 것이다. 그래서 숯의 사용목적에 따라서 좋은 경우도 나쁜 경우도 있을 수 있다.

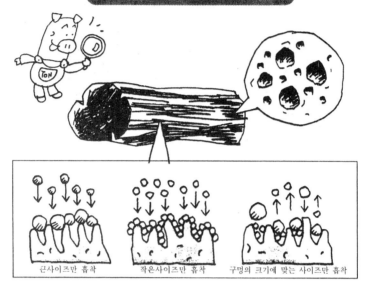

크고 작은 여러 구멍을 분자가 흡착

큰사이즈만 흡착    작은사이즈만 흡착    구멍의 크기에 맞는 사이즈만 흡착

전자현미경으로 숯을 관찰해 보면 숯의 벽 내측에 있는 무수한 구멍을 볼 수 있다. 그 구멍은 주로 숯의 흡착작용에 크게 관계가 있고, 이 성질을 이용한 물 속의 미량의 유기물의 제거작용, 습기조절재로서의 습기의 흡착 또는 제거작용이나 농약이나 악취의 흡착제거작용 비료성분의 보존작용 등이 있어 우리들의 생활에 많은 도움이 되고 있다.

### 2) 숯을 고온에 구으면 전기가 통하는 성질이 된다

원목의 상태에서는 전기가 통할 수 없지만 숯으로 구어서 높은 온도의 숯이 되면 전기가 통하게 된다. 전기의 전도율이라는 점에서 보면 여러 가지 물질들은 도체(導體), 반도체(半導體), 절연체(絶緣體)로 나눌 수 있지만, 숯은 그 중에서 반도체의 범위에 있다.

에디슨이 백열전구를 발명했을 때에 대나무 숯을 백탄화(700℃이상)해서 그 휠라멘트에 이용한 것은 유명한 일화이다.

우리가 숯 관계 박물관이나 간혹 이벤트 숯 작품판매 행사장에서 숯을 이용한 실험기구로 전구에 불이 오는 장치를 본 적이 있을 것이다.

▶ 탄화온도와 전기저항율의 관계(삼나무 간벌목으로 탄화실험)

| 탄화온도 | 전기저항율 | 비　고 |
|---|---|---|
| 310℃ | $10^9 \Omega \cdot cm$ | 갈색 |
| 450℃ | $10^6 \Omega \cdot cm$ | 흑색 |
| 600℃ | $10^4 \Omega \cdot cm$ | 흑색 |
| 800℃ | $10^1 \Omega \cdot cm$ | 흑색(광택있음) |
| 900℃ | $10^0 \Omega \cdot cm$ | 흑색(　〃　) |
| 1000℃ | $10^1 \Omega \cdot cm$ | 흑색(　〃　) |

물론 저온에 굽는 검탄은 전구를 연결해도 전구에 불이 오지는 않는다. 검탄과 백탄의 큰 차이는 탄화할 때의 온도의 차이이지만 탄화의 과정에 온도가 올라가면 전기저항율은 크게 내려간다는 것을 표에서 확실히 알 수 있다.

즉, 온도가 높은 것만큼 통전성(通電性)은 증가해 간다. 백탄은 높은 온도로 구워지므로 세라믹 형태로 되어 있으므로 전기특성은 높게 되는 것이다.

### 3) 숯은 탄소질 덩어리이다

원목에는 여러 가지 성분을 함유하고 있지만 약 2분의 1은 탄소이다. 이 원목은 숯가마에서 가열하면 열분해 되어 그 중의 3분의 1은 탄소로 숯이 되고 약 3분의 1은 숯가마의 연기로부터 얻어지는 초산을 주성분으로 한 액체인 목초액과 목(木)타르 등의 탄소화합물로 해서 뽑아내게 된다. 또 남은 3분의 1의 탄소는 탄산가스, 일산화탄소 등 가스로 되어 방출되어 버린다. 따라서 숯에는 불로 타오르는 기체(가스)는 함유되어 있지 않기 때문에 연소시켜도 불덩어리는 되어도 불꽃은 나지 않는다. 때로는 푸른 불꽃은 날 수 있어도, 이것은 열이 가해진 탄소를 이산화탄소가 환원해서 이산화탄소가 생겨서 이것이 타기 때문이다.

이와 같이 나무를 숯으로 굽는다는 것은 원목에 함유되어 있는 탄소의 약 70%를 고체 또는 액체 형태로 회수하고 연료 외 여러 가지 용도에 이용할 수 있는 자원으로 재생하게 된다. 숯의 탄소함유율은 원목상태에서 50%정도이지만 탄화온도가 400℃에서 약 72%, 600℃에서 89%가 되고, 1000℃에서 95%, 1100℃에서 96%로 탄화온도가 높아짐에 따라 증가함을 알 수 있고, 숯은 탄소 외에도 수소, 산소, 회분으로 구성되어 있지만 절대적 비율은 탄소인 것이다.(백탄인 경우 대략 탄소 93%, 산소 3%, 수소 0.4%, 회분 2~3%정도이고, 저온에 구운 검탄일 경우 탄소 함유율은 85%인 것도 있고, 65%인 것도 있다)

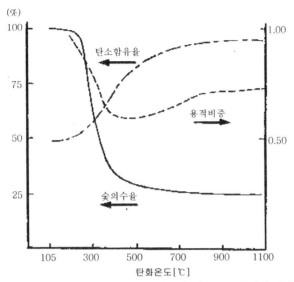

(%)

탄소함유율

용적비중

숯의수율

탄화온도[℃]

▶ 탄화온도와 숯의수율, 용적비, 탄소함유율(화살표는 각각의 방향수치)

## 4) 숯은 미생물의 서식처

좋은 흙으로부터 질 좋은 작물도 얻을 수 있는 것이다. 질이 좋은 작물이란 맛도 수확도 많아야 되는 것이다. 게다가 계속 재배할 수 있어야 하고 농약이나 연작으로 인하여 지력이 쇠 퇴해지면 균근균(菌根菌)이나 근립균(根粒菌) 등의 많은 미생물 이 그 역할을 활발히 해야만 한다.

그러기 위해서 땅에 숯을 뿌리면 흙 속에 살고 있는 유용한 미생물의 집이 되어 그 활동을 활발하게 하는 기능이 있다. 숯 의 무수한 구멍 속에는 미네랄이 풍부하고 유용한 미생물인 VA균이나 放線균에는 식물의 3대 영양소인 질소를 공급하고 한편 식물로부터 영양을 얻을 수 있다는 공생관계에 있다.

숯은 이상과 같은 여러 가지 특성을 갖추고 있기 때문에 다양한 작물재배에의 활용이 가능하다.

그러나 VA균을 비롯한 공생에 생물이나 질소고정균 등의 유용미생물은 일반적인 미생물과의 경쟁에는 약하다. 말하자면 번식에는 특수한 환경을 필요로 한다.

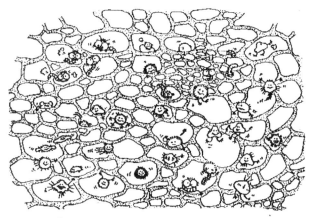

▶숯의 많은 구멍 속에 다양한 미생물이 살고 있다

숯은 미세한 다공체가 무수히 있어 이것들의 약한 미생물에 안전한 서식처를 제공하게 된다. 그래서 유용한 미생물이 번식하기 쉬운 환경을 숯이 만들어 준다.

물론 숯이 미생물의 서식처라 하지만 모든 미생물의 서식처가 될 수는 없다. 숯과 미생물이 탄소와 미네랄만의 물체위에서 대부분의 미생물은 유기물을 먹이로 해서 살기 때문이다.

현재 숯에서 살고 있는 미생물이라고 알려져 있는 미생물은 근립균이나 균근균 등 식물의 뿌리에 공생하는 공생미생물류 등이다.

숯에 유기물이나 암모니아와 같은 물질을 흡착시키면 그것을 분해하는 세균이나 방선균 등 특수한 부류의 균들이 증식을 한다.

숯은 고온에 구워지기 때문에 거의 무균상태에 가깝고 회분이 많기 때문에 알칼리성이 강하고 표면이 넓기 때문에 산소도 많으며 다공체도 열려 있기 때문에 수분을 흡수하기 쉽고 가루로 하면 더욱 수분을 많이 함유한다. 이와 같은 상태는 뿌리의 성장이나 특정의 미생물의 번식에 적합하게 되어 있다.

이런 숯의 다공체에 들어가 살 수 있는 미생물은 거의 먹이가 없어도 살 수 있는 미생물 중에서도 세균이나 방선균은 중성으로부터 알칼리성의 상태를 좋아하기 때문에 착생할 수 있는 것이다.

미생물이 식물과 공생하자면 질소인산가리 등의 양분이 식물에 보내어지고 균은 식물로부터 탄소화합물 등의 영양을 받고 공생관계가 성립된다. 이와 같이 숯이 공생을 돕는 조력자라는 의미로도 중요한 것이다.

### (5) 다시 평가받는 숯

숯이 연료로서 화려한 시대가 있었으나 생산연료의 주체가 석유가스 등 화석연료로 대체되는 에너지혁명의 영향을 받아 그 자취마저 잊을 뻔했다. 그러나 화석연료의 연소에 따른 대기 중의 이산화탄소 농도가 증가하여 지구온난화에 박차를 가하게 되었다.

실로 숯은 화석연료와는 달리 재생 가능한 목재 간벌재, 가지목, 폐자재 등을 원료로 해서 탄화시키므로 이산화탄소의 7할을 숯으로 고정할 수 있는 것이다.

그리고 환경친화적인 리싸이클 소재이기도 하다.

숯이 연료로서의 역할 외에 숯의 기본적 효능을 응용한 친환경적 소재로서 각광을 받게 되었다. 편리함만을 추구해서 화학적인 소재에 포로가 되었으나 그 폐해가 날로 증가함에 따라 친환경소재로서의 숯은 그 활용도가 광범위하게 확대되면서 궁극의 천연소재로서 자리매김 하고 있다. 우수한 건강소재로서의 절대조건인 인체에 있어서 절대로 해가 없다는 완벽성을 갖춘 소재이기 때문이다. 공기와 물의 여과와 정화 재로서 우수한 원적외선방사를 이용한 건강산업에 주택산업에 있어서 환경친화적 건자재로서 축산과 환경농법으로서의 활용 그리고 치료와 질병의 예방에 크게 활용되어 노화의 예방, 혈액과 체액의 약알칼리화, 체내독소를 제거하는 작용 등 많은 효능이 연구결과 밝혀지므로서 숯은 21세기에 천연소재로서 용도가 무궁무진하여 주목받는 소재로 될 것은 명확하다 할 것이다.

▶ 숯의 용도별 활용의 현장
- 숯 : 연료 … 취사용, 조리용, 레저용, 제과용, 다과용, 난방용
       건강생활 … 공기정화용, 냉장고탈취용, 목욕용, 습기제거용, 소취용, 침구제품용
       수산 … 사료첨가용, 양식장수질정화용, 어초용

72

농업원예, 과수 ··· 논·밭작물, 묘목용, 수경재배용, 버섯재배용, 녹화목재배용, 과수재배용

축산용 ··· 사료첨가용, 폐수처리용

공예 ··· 연마용, 칠기용, 칠보용, 검도용, 그림숯

건축 ··· 매탄, 마루 밑 부탄, 벽탄, 부지경계용, 페인트용

광공업, 야금 ··· 화학용, 정수용, 활성탄용, 촉매용, 방독면용, 주물형틀건조용

▶ 목초액 : 음용첨가제, 사료첨가제, 훈제, 초산석회, 방부용, 소취제, 토양소독제

▶ 목타르 : 방부제, 목재도료, 기피제, 의약용(정로환)

▶ 재 : 식품가공용, 비료, 촉매용, 도자기용

## (6) 숯의 이해를 돕기 위한 지식

### 1) 숯과 다이아몬드는 친구

진짜 맞느냐고 할 것이다. 정말 그런 것이다. 다이아몬드는 숯의 주성분인 탄소로 되어 있다. 그래서 화재를 만나면 다이아몬드는 탄산가스와 타는 가스로만 되어 버린다. 그러면 같은 성분인데 한쪽은 새카맣고 한쪽은 투명한 광채가 나는 차이는 왜 그럴까?

그것은 원자의 결합이 다르기 때문이다. 다이아몬드는 공유결합물(共有結合物)이라 불리고 원자끼리 밀접하게 결합되어 있기 때문에 매우 안정되어 있어서 무척 단단하다. 역시 지상의 자연물중에는 가장 안정된 것이라 한다.

숯의 경우는 탄소원자는 단지 6각형으로 손잡고 있을 뿐이다. 그러나 다이아몬드는 더 복잡하고 입체적으로 손잡고 있으므로 단단한 셈이 된다. 그러면 원료가 같다면 숯을 다이아몬드로 둔갑하게 할 수는 없는 것일까? 물론 일정한 조건만 제공하면 가능하다고 한다. 그러나 자연계의 다이아몬드같이 무색투명은 아니고 칙칙한 황색 빛을 띤다는 것이다.

숯과 다이야몬드의 분자구조

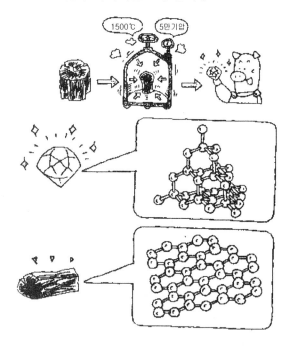

다이아몬드는 깊은 지하 마그마(magma) 근처에서 이들 조건이 자연적으로 만들어져 지각변동 등으로 채굴할 수 있는 지상 가까이 밑에서 밀리듯 위로 올라온 것이라 생각된다고들 한다.

다이아몬드가 탄생된 것은 30억 년 전쯤이라 하며 이 세상에서 가장 단단한 물질이고 100만 기압을 걸어도 깨지지 않는다고 한다. 이런 이유로 다이아몬드가 귀중한 보석대접을 받을지도 모른다.

## 2) 숯불구이가 맛있는 이유

숯은 여러 가지의 활용도가 많아졌지만 역시 연료로 쓰여지는 것이 가장 많다. 그러나 요즘은 농업, 축산, 건축, 공업, 의료등 용도가 다양해졌지만 그래도 숯은 연료용에서 출발했다.

특히 고기와 생선을 구울 때의 연료로서의 숯은 어떠한 현대연료로도 대체할 수 없는 독자적 자기자리를 잡고 있다.

그리고 오랜 세월에 걸쳐서 검증된 연료로서 구이 맛을 내는 대는 구차한 이유가 필요하지 않게 되었다.

숯 중에서도 제 기능에 맞는 숯 고온에 굽은 백탄이 제 역할을 톡톡히 한다.

간접 열에 의해서 굽은 전열구이, 철판구이, 후라이판구이 등은 굽은 연료의 종류에 맛이 크게 좌우하지 않다.

그러나, 숯불구이는 숯불의 열이 고기에 직접 닿는 방식의 직불구이이므로 맛에 영향을 미치게 된다. 가스 불을 연료로 하여 구울 경우는 열이 닿는 부분은 속살보다 먼저 익고 속살이 익을 때면 표면은 탈 수 밖에 없지만 숯불에 의한 구이는 숯불을 자세히 살펴보면 엷은 막으로 형성되어 희게 덮여 있는 무기질 성분의 재(炭)를 볼 수 있다. 이 재에서 원적외선이 방사되어 고기의 표면과 속살까지 빠짐없이 열전달이 빨라서 동시에 같이 익으면서 속살의 맛이 달아나지 않고 구워진 고기의 색상도 좋게 익은 빛이라 식욕도 돋우게 되며 대략 70℃ 정도의 열에서 맛의 성분이 되는 "글루타민산"도 만들어지는 역할을 한다.

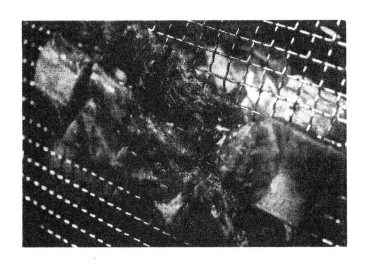

어떠한 방사특성을 갖고 있는 연료로 구어 지느냐에 따라서 구이 맛이 차이가 생기는 것이다.

그리고 구이과정의 온도를 자유자재로 관리할 수 있는 것도 맛의 중요한 요인이 되므로 고온 백탄숯은 부채 하나로 또는 공기조절구멍만으로 자유로이 온도조절이 가능한 것도 요리인에게는 편리한 연료다.

또 하나 특징이라면 고온에 굽은 백탄숯은 연소 시 연소가스에 수분이 없는 것도 직불구이의 장점일 것이다.

소고기, 돼지고기의 숯불구이는 숯이 주된 연료로서 확실한 자리를 지키고 있으나 장어구이, 꼬치구이에서는 아직도 가스불 구이가 대종을 이루고 있다. 물론 숯이 가스에 비하면 불붙이기 불편성 그리고 관리상 문제가 있지만 영업 매상으로 보면 맛이 확연히 다르기 때문에 매상은 다를 것이다.

부산시 동북방향 기장군 일광면 칠암이라는 자그마한 포구에서 장어숯불구이를 하는데 그 맛은 필자가 지금까지 국내, 일본 등에서 먹어보았지만 그만한 숯불구이 맛을 본 적이 없었다. 장어의 머리와 뼈는 큰 무쇠 솥에 오래 고아 서비스로 나오는데 참으로 숯불장어구이의 진수를 맛 볼 수가 있었다.(051-727-0284) 아마 가스구이 하는 장어구이 집이 숯불로 연료를 바꾸면 매출도 크게 다르리라 본다. 꼬치구이도 의례히 가스로 굽는 것으로 알고 있는 것 같다.

숯불의 진맛을 아는 도도리 브랜드로 즉석 숯불꼬치구이체인점을 시도한 이일동 사장은 강남 양재동 1호점을 개업한 후 꼬치구이도 숯불구이여야만 한다는 고집으로 꼬치구이에 알맞은 기구도 개발하여 특허를 득한 기구로 운영하고 있으며 대성업 중이다.

### 3) 숯과 석탄은 어떻게 다른가

둘 다 이미지는 비슷하다. 색도 새카맣고 연료로서 사용하는 점도 동일하다. 숯도 고온에 구워 단단한 숯이 되면 단면이 반짝반짝 반들반들한 점에서도 석탄과 같이 비슷하다.

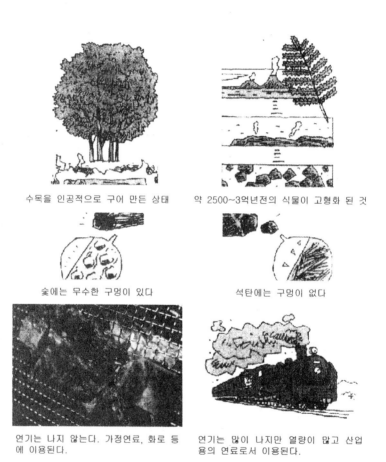

수목을 인공적으로 구어 만든 상태

약 2500~3억년전의 식물이 고형화 된 것

숯에는 무수한 구멍이 있다

석탄에는 구멍이 없다

연기는 나지 않는다. 가정연료, 화로 등에 이용된다.

연기는 많이 나지만 열량이 많고 산업용의 연료로서 이용된다.

▶숯과 석탄차이

그러나 숯과 석탄은 전혀 다르다.

숯은 원료인 목재를 인공적으로 산소를 제한하여 탄화시킨 상태로 만든 것이다.

한편 석탄은 수천만 년 전부터 몇 억 년 전의 태고에 무성했던 나무들이 호수나 늪 등의 바닥에 퇴적되어 썩은 것이 원료이다.

이 썩은 나무나 식물류가 이윽고 이탄(泥炭 : 완전히 탄화되지 않은 석탄 또는 土炭)이 되고, 지각변동에 의해서 땅속에 묻혀 지열과 엄청난 압력에 의해 고형화된 것이다.

단, 성분은 숯과 비슷하다. 셀루로즈나 단백질이 주성분이 되어있고 동일한 식물 원료임은 틀림없다. 수백기압의 압력을 받아 생긴 석탄에는 숯과 같이 구멍은 생겨있지 않다. 석탄이 착화성이 나쁜 것은 이 때문이다.

연료로서 불이 오래가는 정도나 열량은 석탄 쪽이 숯보다 월등히 좋다. 그래서 석탄을 쓰게 되는 이유가 여기에 있다.

### 4) 숯은 알칼리성인가 산성인가

숯은 산성이 아니면 알칼리성인가?

밥솥에 숯을 넣고 취사했을 때 신맛이 없으니 알칼리성일 것이고 숯을 굽는 과정에 연기를 냉각시켜 생긴 목초액은 산성이다.

숯은 pH(산성, 알칼리성비율을 표시하는 수치)14단계 중 7이면 중성인데 수치가 이 보다 낮으면 산성이고, 높으면 알칼리성이다. 숯은 그 자체 표면의 pH와 숯을 물 속에 넣어서 용출되는 pH로 구분할 수 있다.

숯 표면의 pH는 반드시 정해져 있는 것이 아니고 숯을 구울 때의 온도에 의해서 정해진다.

일반적으로 낮은 온도에 구울수록 표면 pH가 산성이 되고 고온에 구울수록 알칼리성이 강하게 된다.

탄화온도가 높아지면 산성표면의 산성관능기(酸性官能基)는 감소하고 염기성관능기(鹽基性官能基)는 증가하므로 알칼리성이 되게 된다.

또 숯에서 용출하는 성분의 pH이다. 용출성분이란 숯을 물에 넣었을 때 스며 나오는 성분으로 대표적인 것은 회분이다. 수목에는 각종의 무기물(미네랄)이 있고 수목이 탄화되어 숯이 되어도 이들은 그대로 남아있어 숯을 물 등에 넣을 때는 알칼리성의 무기물이 용출된다. 목욕탕에 숯을 넣을 경우 알칼리성 온천탕이 되는 것은 이 때문이다.

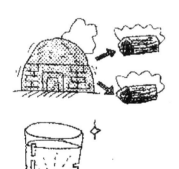

▶고온으로 구으면 표면은 알카리성이 강하다

▶저온에 구으면 표면은 산성이 강하다

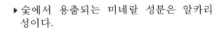

▶숯에서 용출되는 미네랄 성분은 알카리성이다.

## 5) 산화와 환원

자연계의 모든 물질을 미크론 세계까지 파고들면 현재로는 109종류의 원자로 구성되어 있다는 것을 알게 된다. 이 원소를 자세히 관찰하니까 원자의 한가운데는 원자핵이라는 것이 있고, 전자는 그 주위를 돌고 있다는 것을 알게 된다.

사람을 포함한 모든 물질은 원자로 구성되어 있다. 원자는 그림에서 보는 바와 같이 원자핵에는 양자와 중성자로 되어 있는데 그 원자의 주위를 음전기를 가진 전자가 빙빙 돌고 있다.

양자는 양전기이기 때문에 플러스(+)전자이고, 이와 반대로 원자핵 주위에 돌고 있는 전자는 음전기로 마이너스(−)전자이다.

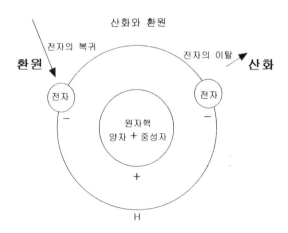

우리가정으로 보면 부인인 '양자' 주위를 남편인 '전자'가 부인주위를 잘 돌고 있으면 음양의 조화로 가정은 화목하고 평

화로운 행복을 누리면서 원만한 가정을 이끌 수 있다. 즉, 전기적으로는 밸런스가 유지되어 원자는 전기적으로 중성을 보유하게 된다. 그러나 남편인 전자가 부인 양자주위에서 바람이 나거나 어떤가의 이유로 이탈해 버리면 부인 양자는 과부가 되어서 음전기, 양전기의 밸런스가 붕괴되어 원자단은 양전기만 남는 양이온상태가 되어버리게 된다. 즉 산화는 전자의 이탈인 것이다.

이렇게 밸런스가 붕괴된 상태를 「산화」라고 한다.

반대로 「환원」은 원자에서 이탈한 전자가 본래 상태로 되돌아오는 것이다. 전자가 환원하면 전기적 +와 −의 밸런스가 유지되고, 가정에서의 부부금슬이 좋아지고 건강에 있어서 신진대사기능이 살아나고, 물질에 있어서 산화와 부패를 막을 수 있게 되는 것이다.

이것을 산화와 환원의 법칙이라 한다.

물질 중에서도 특히 수소의 전자는 원자로부터 이탈하기 쉬운 성질을 갖고 있다. 따라서 수소를 많이 함유한 물질은 부패하기가 쉽게 되는 것이다.

그런데 인체의 70%는 물로 되어 있다. 물에는 수소가 많으므로 산화하기가 쉽다. 즉, 수소전자를 잃기 쉬운 것이 인체인 것이다.

산화한다는 것은 물질의 신선함을 잃어버린다는 말이고, 이 말은 곧, 부패한다는 뜻이다. 사람의 경우 산화는 노화한다는 것이고, 노화의 극한 상태는 「죽음」이라는 말이 된다.

사람이 건강하기 위해서는 낡은 세포와 새 세포가 신진대사를 원활히 수행해야 한다. 만일 신진대사가 둔화되면 노화가 빨라진다. 앞에서 밝혔듯이 노화는 전자의 이탈에 따른 산화이다. 그러므로 전자의 이탈을 막으면 신진대사가 빨라지고 산화도 막을 수 있다. 그렇게 되면 사람은 건강해진다.

이 전자의 이탈방지에 가장 중요한 물질이 탄소이고, 탄소의 덩어리가 숯이다.

탄소는 우주 속의 많은 자유전자를 수집하여 활발한 전자를 많이 비축하고 있으며 전기나 에너지를 수집, 유도, 축적하는 능력을 가지고 있다.

따라서 탄소는 축적된 전자를 부족한 자기 주변의 물질에 전자를 제공하여 산화를 방지시키고 환원작용을 하게 한다.

그러니까 탄소를 곁에 두면 물질의 산화를 막을 수 있게 된다. 탄소덩어리가 숯이므로 숯을 곁에 두면 산화와 노화·부패를 방지한다는 것은 당연한 귀결이 아니겠는가?

마왕퇴고분 1호묘에서 여인의 유체가 숯에 묻혀 있었기 때문에 2100년 동안 부패하지 않았다는 것은 탄소가 오랜 세월 동안 전자를 공급해 주었기 때문에 부패하지 않았을 것이다.

지금까지 우리는 단순한 연료로서의 숯, 그렇지 않으면 숯불 갈비 집의 구이용 검은 숯 덩어리로 가볍게 생각하여 왔지만 숯을 우리 주위에 놓아두는 것만으로 우리 몸의 신진대사기능을 살리고 질병의 개선과 건강을 유지시키며 노화를 막는다고 하니 이 탄소덩어리인 숯이 건강의 구세주가 아니고 그 무엇이겠는가?

### 6) 숯은 맹독성 다이옥신도 흡착한다

염화비닐 등 어떤 종류든 석유화학제품을 안일하게 불태우게 되면 아주 간단하게 맹독 다이옥신을 발생한다.

이 다이옥신이 전 세계적으로 선진화된 나라에서는 그 위험성에 대하여 크게 사회적 문제가 되고 있다.

자연계에서는 존재하지 않는 다이옥신은 자연계에서는 대사되지 않고 언제까지나 남아있기 때문에 심각성이 더 크다.

대기 중의 다이옥신이 비로 땅에 침투하면 식물이 이것을 흡수하고 그 식물을 먹은 소를 인간이 먹으면 다이옥신이 체내의 지방분에 용해되어 들어가기 때문에 오줌으로서도 배설되지 않고 체내에 축적되는 것이다.

이것은 포유동물의 젖에서도 용해되어 나오므로 인간이 소고기나 우유를 섭취하게 되어도 다이옥신이 체내에 들어오게 된다는 염려를 하게 되는 것이다.

더욱이 바다에 떨어진 다이옥신이 어패류에도 흡수되어 이를 먹는 인간의 체내에 축적된다는 것이다.

이와같이 체내에 쌓여진 다이옥신에는 발암성이나 기형아출산 등의 원인이 된다는 것이 밝혀지고 있다.

베트남전쟁 시 미군이 살포한 고엽제에 다이옥신이 함유되어 있었기 때문에 현재에도 베트남에서는 기형아가 출산되고 있다고 한다.

아무것도 모르고 태어난 어린이들이 재앙을 등에 업고 태어나게 되는 맹독성 물질이다.

우리가 별 생각 없이 뒤뜰에서 개울가에서 들판에서 공장에서 또는 간이소각로에서 쓰고 버린 비닐을 함부로 태운 것이 얼마나 불행을 불러들이는 행위인지 심각히 생각할 때가 왔다고 본다.

실제 공공소각장보다 이런 곳에서 태우는 것이 다이옥신의 안전기준치를 훨씬 상회하는 곳이 적지 않을 것이다.

일본에서의 소각장에는 다이옥신이 기준치 이상 발생할 경우에는 돌연 조업을 중단하게 되어있고 기준치이하가 될 때까지 재가동이 불가능한 데서 오는 쓰레기 적체가 사회적 문제가 크므로 어떻게 해서라도 기준에 합격하기 위하여 이 방법 저 방법을 연구해 보았던 것이다.

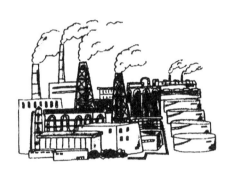

사이다마현의 어느 소각장에서는 검사에 합격하기 위하여 다이옥신을 흡착하기 위한 활성탄을 장치한 것이 우연히도 다이옥신 등의 유해물질 제거에 가장 좋은 방법임을 알게 되어 활성탄이 최적의 재료가 되게 되었다.(산업폐기물처리 가이드북 : 동경가스 산업폐기물 문제연구소편 참조)

우리나라에서는 소각장에 활성탄 설비를 하여 소각과정에서 발생하는 오염물질의 과다배출을 줄이기 위하여 서울의 양천구 목동과 강남구 일원동 소각장에서는 활성탄 설비가 되어 가동 중이며 노원구 상계동 소각장도 다이옥신 배출에 따른 주민협의체와의 합의 기준치가 0.1ng였는데 이에 2.7배가 많은 0.27ng이 배출되어 가동중단 상태가 생기게 되어 그 해결책으로 활성탄 설비를 추진하게 되었다.

### 7) 좋은 숯 선택과 용도에 맞는 숯

숯을 생활 속에 활용함으로 건강생활에 많은 도움이 된다고 알고 있어도 막상 숯을 구입하기 위하여 선택을 하려면 어떤 숯을 구입하여야 자기가 사용하고자 하는 목적에 맞는 숯이고 좋은 숯인가 그 선택은 쉽지 않는 것이라 망설인 일도 있을 것이다. 어떤 숯이 꼭 좋은 숯이라 말하기는 어렵지만 통상 건강생활에 활용하는 것이 전제가 된다면 백탄을 선택하는 것이 좋다.

예를 들면 가정의 실내공기의 정화용, 정수용, 취사용, 야채과일 선도유지용, 목욕용, 전자파 피해감소용, 방석, 베개, 매트용 등은 반드시 백탄을 선택하여야 숯이 갖는 효능을 얻을 수 있게 된다.

검탄의 경우는 농업용, 축산용, 습기제거용, 냄새제거용(탈취제), 냉장고탈취용 등으로 쓰여지고 있다.

그리고 좋은 숯을 산다면서 참숯을 달라고 할 것이 아니라 참숯 백탄을 달라고 하여야 할 것이다.

백탄을 사야만이 고온에 구운 숯이므로 완전히 탄화되었기 때문에 불순물이 완전히 제거된 숯이고 전기가 통하는 숯으로서 음이온의 발생량이나 원적외선의 방사률이나 탄소성분의 함유율이나 미네랄이 용출되는 숯으로 되어 우수한 숯의 효능을 전부 건강생활에서 취할 수 있는 숯이 되기 때문이다. 물론 백탄은 습기제거, 공기정화, 냄새제거 등의 기능도 전부 갖고 있는 숯이기 때문이다.

구별법은 우선 백탄은 들어보면 무겁고 단단하다. 그리고 표면에 흰빛을 띤 가루가 묻어 있다.

그러나 일부 숯가마에서는 백탄의 마지막 냉각과정에 재 등을 덮어서 냉각하지 않고 뚜껑이 있는 철통에 붉게 달아 있는 숯을 넣어서 뚜껑을 닫아 산소를 제한해서 냉각시카는 숯가마도 있으므로 표면에 흰 가루가 묻지 않게 된다. 이럴 경우에는 무게를 비교해 보고 절단면의 광택이 있는지를 확인한다. 일반적으로 저온에 굽은 검탄은 거리의 노점에서 보면 일정한 규격으로 새까맣고 반듯하게 잘라져 있어 모양은 좋다. 그러나 들어보면 아주 가볍다. 왜 이렇게 형태가 잘 보존된 상태로 유통이 가능하냐 하면 숯을 구워 가마 속에서 그대로 냉각될 때까지 놓아두었기 때문에 나무를 가마에 넣은 형태 그대로 숯이 되어 있기 때문이다. 백탄은 1000℃ 이상의 탄화된 숯을 전부 가마 밖으로 꺼내어 재를 뿌려 냉각하기 때문에 작업과정에 형태가 많이 부스러지기도 하고 크고 작은 여러 형태로 박스에 담겨지게 된다.

그러나 요즘은 백탄도 5㎝, 10㎝ 이렇게 톱으로 절단해서 유통시키는 숯가마도 많아졌다.

그래도 구별이 어려울 경우에는 신뢰성 있는 판매점에서 구입하는 것이 좋겠지요.

백탄이 좋다고 해도 국내 숯가마에서 굽은 숯, 중국에서 들어 온 숯 그리고 백탄 중에서 예술품이라는 비장탄도 일본산, 중국산, 인도네시아산 등이 있고, 원목의 재료도 졸가시나무(姥目樫), 망구로프로 만든 남양(南洋)비장탄 등이 있다. 비장탄의 사용이 편리한 용도는 정수용, 취사용, 침구류 등으로 쓸 경우 강도가 단단하여 잘 부러지지 않고 물에 바로 가라앉으므로 사용상 편리함이 많다 할 것이다.

### 8) 숯의 사용상의 주의사항

① 연료용 숯에 대해서, 발생사고 예로 많았던 것이 불꽃이 튐에 의한 입고 있는 옷·기물의 손상으로 숯의 고유의 성질을 충분히 설명하고 취급상 주의점도 제품에 표시해야 한다. 그리고 일산화탄소중독에 의한 사고 예도 알려야 한다.

② 새로운 용도의 숯제품에 대해서는 골프장의 잔디 등에 숯가루를 살포함으로서 골퍼들의 구두나 바지의 단이 검게 오염된다든가, 신축중인 방바닥 밑에 숯을 넣을 경우에 흰 목재에 일부를 검게 오염했다고 하는 불만이 있을 수 있으며 대책방법도 검토되어야 한다.

새로운 용도의 숯제품으로 토양개선자재용, 조습용, 선도유지용, 취사용, 수처리용, 음료수용, 탈취, 소취용, 침구, 베개용, 融雪(융설)용 등, 많은 용도가 확대되어지고 있다.

▶ 연료용숯

- 숯을 연료용으로 사용하면 일산화탄소 등의 독성이 강한 가스가 발생하므로 실내에서 사용할 때는 1시간에 2~3회 정도 환기를 해야만 한다.
- 불이 붙었을 때 숯에서 불똥이 튄다든가 숯이 튀어서 날아갈 수가 있으므로 얼굴이나 의류를 불에 너무 가까이 가지 않도록 한다.
- 종이나 플라스틱류 등 가연성인 것은 불에서 멀리할 것.
- 불이 충분히 숯에 붙은 후에 사용하고, 또 숯을 더 이어붙일 때는 처음 붙은 불 가까이에서 따뜻하게 하고 나서 이어 붙이는 것이 좋다.
 - 사용 후는 필히 끄고, 확인할 것

▶ 일산화탄소의 농도와 중독증상

| 공기 중의 일산화탄소농도(%) | 중 독 증 상 |
|---|---|
| 0.02 | 2~3시간 내에 가벼운 두통 |
| 0.04 | 1~2시간에 전 두통<br>2.5~3시간에 후 두통 |
| 0.08 | 45분에 두통, 현기증, 구토,<br>2시간에 실신 |
| 0.16 | 20분에 두통, 현기증,<br>2시간에 사망 |
| 0.32 | 5~10분에 현기증, 두통,<br>30분에 사망 |
| 0.64 | 1~2분에 두통, 현기증<br>10~15분에 사망 |
| 1.28 | 1~3분에 사망 |

(注) 화로에서 100g의 흑탄을 연소했을 때의 상황
岸本定吉『목탄의 박물지』종합과학출판.p.30

▶음료수 숯

· 음료수용 숯은 비장탄과 참숯 백탄과 같이 딱딱하고 잘 부스러지지 않는 숯이어야만 한다.

· 사용하기 전에 잘 물로 씻어 삶은 후 사용할 것.

· 물로 씻을 때는 절대로 세제 등의 화학물질은 사용하지 말 것.
  여러 가지 화학물질을 흡착하는 성질이 있음.

· 음료수용 숯으로 처리한 물은 잔류염소가 제거되어 살균작용이 없음으로 적어도 2일 이내에는 다 사용하는 것이 바람직하다. 반복해서 사용할 때는 물로 씻고, 삶을 것. 미네랄워터는 드신다면 3개월정도 사용할 수 있다.

· 사용하는 숯의 량으로서는 물 1ℓ에 대해서 직경 2~3㎝, 길이 8㎝정도 또는 50g 정도를 목표로 하면 좋다. 숯을 장시간 물에 담가두면 물의 pH는 알칼리로 나타나게 된다.

· 다른 용도에 사용한 숯을 음료수용에는 사용하지 말 것.

▶취사용 숯

· 취사용 숯은 비장탄, 참숯 백탄과 같이 딱딱한 숯이어야만 한다.

· 사용상의 주의로서는 음료수용 숯의 경우와 거의 같다.

· 쌀 3홉(3컵)에 대해서 직경 2~3㎝, 길이 8㎝ 정도 또는 50g를 사용하는 것이 좋다.

· 다른 용도로 사용한 숯을 취사용으로는 사용하지 말 것.

### ▶ 목욕용 숯

- 목욕용 숯은 비장탄, 참숯 백탄 고온대나무숯과 같은 딱 딱한 숯이어야만 한다.
- 사용하기 전에는 물로 씻어서 사용한다. 일반가정에서 사용되는 욕조에는 급탕식의 경우는 더운물을 넣기 시작했을 때부터 또 끓인 물일 경우는 물을 넣을 때부터 숯 대략 1kg이상을 기준으로 넣는다.
- 입욕제의 사용은 피할 것.
- 한번 사용하면 바꿔 넣는다.
- 몸에서 지방산이 발산되어 숯에 의한 흡착력이 줄어들 수 있으므로 자주 건조시키면서 반복해서 사용할 수 있다. 그러나 알칼리목욕을 기대한다면 3개월 정도 사용하면 교체하는 것이 좋다.

### ▶ 소취용 숯

- 소취용 숯으로서 제조되어 있어 흡습성, 흡취성이 강하므로 보관할 경우에는 폴리에틸렌 등의 통기성이 적은 봉지에 넣어서 습기가 적은 장소에 보관한다.
- 포장이 파손되면 숯가루가 외부에 새어 검게 오염되므로 강한 충격을 피하고 화기, 열원의 근처에 놓지 않는다.
- 사용이 끝난 숯은 음료수, 목욕탕, 취사용 등에 사용하지 못한다.

### ▶ 침구용 숯

- 침구용 숯으로서 제조되어 있어, 흡습성이 강하므로 습

기가 적은 곳에 보관함과 동시에 스토브 등 화기·열원의 근처에 놓지 말 것.

· 월 3~4회는 직사광선을 피해 그늘에서 말리면 좋다.
· 숯이 든 베개채로, 또는 숯매트는 통째로 씻는 것을 절대로 피할 것.
· 파손되면 숯가루가 외부에 새어 검게 오염되므로 숯이 새어나오지 않게 만들어야 하며 항상 취급에 주의한다.
· 사용이 끝난 숯은 취사, 음료수, 목욕탕 등에 사용하지 못한다.

▶ 토양개량재용 숯
· 토양개량재용 숯을 대상으로 제조되었으므로 먹을 수는 없다.
· 이 숯을 토양에 뿌릴 때에 날아 흩어져 다른 것에 붙을 수가 있다.
· 작물의 종류에 따라 숯의 사용량을 적당히 증감할 것.
· 산성토양, 알칼리성토양 등의 토양의 종류에 따라 숯의 사용량을 적당히 증감할 것.
· 파종, 옮겨심기할 때는 숯을 토양에 살포(혼합한) 후, 관수(灌水) 또는 비가 온 후에 할 것.
· 숯이 지표면에 노출되면 풍우 등에 의해 유출될 수가 있고, 또 토양에 숯을 뿌릴경우 충분히 흙과 섞어서 잘 어울리도록 할 것.

▶ 주택마루 밑 조습용 숯

· 주택마루 밑 조습용 숯 또는 사찰마루 밑 조습용으로서 제조되어 있어, 시공하기 전에 마루 밑의 청소를 충분히 한 후에 시공할 것.

· 마루 밑의 환기구를 폐쇄하지 않을 것.
마루 밑에 전기선이 있을 경우 닿지 않게 시공한다.

· 숯과 금속관을 접촉시키지 말 것.

· 1층 마루 밑에 숯을 시공할 경우는 상부 20cm이상의 공간에 설치하면 좋다. '

▶ 선도유지용 숯

· 선도유지용 숯으로서 제조된 숯은, 흡착성·흡수성이 강하므로 보관할 경우 폴리에틸렌 등의 통기성이 적은 봉지에 넣어 보관한다.

· 탈취효과가 있으므로 향기를 중요시 할 경우는 충분히 주의할 것.

· 사용이 끝난 숯은 음료수, 목욕탕, 취사용 등에는 사용하지 말 것.

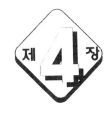

# 숯의 기본적 효능과 작용

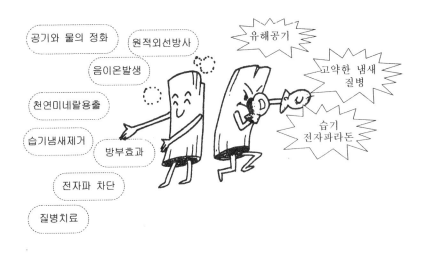

# 1. 숯의 힘이 물질을 썩지 않게 한다(防腐效果)

숯이 방부작용을 한다는 것은 이미 중국, 한국, 일본 등과 함께 백탄문화를 갖고 있는 3국에서는 옛날부터 알고 있었다는 것을 잘 알게 해주는 것이 중국의 마왕퇴고분 1호묘의 2100년 동안 미이라로 보존된 서한(西漢) 대후(軑侯)부인의 유체 보존, 그리고 한국의 약 490년간 장례원판결사 김흠조 선생 시신과 유물의 보존 일본의 아오모리(靑森)현 히로사끼항 항주의 양자 쯔가루쭈구도미의 140년간의 유체보존 등을 통해서 매장문화에서 숯의 방부효과로 유체보존에 활용한 경험법칙적 숯 활용을 엿볼 수 있다.

이토록 오랜 세월동안에 걸쳐서 방부제도 없던 시대에 숯의 힘을 응용한 지혜는 현대과학으로 해명하기 힘든 뛰어난 아이디어라 아니할 수 없다.

물질이 썩는다고 하는 것은 부패균 등의 미생물이 번식해서 단백질 등의 유기물이 분해되어지기 때문이다. 그러기 때문에 부패균이 번식할 수 없는 환경에서는 아무리 영양이 가득한 유기물이라도 부패되지는 않는 것이다.

위의 3국에서 매장된 유체는 전부 유기물이 가득 찬 상태의 유체였으나 전혀 부패될 수 없는 조건의 환경을 숯의 힘으로 만들어져 그 오랜 기간동안 썩어서 부패되지 않고 보존된 것이다.

여기에서 숯이 기본적인 효능으로 밝혀진 습도조절효과와

탄소덩어리인 숯에서 많은 전자의 교환이 일어나고 음이온 층을 이루며 환원작용을 해서 물질의 산화를 막는 숯의 역할이 크게 작용했다 할 것이다.

결국 숯의 원재료는 살아있는 자연의 나무였으나 열에 탄화되어 숯이 됨으로서 물질이 변환하여 갖게 되는 방부의 작용을 인간이 활용하여 물질을 부패하게 하는 미생물이나 곰팡이 등의 영향을 전혀 받지 않는 환경조건을 만들어 2100년 동안이나 유지하게 한 것이다.

만일 발굴이 더 늦었다면 아마도 수천 년이라도 방부력이 있었을 것이라 생각하니 신비란 말 외는 할 말이 없다.


## 2. 냄새를 흡착하여 제거한다(脫臭効果)

옛날부터 숯을 탈취효과로 사용했다는 것은 변소 옆에 숯포대를 통째로 놓아두었거나 곳간이나 창고에도 숯포대를 놓아두고 탈취효과를 얻기 위해 사용했던 것이다.

현대에 와서 주택이나 아파트의 건축구조가 냉난방의 에너지 효과를 높이기 위하여 고도의 기밀성과 밀폐성이 높아지므로 실내의 공기순환이 어려움으로 해서 유해한 공기와 냄새가 쌓이게 되었다.

이런 구조에서는 옛날의 흙과 나무로만 된 가옥과는 달리 자연적 환기가 되지 않는 구조이기 때문에 인위적으로 환기를 하지 않는 한 음식물의 조리 냄새, 신발장, 의류, 화장실, 쓰레기, 습한 곳의 곰팡이 냄새 그리고 애완동물의 사육에 따른 냄새가 주거공간에 가득 찰 수밖에 없는 것이 현실이다.

특히 신축되어진 주택이나 아파트는 거의가 시멘트콘크리트 구조에 내장재는 화학물질의 자재나 접착제 도료 등으로 사용되어졌기 때문에 포름알데히드 등 화학물질의 유해한 성분의 분자가 부유하기 때문에 두통, 현기증 등을 일으키는 경우도 흔히 있게 된다.

이와같은 생활 속에서의 발생하는 냄새와 건축자재에서 방출하는 냄새를 제거하기 위하여 천연의 자연소재인 숯의 탈취력을 활용해서 생활환경을 살리는 지혜가 절실히 필요한 시대가 왔다고 생각한다.

이렇게 탈취된 주거에 외출 후 귀가하여 현관문을 열면 공기부터 다르다는 것을 직감하게 된다.

이런 자연소재 탈취법은 향수를 놓는다든가 하는 탈취법과 달리 습기제거, 공기정화, 음이온발생 등 숯의 힘의 몇 가지 효과를 동시에 얻을 수 있는 지혜가 되기 때문이다.

숯의 탈취효과로 우리가 아주 잘 알고 있는 냉장고 악취제거나 탄 밥 솥에 숯을 넣어 냄새제거방법 그리고 옷장, 신발장, 화장실, 냉장고 야채박스의 에틸렌가스제거, 수돗물의 염소나 크롤칼기 등의 소독냄새제거 등 널리 활용되고 있으며 요즘은 소, 돼지, 닭 등 축사의 분뇨냄새제거와 축사환경개선을 위해 숯의 힘을 폭넓게 이용하고 있다.

이상과 같은 숯의 탈취효과를 발휘할 수 있는 힘의 비결은 무엇인가?

숯의 구조에서 보면 숯이 탄화될 때 나무의 세포로부터 수액이 빠져나간 다공체가 무수하게 종행무진으로 파이프집합체처럼 형성된 마크로공(孔), 미크로공(孔)이야말로 숯의 냄새 흡착파워의 비결인 것이다.

이런 다공체는 외부와 내부가 전부 열려 있고 현미경으로 보면 100억분의 1㎜로부터 100만분의 1㎜까지 다양하게 다공체로 되어 있는데 이 무수한 다공체의 표면적을 평면으로 펴놓으면 어른 손톱 끝만한 숯 1g당 대략 90평의 면적을 갖고 있어 이 다공체가 공기 중에 부유하는 냄새의 근원이 되는 암모니아, 탄산가스, 질소, 일산화탄소, 메탄, 수소, 산소 등의 화합물 분자를 흡착시켜 우리가 싫어하고 유해한 냄새를 제거하는 것이다.

이렇게 사용되어지는 숯은 흡습성(吸濕性), 흡취성(吸臭性)이 있기 때문에 사용전의 보관에 특히 신경써야 하며 탈취용으로 사용한 숯은 오염이 흡착되어 있으므로 다시 씻어서 삶아서 건조하지 않는 한 그대로 정수용, 취사용, 목욕용으로 사용할 수 없으며, 화분, 화단, 원예 등 토양개량용으로 쓰면 효과적이다.


## 3. 습기를 품기도 방출하기도 한다(濕度調節機能)

숯의 효능을 활용하는 방법으로서 습도조절작용도 그 중 하나이다.

고온에서 구워진 숯은 수분을 거의 함유하고 있지 않으며 미크론 단위의 구멍이 고밀도로 분포되어있다. 이와 같은 무수히 많은 다공체의 흡착면적이 훌륭한 제습 및 습도조절효과를 발휘하기 때문이다.

마치 건조한 스펀지가 물을 잘 흡착하듯이 숯은 주위의 습도가 높을 때에는 공기 중에 습기를 흡착하고 건조해지면 그 습기를 방출하여 습도조절역할을 자연스럽게 해 준다.

건물이나 경전의 보존에 습기가 크게 문제가 되는 사찰 등에서는 건물의 토대에 숯을 묻거나 마루 밑에 숯을 넣는 방법이 이용되어졌다.

해인사팔만대장경의 경판보존을 위해 숯을 묻었고 불국사, 석굴암, 금산사 등에도 숯을 묻었다고 한다.

특히 습도가 높은 이웃 일본에서는 목조가옥이나 사찰 등에는 습기가 많으면 건물의 자연훼손이 빠르고 흰개미, 곰팡이 등이 발생하여 건물의 손상이 빠른 것을 막고 경전이나 사서를 보존하기 위해 숯을 묻는 사례는 1300년 동안 풍설에 견디어 온 일본최고의 목조건물 법륭사(法隆寺), 일본신사의 대표격인 이세징구(伊勢神宮) 그리고 천황능 등 많은 사찰이나 신사(神社)가 있으며, 일반가옥이나 식품공장 제약공장 상점 등에 지금도 적지 않게 매탄이나 마루 밑에 숯을 넣는 것이 행해지고 있다.

이것은 습기가 가옥이나 건물의 보존에 큰 적이 되기 때문이고 습기를 방치하면 기둥이 썩게 되고 결국 마루가 처지게 되는 등 가옥의 장기보존이 어렵기 때문이다.

더욱이 옛날의 가옥의 구조는 창문의 틈이나 창호지를 통한 통기성이 좋아서 자연환기가 잘 되었으므로 습도의 조절은 큰 문제가 되지 않았으나, 현대의 주택이나 아파트구조는 냉난방 효과를 높이기 위하여 고기밀성 밀폐구조라 취사, 싱크대, 욕실, 화장실 습기 등 발산되는 습기가 빠져나갈 곳이 없기 때문에 모두 실내에 차이게 되고, 특히 동절기에는 난방 때문에 외부와의 온도차이가 심해서 실내에 결로(結露 : 외부온도와 내부온도의 차이로 벽에 생긴 물방울, 이슬 맺힘)현상이 생겨 실내가 축축해 지고 이런 습기가 의복이나 장롱 속의 침구나 벽면에 스며들어 곰팡이 벌레발생의 원인이 되고 또한 냄새의 원인이기도 한 것이다.

이런 습기가 주거인의 건강을 해치고 쾌적한 주거의 조건을 잃게 된다.

습기제거를 위한 숯의 활용이 크게 관심을 갖게 되는 곳은 지하의 식당, 주점, 노래방, 사무실, 창고, 주거용도의 지하방 등에는 들어가기만 하면 공기순환이 나쁘고 습기가 잘 빠지지 않기 때문에 냄새가 심하게 나는 것을 많이 경험했을 것이다. 게다가 심하게 냄새가 나고 습기가 많은 지하업소에는 냄새제거용 액제를 계속적으로 품어주고 있는데 이 또한 값싼 인공향이라 오염을 추가하고 있는 것이다. 이런 지하시설에 숯을 놓아둠으로서 습기의 제거의 효과는 물론 냄새제거효과 공기청정효과까지 있어 일석삼조의 효과를 얻을 수 있는 지혜가 되는 것이다.

그리고 그 많은 우리나라의 문화유산 목조사찰 건물의 자연 훼손을 막고 벽화 단청 불구 불경 등의 보존과 건물내구연수를 늘리고 하절기나 장마 우기 때의 습기를 막기 위해 사찰법당 마루 밑의 빈 공간에 숯을 채움으로서 건물보존과 기도도량의 "기(氣)"를 높이고 정화(淨化)를 위해 숯을 넣는 지혜를 권하고 싶다.


## 4. 오염된 공기와 물을 여과해 정화한다(濾過와 淨化效果)

숯은 고성능 필터와 같이 건강의 기본이 되는 오염된 공기와 물을 숯 층에 통과함으로서 놀랄 만큼 정화되는 것이다. 마치 잉크를 숯 층으로 통과시키면 맑은 물이 되는 것과 같은 기능을 한다.

이와 같은 강력한 정화의 힘이 되는 것은 숯내부의 다공체라는 성질의 덕분입니다.

전자현미경이 아니면 볼 수 없는 미세한 미크론의 구멍이 숯내부에 꽉 채워져 있기 때문에 이 숯을 통과하는 공기와 물은 정화되어지는 것이다.

이런 정화의 기능은 숯의 조직 내부구조에 기인한 물리적 기능과 숯의 표면에 착생하는 미생물에 기인한 기능이 있다. 이것을 종합해서 숯에는 기체와 액체를 정화하는 기능이 있어 천연정화기라고도 할 수 있다.

다시 말하면 나무가 숯이 되어도 나무의 조직과 구조가 그대로 다공체로 남아있으며 단지 나무 때보다 3분의 1정도 축소되는 것이다.

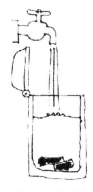

▶ 수돗물도 하룻밤을
넣어두면 정수된다

그 구멍의 직경이 수 미크론으로부터 수백 미크론에 이르기까지 각종의 구멍집합체로서 외부와 통해 있는 것이다.

이 여러 가지 크기의 구멍이 있기 때문에 그 크기에 맞는 미생물이 착생하기 쉬운 것이 특징이다.

숯의 표면에 기체, 액체의 분자가 붙기 때문에 숯에는 큰 흡착력이 있는 것이다.

흡착에는 물리적인 흡착으로는 분자가 분자간의 끌어당기는 힘에 의해서 그대로 표면에 흡착되어지는 현상이고, 가열 등 외부로부터 에너지를 가하면 분자는 이탈한다.

숯에 의한 흡착은 거의가 미크론공에 의한 물리적 흡착이다.

화학적 흡착은 외부로부터 에너지를 가해도 용이하게 분자가 이탈하지 않고 흡착분자는 분해해버린다.

활성탄은 이 흡착력을 더욱 강하게 하기 위해서 흡착면적을 증가시킨 숯 소재이다. 대부분의 정수기는 활성탄이 내재되어 있다.

하천의 숯에 의한 수질의 정화는 흡착에 의한 것보다는 숯에 붙은 생물이나 미생물에 정화역할이 큰 것이다.

일반적으로 숯은 BOD(생물학적 산소요구량)가 $1m^3$당 50mg이상인 물을 정화하는 것은 어렵게 되어 있기 때문에 극단적으로 오염된 도시의 하천에서는 잠깐사이에 숯의 흡착이 포화상태가 되기 때문이다.

하천정화에서 문제가 되는 것은 하천 속의 불순물이 너무 심한 상태이거나, 상류의 토사가 많이 유입되는 곳에서 숯의 다공체의 표면이 막히거나 구멍이 폐쇄되므로 미생물적 정화기능의 역할이 크게 되며 숯을 자주 교체할 필요가 있게 된다.

수돗물의 정수의 경우는 취수원인 하천의 수질이 점차 오염되어 그 정화처리를 위하여 염소를 넣어 소독하게 되고 염소가 들어가게 됨에 따라서 물맛이 더욱 좋지 않게 된다.

이런 수돗물을 용기에 담아 숯을 넣게 되면 냄새도 없어지고 깨끗이 정수되는 것이다.

또 숯의 미네랄이 용출되어 미네랄워터가 되어 맛있는 물을 마실 수 있게 된다.

수돗물 정수장에서는 원수의 오염 때문에 활성탄을 넣어 정수하는 정수장이 점차 늘어나고 있다.

유독한 공기의 정화에도 숯은 그 위력을 발휘하고 있다. 독가스를 무독화 하는 방독마스크에도 활성탄이 쓰여지고 농약살포의 위해를 줄이기 위해 숯마스크도 개발되고 휘발성화학물질이 함유된 접착제 등 유해한 실내건축자재에서 방출되는 유해성 부유기체를 흡착제거 하는데도 숯을 실내에 비치함으로서 피해를 줄이는 역할을 하게 된다.

▶ 지하수 및 오염수의 간이여과법

지하수라도 색이나 탁함(오염)이 있을 경우가 있다. 경우에 따라서는 강이나 늪, 논의 물 등 탁한(오염된) 물을 사용해야만 할 때에 숯의 흡착성을 이용하여 투명한 물을 얻을 수가 있다.

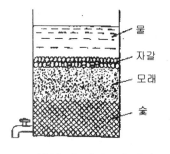

물
자갈
모래
숯

작은 돌이나 모래는 수중의 쓰레기나 비교적 커다란 입자를 여과하고 숯이 더 미세한 입자를 흡착시켜 제거한다.

단, 용해되어 있는 물질은 제거할 수 없고 병원균도 제거할 수는 없으므로 주의해야 한다.

철분이 많은 갈색을 띤 지하수 등의 여과에는 최적(最適)이다.

## 5. "공기 비타민" 음이온을 증가시킨다(음이온 發生效果)

### (1) 음이온과 양이온

좋은 공기와 나쁜 공기를 마시는 것이 크게 논의되고 있는 세상이 되었다. 앞으로는 공기도 수입해서 마시는 날이 오지 않을까 염려된다는 우스개 소리가 심심치 않게 나오고 있을 정도이다.

사람이 나쁜 공기를 마신다거나 좋은 공기를 마신다는 것은 곧바로 건강과 직결되기 때문에 아주 중요한 것이다. 공기 중에는 이온(Ion : 전기성질을 띤 미립자)이라는 존재가 있다.

이온에는 양이온과 음이온 두 종류가 있으며 이런 전기의 극소미립자는100만 분의 1mm 정도라는 아주 미세한 크기로 지구상의 대기속의 모든 곳에 무한히 부유하고 있다.

이 이온은 장소의 지형, 기상조건 등에 따라서 양이온이 많기도 하고, 음이온이 많기도 하며 늘 변하고 있다.

그런데 이 이온이 인체에 미치는 영향을 최초로 학술적으로
발표한 것이 노벨물리학상을 받은 독일의 「레너드」박사였다.

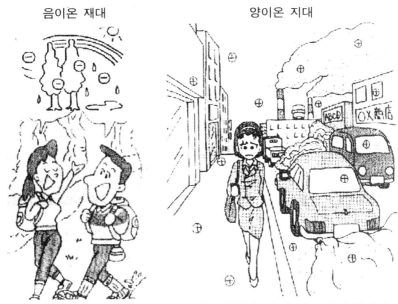

음이온 재대 · 양이온 지대

▶ 자연속의 음이온이 가득찬 곳에는
상쾌하고 건강이 증진된다.

▶ 도시의차량배기가스가 가득찬 곳에 양이온이 충
만해서 건강을 해치고 만성병이 악화된다.

레너드 박사는 「지구상의 자연환경 속에서 인간이 흡수하여
건강에 좋은 음이온이 제일 많이 존재하는 장소는 폭포 주위
에 있다」라고 당시로서는 획기적인 학설을 발표하여 세상을
놀라게 했던 것이다.
　음이온은 입자가 작은 물방울에 부착하기 쉬운 성질을 갖고
있어 폭포주위에 많이 존재한다. 그래서 폭포주위의 공기는 신

선하고 맑으며 또한 수목들이 언제나 싱싱하게 자라고 있는 것이다.

또 우리는 바람이 살랑거리는 날 삼림 속을 거닐면 기분이 상쾌하고 생기가 나는 것을 느낀다. 이것은 나무들이 서로 흔들리고 비비면서 음이온을 많이 발생하기 때문이다.

이처럼 음이온이 많은 공기는 몸에 좋은 공기이다.

그러나 반대로 도시 한가운데와 같이 차량의 배기가스가 많은 곳, 공장의 매연이 가득한 공장지대, 쓰레기 소각장에서 나오는 다이옥신 등 공기가 오염된 곳에는 사람의 건강을 해치는 나쁜 양이온이 많이 있다. 그리고 가정이나 사무실 등 전자파가 많이 방출되는 곳에도 양이온이 많이 존재한다.

이런 곳에서 오래 생활하면 만성 질병이 발생하고 몸에 갖고 있는 면역력과 자연치유력이 점점 떨어지게 된다.

더구나 날이 갈수록 도시의 공기오염도가 증가하고 있고, 주택도 시멘트 콘크리트로 둘러싸여 있으며 주거 공간 역시 바닥이나 벽, 천장이나 가구도 거의가 화학제품으로 처리되어 있으니 오염된 공기속에서 살아가고 있는 실정이다.

▶맑은 날의 상대습도 40~60% 이온카운터 측정수치

| 장 소 | 양이온 | 음이온 | 비 율 |
|---|---|---|---|
| 폭포로부터 10m | 1,700 | 2,800 | 1 대1.6 |
| 교통복잡한 도로 | 2,700 | 1,800 | 1.5 대 1 |
| 공업지대 | 2,000 | 500 | 4대 1 |
| 맨션의 방 | 2,200 | 1,500 | 1.5 대 1 |
| 목조가옥 | 1,400 | 2,100 | 1 대 1.5 |

신축주택은 페인트, 락카, 신나, 니스, 접착제 등에서 뿜어내는 유해한 화학물질의 방사가 완전히 제거될 때까지 8년이나 걸린다니 놀라운 일이다.

요즘의 신문발표에 의하면 30평 아파트에 유해화학물질이 30kg 정도 쓰여진다는 것이다. 바로 독가스 공간이 아닐수 없다.

이런 유해한 화학물질이 방출되는 주거공간은 양이온이 월등히 많으며 또 여기에다 가전제품이 방출하는 전자파가 양이온이니 더욱 혼탁한 주거공간이 될 수밖에 없다. 우리가 매일 근무하고 있는 사무실도 양이온의 안심지대는 아니다.

컴퓨터, 팩스, 복사기, 온종일 켜 두는 형광등, 온풍기, 에어컨 등 모두가 양이온 발생원이다. 더욱이 냉난방을 위하여 늘 문을 닫고 근무하기 때문에 환기에서 오는 덕도 보지 못한다.

이렇게 보면 도시생활은 음이온과는 담을 쌓고 살아가는 것이라고 말할 수 있지 않을까?

① **이런 장소에는 양이온이 대량 발생한다**
   1. 차량의 통행이 많은 곳
   2. 담배연기가 많이 갇혀있는 실내
   3. 사람들이 많이 모여 있는 도시 공간
   4. 제기제품이 주위에 많이 둘러싸인 곳
   5. 철근콘크리트로 된 주거나 사무실
   6. 화학물질 내장재로 된 주거나 사무실, 그리고 먼지, 진드기가 많은 곳
   7. 공장밀집지대나 쓰레기소각장주변

② 이런 장소에 음이온이 많이 존재한다

1. 폭포나 계류가 흐르는 주변
2. 녹음이 우거지고 분수가 있는 공원
3. 샤워물이 흐트러지는 욕실
4. 온천지대
5. 삼림이 우거지고 호수가 있는 곳
6. 정원에 물을 뿌릴 때

③ 이런 날씨 · 이런 시간에 음이온이 증가한다

1. 깨끗하게 맑은 날씨
2. 습도가 적은 날씨
3. 바람이 산들산들 부는 곳
4. 많은 비가 내린 뒤
5. 아침 5~8시 사이

④ 반대로 양이온이 많이 발생하는 날씨

1. 가랑비 내리는 날, 비 오기 전날, 구름 있는 날, 저기압
   이 다가 올 때, 악천후의 날씨에
2. 습도가 높은 날
3. 습도를 동반한 강한 바람이 불 때
4. 축축하게 보슬비가 내릴 때

(2) 양이온이 인체에 미치는 영향

양이온이 인체에 어떠한 영향을 미치는가에 대해서 연구한
독일의의학자「셀츠」(전기생리학의 세계적인 권위자)박사는 공기

중에 양이온과 음이온의 밸런스가 정상의 범위를 넘으면 신경통, 두통, 심장병, 천식 등의 만성병이 급증한다고 했다.

그리고 대기 중의 이온을 측정해보니 그 양과 교통사고의 건수는 대개 정비례한다는 것도 밝혔다. 즉 양이온이 많은 날은 교통사고가 많다고 지적한 세계 최초의 학자이다.

이와 같은 현상은 「이온」이 필시 인간의 심리면이나 정신력, 특히 판단력이나 주의력에 큰 영향을 주고 있다는 증거일 수 있다.

오염된 과잉 양이온 공기를 계속 흡입하게 되면 쉽게 피곤해진다. 우리들의 몸이 산성화가 되고 노화하기 때문이다. 즉 혈액이 산화되고 동시에 세포막이 산화하는 것이다. 인체는 대략 60조개나 되는 작은 세포로 구성되어 있다. 세포는 세포막을 통해서 외부로부터 끊임없이 포도당이나 비타민, 미네랄 등의 영양소와 산소를 흡수해서 생체를 지탱하고 있다.

그러나 세포막이 파괴되면 세포는 세포막을 통해서 영양을 흡수하는 기능을 잃게 되는 것이다.

반대로 음이온이 많으면 자율신경이 안정되어 혈압과 맥박이 정상화되므로 스트레스의 해소와 정신적 안정이 이루어져 집중력이 증가하고 몸의 면역력, 자연치유력을 높여 주게 된다.

그래서 음이온을 「생체이온」 또는 「공기비타민」이라고 부르는 것이다.

따라서 우리들은 이처럼 양이온이 월등히 많은 주거공간이나 사무실 등에 신선한 음이온을 많이 넣어주는 것이 무엇보다도 급선무라고 할 수 있을 것이다.

## ① 인체세포의 이온 상태 도식화

건강하지 못한 사람

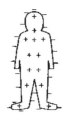

▶ 혈중의 수소이온이 많고, 혈액이 산성인 건강하지 않는 사람은 피부가 대전(帶電)하고 있다.

▶ 이러한 사람은 공기 중의 양이온이 피부에 붙기 쉽고, 점점 산성체질로 되기 쉽다.

▶ 피부에서 음이온을 취하고 싶어도 음이온 동지가 반발하여 음이온을 취할 수 없다.

건강한 사람

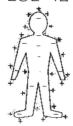

▶ 음이온을 입이나 코로 흡입하면 혈액 중에 전자가 늘어 혈액이 수소이온 농도가 줄고, 알칼리화 한다.

▶ 그러면 피부는 마이너스(-)의 대전(帶電)에서 플러스 (+)로 변한다.

## ② 음이온 발생장치 사용 시 공중의 유해 부유물 감소 테스트

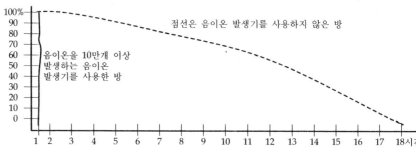

「사용 후 약 80분에 유해부유물의 95%이상이 제거된 것을 확인할 수 있었음」
*이태리의 바드바대학 실험실 시험

### ③ 음이온과 양이온이 인체에 미치는 영향

| 항 목 | 음이온의 작용효과 | 양이온의 작용효과 |
|---|---|---|
| 혈 관 | 확장된다 | 수축된다 |
| 혈 압 | 정상이다 | 높아진다 |
| 혈 액 | 알칼리성 경향이 된다 | 산성경향이 된다 |
| 뼈 | 튼튼해진다 | 약해진다 |
| 소 변 | 이뇨작용이 촉진된다 | 이뇨작용이 억제된다 |
| 호 흡 | 편해진다 | 힘든다 |
| 맥 박 | 느려진다 | 빨라진다 |
| 심 장 | 활력이 넘쳐진다 | 활력이 없다 |
| 피 로 | 회복이 빨라진다 | 누적된다 |
| 발 육 | 촉진되고 좋아진다 | 발육이 부진하다 |
| 상 처 | 잘 낫는다 | 잘 곪는다 |
| 신 경 | 안정된다 | 날카롭다 |
| 수 면 | 빨리 든다 | 불면증 시발 |
| 마 음 | 편안하다 | 흥분하다 |

### (3) 음이온이 환경에 미치는 주요작용

① 화학적, 전기적, 방사성물질 등이 원인인 공기오염의 정화

② 신건축재 등으로부터 실내에 발산되어 나오는 포름말레이드 등의 유해물질 정화

③ 담배연기나 불쾌한 냄새를 분해, 제거

④ 살균작용에 의한 공기오염의 방지

⑤ 기관지천식이나 화분증(花粉症 : 꽃가루에 의한 알레르기)의 원인이 되는 꽃가루, 진드기의 사해와 분뇨 등 알레르기물질의 제거

⑥ 곰팡이 발생방지나 냄새제거

⑦ 화분식물의 성장과 촉진

### (4) 음이온이 건강위기 시대를 구한다

지금 이 시대는 인간 생명의 근원이 되는 공기가 매우 오염이 되어 있어 오히려 우리들의 위협이 되고 있는 현실이다.

현대문명이 원죄가 되어 우리들의 몸이 쇠약해지고 세포조직이 너무 빨리 노화해 가고 있는 것이 틀림없다. 양이온의 환경을 하루라도 빨리 음이온의 우세환경으로 개선함으로써 몸의 자연치유력과 본래의 면역력을 회생시켜야 한다.

지금 스트레스나 만성병을 치료하기 위한 중요한 요건으로서 음이온을 많은 학자들이 연구하고 있으며 뇌내물질, 베타엔돌핀도 음이온이 많은 환경에서 많이 분비된다고 밝혀지고 있다.

음이온 연구가로 유명한 동경대학 의학부의 야마노이 노보루(山野井昇) 공학박사는 「음이온을 많이 호흡하면 세포가 활성화되기 때문에 숯이 인간에 미치는 영향은 매우 크다」라고 한다.

또 음이온을 이용한 의료 기구를 개발한 일본의 음이온 의학 연구회장 호리구찌 노보루(掘口昇) 의학박사는 숯을 이용한 음이온 열 치료기를 개발하여 실용화 하고 있다.

### (5) 음이온과 숯의 활용

오염으로 더럽혀진 도시생활 공간을 숲 속이나 폭포같이 음이온이 풍부한 공간으로 만드는 데에는 숯만큼 중요한 존재는 또 없을 것이다.

# KICM 한국건자재시험연구원
## (원적외선응용평가센터)

주　소 : 서울특별시 금천구 가산동 233-5
전화번호 : (02)830-8168 (직) 830-8106~9 (교) FAX : (02)830-8110

# 시 험 성 적 서

발급번호 : F I A - 0 4 6
의 뢰 자 : 강 재 윤 [동북통상진흥(한국목탄연구소)]
주　소 : 서울특별시 동대문구 신설동 101-7
접수일자 : 1998년 11월 09일
시 료 명 : 숯 (참나무 숯)
시험결과 :

| 시 료 명 ＼ 항 목 | 음이온(ION/cc) |
|---|---|
| 숯 (참나무 숯) | 1 7 9 |

비고 1) 시험방법 : KICM-FIR-1042
　　2) 전하입자 측정 장치를 이용하여, 실내온도 21℃, 습도 56%, 대기중 음이온 수
　　80/cc 조건에서 시험하였으며 측정대상들에서 방출되는 음이온을 측정하여
　　단위체적당 ION수로 표시한 결과임. 끝.

1998년 11월 11일

※ 1) 위 내용은 의뢰자가 제공한 시료의 시험결과이며, 시료명과 시험조건은 의뢰자가 제시한
　　것임.
　2) 이 성적서는 상업적 광고나 선전 및 소송용으로 사용할 수 없음.

담당자 : 하금석(02) : 830-8168

# 한국건자재시험연구원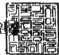

숯은 탄소덩어리이므로 탄소가 발생하는 음이온을 무한정으로 제공받을 수 있으며 탄소가 음이온을 모두 방전하는데 4500만년이 걸린다니 과히 놀랄만한 생명력이라 아니할 수 없다.

여러분도 숯을 실내에 놓아두어 보라. 숯을 실내에 놓아 둔 곳에 들어가면 공기가 상쾌하고 신선하여 자연히 몸에 안락감이 드는 것을 느낄 것이다.

이것은 숯이 양이온을 중화시키고 음이온을 증가시켜 시원한 공기를 만들어 주기 때문이다.

그리고 숯은 습기의 조절과 냄새의 제거 등 부가적 효능을 볼 수 있으므로 실내공기는 정화될 수밖에 없다.

### (6) 땅의 전위(電位)개선과 음이온의 역할

고궁이나 사찰에 가면 매우 신선한 기분이 든다. 그것은 수목이 많아 삼림욕과 같은 상태가 되기 때문이지만 일본의 경우는 신사(神社)나 사찰(寺刹)의 경내에 숯이 있기 때문이다. 그들은 경내와 건물 밑에 많은 숯을 매설하고 있는 것이다.

바로 이 숯이 음이온을 발생하여 자연의 공기정화를 하고 있기 때문이다.

땅의 전위의 개선에 숯을 매설한 실험을 소개해 보자.

고압송전선, 배전선, 전신전화선, 굴뚝, 안테나 탑 등의 주위에는 대기의 전기가 불규칙하게 변동한다고 한다. 그런 지대는 양이온이 많게 된다.

그래서 이런 주위에 있는 식물이나 동물 그리고 인간은 건강하지 못하다는 사실이 실제조사에서 밝혀졌다.

양이온이 많은 지역에 숯을 매설하여 땅의 전위를 조정한 실험데이터가 있어서 소개하고자 한다.

① 식물의 경우는 부실한 성장 상태가 계속되고 수확도 적었는데 숯을 뿌려준 결과 성장이 우수해지고 수확도 90% 나 증가하였다.

② 동물의 경우는 사육장 부근에 숯을 매설하고 나서부터 몸이 커진 것이 93%나 확인되고 젖소의 우유량 증가가 100%, 닭의 산란율이 80% 증가한 실적을 보았다.

③ 사람의 경우는 가옥 부근에 숯을 매설한 결과 병든 사람의 건강회복 효과가 보통 때보다 85%나 증가되었다.

위와 같은 실험데이터에서 보더라도 양이온지대의 전위 개선에 숯의 효과를 알 수 있다.

## (7) 숯은 숲 속 같은 주거를 만든다

자연의 산림 속에는 음이온 우세의 정화된 장소이다. 이 속에 사는 것이 이상적인 생태공간이며 자연이 숨쉬고 있는 자정의 공간이다.

우리가 일상으로 생활하는 이 오염된 도시공간에 살면서 어떻게 하면 좀 더 자연환경에 가까운 정화된 공간을 만들고 살 것인가 노력하고 있다.

그러나, 자연의 숲을 인위적으로 옮겨올 수는 없는 것이다.

그러나, 자연 속의 수목이 원천이 되어 만들어진 숯을 주거에 놓으면 공기비타민 또는 생체이온이라는 음이온을 증가시켜 주고 유해한 냄새도 제거하고 실내에 갇힌 습도의 조절도 시키며 오염되고 유해한 공기와 물을 정화해주는 기능을 갖고 있는 숲이 그 자연의 정화기능을 대신해 주는 역할을 한다. 자연에서 온 유일한 천연정화재이기 때문이다. 더욱이 숲은 정화와 해독의 상징이기도하다.

자연의 일부인 인간이 자연친화적 주거를 버리고 인공적 화학적 소재의 주거를 만듦으로서 생명이 숨쉬는 공간을 잃게 된 것이다.

자연의 법칙을 거역한 것이 원죄가 되어 받는 재앙을 자연만이 치유할 수 있는 것이며, 자연재로 되돌림으로서 그 기능을 회복시킬 수 있는 것이다.

20세기 초 100년 전만해도 대기 중의 이온비율이 양이온 1에 대해서 음이온 1.2였던 것이 20세기말이 되자 지구 본래의 이상적인 이온밸런스가 100년 사이에 양이온 1.2에 음이온 1로 환경이 역전되어 밸런스가 붕괴된 것이다.

그 원인은 공장이나, 자동차배기가스, 화학물질 등의 사용증가로 배출되는 유해가스가 지구의 상공에 쌓여 지구전체의 기온을 올렸기 때문이다.

이런 온실효과가스를 방치하면 2100년까지는 지구의 기온이 평균 3.5도나 상승해 빙하나 동토가 녹아 대홍수는 물론 생태계의 엄청난 변화가 예상된다고 한다.

실로 인간이 파괴한 자연의 재앙이 얼마나 무서운가를 일깨워 주는 바 크다.

이렇게 점차적으로 증가하는 양이온 우위의 이온밸런스가

인체에 미치는 영향을 다시 상기하면서 음이온 비율을 높이는 노력이 건강을 지키는 길이며 좋은 공기에 사는 것이 질병예방의학의 원점임을 알아야 할 것이다.

## (8) 음이온이 인체 활성화 작용을 한다

### ① 혈액정화작용

건강한 혈액은 약알칼리성이다. 양이온은 혈액을 병적인 산성으로 만든다.

음이온은 산성혈액을 중화시켜 저항력이 있는 약알칼리성 혈액으로 바꾼다.

성인병, 암, 알레르기 질환 등을 예방한다.

### ② 정신안정작용

음이온은 부교감신경을 자극하여 심신을 안정시키고, 행복감을 증폭시켜 베타엔돌핀을 활성화시킨다.

뇌내 베타엔돌핀은 행복호르몬이란 별명으로 부르고 있는데 정신안정작용을 한다. 행복감은 면역력을 높이는 것이다. 즉 병에 이기는 힘을 준다.

### ③ 자율신경조정작용

세 사람 중 한 사람은 스트레스로 쓰러지는 것이 이 시대의 현실이다.

불면, 두통, 냉증, 갱년기 장해, 어깨 결림, 요통, 만성피로 등 수 많은 병에 시달린다. 이런 증상은 양이온 때문이라해도 과언이 아니다. 자율신경에 이상이 생긴 것이다. 음

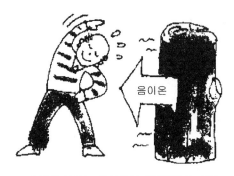

이온은 자율신경의 밸런스를 잡아주는 역할을 한다. (자율신경이란 자기의 의지와 관계없이 신체내부의 기관이나 조직의 활동을 지배하여 조절하는 신경을 말하며 교감신경과 부교감신경이 있다.)

음이온

▶ 숯에서 나오는 음이온이 신진대사를 촉진

④ **면역강화작용**(장, 간 면역강화작용)

면역의 중심은 장과 간이다. 현대인은 장과 간이 약하다. 음이온으로 장과 간을 강화시키면 건강한 생활을 영위할 수 있다. 쾌장, 쾌간으로 인생을 바꾸자.

⑤ **폐 기능강화작용**

감기나 폐렴에 걸리는 사람들이 증가하고 있다. 폐에 양이온이 많이 들어가기 때문이다. 공기의 오염 때문이다. 음이온은 폐 기능을 높이기 위하여 탄산가스배출을 촉진하고 산소교환을 늘린다. 산소교환이 원활해지면 감기나 폐렴도 회복된다.

⑥ **진통작용**

춥고 비 오는 날 같은 저기압 때에 만성적 관절 류머티스로 괴로워하는 분들이 손가락의 통증이나 허리와 어깨 무릎 등이 아프다고 병원에 찾아온다.

공기 중에 가득한 양이온 때문이다. 그때 음이온을 받게 되면 신체의 이온 밸런스가 회복되어 아픔이 해소된다.

⑦ **세포의 활성화작용**

세포의 안과 밖에는 각각 이온으로 가득 차 있다. 밖에는 양이온이 많고 안쪽에는 음이온이 많다. 세포가 활동해서 신진대사를 행할 때 양이온과 음이온이 관여하고 있다. 이 이온의 역할을 「생명활동전위」라고 한다.

특히 심장세포의 활동전위는 심전도를 통해서 알 수 있다. 세포가 정지상태에서 활동상태로 진행할 때 양이온이 음이온으로 교체한다. 이 상태를 탈분극(脫分極)이라 하는데 음이온이 주역을 맡고 있다.

즉 세포의 활성화는 음이온이 맡고 있다는 것이다.

⑧ **「공기 비타민 작용」으로 공기의 정화작용**

담배, 집먼지, 진드기의 배설물 등에 의한 미립자들 공해에 의한 대기 중의 미세한 오염물질 등 어디를 가나 유해한 양이온이다. 이것들은 천식, 아토피성 피부염, 화분증(花粉症)의 원흉들이다.

집안을 안식의 주거공간으로 만들고 싶다면 음이온의 환경으로 만들어 주어야 한다. 음이온은 오염된 공기를 중화하고 정화하여 실내의 공기를 상쾌하고 깨끗한 장소로 만들어 준다.

⑨ **알레르기체질의 개선작용**

알레르기질환은 전부 알레루겐이라는 항원(抗原)이다. 생체는 그 항원을 중화함으로써 항체를 만든다. 알레르기질환은 크게 나눠 흡입계통과 음식물계통이 있다.

흡입계통에는 천식, 화분증, 알레르기성비염, 알레르기성 결막염 등이 있고, 음식물계통에는 아토피성피부염, 과민성대장염, 신경과민증 등이 있다.

음이온의 효과는 흡입계통에서는 집진효과(集塵效果)와 공기의 오염원인 항체를 제거하여 알레르기 예방에 큰 역할을 한다.

음식물계통에서는 장, 간의 면역을 강화시켜 아토피성피부염을 예방하는 역할을 한다. 또 혈액을 알칼리화하여 정화작용을 해서 항체생산을 조절한다.


## 6. 원적외선을 방사한다(遠赤外線放射效果)

숯이 되기 전의 나무도 따뜻한 소재이지만 탄화된 숯은 한층 더 인간의 몸에 따뜻하게 작용한다. 이것은 숯이 방사하는 원적외선의 효과 때문이다. 불이 붙어있지도 않은 숯을 쥐고 있으면 어쩐지 손바닥에 따뜻한 느낌을 느끼게 한다.

원적외선은 눈에 보이지 않은 열작용을 하는 전자파의 일종으로서 다른 전자파와는 달리 인체에 잘 흡수되어 분자단위에서 진동을 주어 열에너지를 발생시켜 말초모세혈관의 확장 및 혈액순환을 촉진시키는 효과를 내기 때문에 생체조직의 세포에서 보내지는 노폐물(통증의 원인물질) 등 독소를 배설하고 영양소와 산소를 운반하게 한다.

# KICM 한국건자재시험연구원
## (원적외선응용평가센터)

주    소 : 서울특별시 금천구 가산동 233-5
전화번호 : (02)830-8168 (직) 830-8106~9 (교) FAX : (02)830-8110

# 시 험 성 적 서

발급번호 : F I A - 0 4 6
의 뢰 자 : 강 재 윤 [동북통상진흥(한국목탄연구소)]
주    소 : 서울특별시 동대문구 신설동 101-7
접수일자 : 1998년 11월 09일
시 료 명 : 숯 (참나무 숯)
시험결과 : 별첨참조

| 방 사 율 (5 ~ 20 $\mu$m) | 방 사 에 너 지 (W/㎡ · $\mu$m, 40℃) |
|---|---|
| 0 · 9 2 | 3 · 7 0 × 1 0$^2$ |

비고    본 시험은 외뢰자의 요구에 의하여 40℃에서 시험하였으며
전FT-IR Spectrometer를 이용한 BLACK BODY대비 측정결과임. 끝.

1998년  11월  10일

※ 1) 위 내용은 의뢰자가 제공한 시료의 시험결과이며, 시료명과 시험조건은 의뢰자가 제시한
　　 것임.
　 2) 이 성적서는 상업적 광고나 선전 및 소송용으로 사용할 수 없음.

담당자 : 하금석(02) : 830-8168

## 한국건자재시험연구원

이런 원적외선의 효과를 혈행촉진, 피로회복, 신경통, 근육의 결림을 풀고 위장의 작용을 활발하게 한다.

이런 원적외선효과를 응용한 각종 건강식품과 의료장비가 개발되어 의료현상에서 효과를 발휘하고 있으며 연료로서도 숯불구이에 있어서 어떤 연료와도 대체될 수 없는 독특한 맛을 내는 연료로 오랜 세월 자리 잡고 있는데 이것의 비결도 원적외선의 효과인 것이다.

집에서 기르고 있는 고양이가 반드시 숯 매트 위로 옮겨와 자고 있는가 하면 또 정원에 숯을 매설한 집에서는 개가 언제나 그 위에서 잠을 잔다.

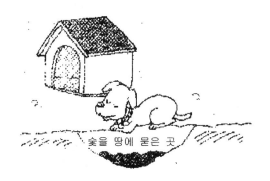

숯을 땅에 묻은 곳

이것을 보면 숯이 가진 원적외선 파워가 무의식중에 민감하게 감지되는 것을 알 수 있다.

원적외선은 전자파의 일종으로서 물질을 따뜻하게 하는 힘을 강하게 방사하기 때문이다.

▶ 원적외선

18세기 독일의 천문학자 「허셸」에 의해 발견된 원적외선은 1876년부터 의학계에서 질병치료에 활용되기 시작하여 국내에서도 온열 암치료기기가 개발되어 임상에 사용되고 있다.

원적외선은 생명 생육 광선이라 불리며 3.6~16미크론의 긴 파장의 열에너지를 발산한다. 이 열에너지는 피부 속 40㎜까지 침투하여 몸의 온열작용을 통해 인체의 모세혈관을 확장시켜 혈액순환을 원활히 하게 하고 인체의 물질들을 순환하는 일을 돕는 유익한 광선이다.

이 광선은 지구상의 모든 물질에서 방사되나 특히 숯, 황토, 돌, 세라믹 등이 방사율이 높다.

숯이 방사하는 원적외선은 방사율 기준을 1로 놓고 볼 때 93%나 된다. 고기를 숯불에 구우면 속까지 골고루 익고 맛있는 것도 원적외선효과이다.

또 이 광선은 물의 분자구조(그라스다를 적게)를 바꿔 주는 생명의 에너지로 숯을 물에 넣으면 산소량이 높아져 좀처럼 물로 변질되지 않는다.

적외선은 태양광선의 일부로서 가시광선보다 파장이 크며 가시광선에 가까운 것을 근적외선, 먼 것을 원적외선이라고 한다. 즉 적외선 중 가장 먼 거리까지 파장이 미치는 것이 원적외선이다.

▶ 「숯 매트」 온열효과조사

일본의 삽뽀로자계회(札幌慈啓會)에서는 원적외선이 인체에 미치는 온열효과를 조사한 바 있다. 시내 5개 병원의 입원환자 중 집에 누워서 생활을 하고 있는 장기요양자 255명을 대상으로 활성탄과 숯을 「특수한 시트」에 넣은 매트를 사용하게 한 후 데이터를 받았던 것이다.

사용한 매트는 1988년(소화 : 昭和63년)부터 5회에 걸쳐 개량한 것으로 800℃에서 구운 활성탄을 0.07cm의 통기공을 같게 하여 특수 필름에 두께 5cm에 폭 10cm의 간격으로 넣어 길이를 190cm로 한 것이다.

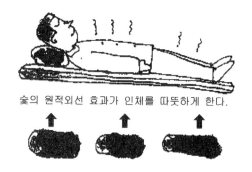

숯의 원적외선 효과가 인체를 따뜻하게 한다.

이 매트에서 환자를 잠들게 하고 손발 냉증의 변화, 신체의 온도변화, 늘 누워있는데 따른 상태변화, 냄새, 피로감 등에 대해서 조사했다.

이용자로부터 회수한 설문지 응답을 보니 냉증이 대폭 개선되고 있다는 것을 알 수 있었다. 실제 서머그래피(몸 표면의 온도를 측정하고 화상화<畵像化>하는 장치) 수치 데이터에도 시판 중인 일반매트보다 약 1도 정도 보온상태가 높다는 것이 입증되었다.

126

그 이유에 대해서 「고령자 문제」 전문지에 게재된 보고서를 정리해 보면 다음과 같다.

"인체의 적외선 흡수파장대(吸收波長帶)는 4~50미크론인데 이제까지의 파장대는 4미크론 이하로서 흡수할 수 있는 범위를 벗어나고 있다. 그런데 활성탄으로부터 발생한 적외선은 4~14미크론 사이로 충분히 인체에 흡수하게 된다."

또 잠을 잘 수 없어 불면증에 시달리던 사람들도 현저하게 완화되었다는 사실도 알려졌다. 신체가 따뜻해지면 부교감신경(副交感神經: 호흡, 순환, 소화 등을 지배하는 자율신경의 하나)이 자극되어 신체가 편안하게 되고 말초세포의 혈액순환이 촉진되기 때문이다.


## 7. 나무의 성장 미네랄을 그대로 가지고 있다
### (天然미네랄의 寶庫)

수목은 성장에 필요한 미네랄을 대지로부터 흡수해서 오랜 세월에 걸쳐 간직하고 있으며 인간도 식물로부터 섭취하여 천연의 미네랄을 공급받는 것이다.

식물도 인간도 성장하는데 필수 불가결한 빠질 수 없는 영양소로 미네랄이 부족하면 생존에 큰 장애를 받는 것이다. 즉 병들게 되는 것이다.

오늘날과 같이 먹고 마시는데 부족함이 없는 생활 속에서 미네랄부족에 걱정할 것이 있겠는가 생각할지 모르지만 쏟아지는 인스텐트식품과 화학비료와 농약으로 자란 야채 과일 속에 얼마나 밸런스 좋은 미네랄이 함유되어 있겠는가 생각하며 더욱 미네랄결핍을 걱정하지 않을 수 없다.

너나없이 비타민 결핍의 걱정은 하면서도 인체에 꼭 필요한 광물성영양소인 미량원소는 잊고 사는 것 같다.

나무는 숯을 굽는 과정에 원목에서 가진 미네랄성분이 소실되지 않고 그대로 숯에 남게 되며 따라서 원목의 약 3배 이상 농축되어진다.

또 나무상태에서는 물 등에 잘 용해하지 않지만 고온에 구운 숯이 됨으로서 물에 미네랄이 잘 용출되는 것이다. 즉 물과의 친수성(親水性)이 좋아지게 된다는 것이다. 또 함유되어 있는 미네랄의 함유량도 인체에 많이 필요로 하는 것은 많게, 적게 필요로 하는 것은 적게 아주 밸런스 좋게 함유되어 있다.

물론 미네랄 량은 나무의 종류, 나무의 부위, 나무가 자랐던 토양 등에 따라서 다소의 차이는 있는 것이다.

그러나 유해한 것은 전혀 혼재해 있지는 않다.

또 미네랄은 단백질, 당류, 지방 등과 같이 소화되고 분해되기도 하여 소모되는 성분이 아니고 우리들이 살고 있는 지구 전체 속에서 순환하고 있는 광물성영양성분이라 말할 수 있다.

숯에 함유되어 있는 주요한 미네랄성분은 칼슘, 칼륨, 마그네슘, 망간, 규산, 철, 치탄, 석회, 아루미나, 인산, 탄소 기타이다.

# 8. 유해전자파 피해감소와 방사선「라돈」흡착

▶ 쏟아지는 전자파의 홍수 속에 사는 현대인

아침에 일어나서 잘 때까지 전기를 사용하지 않는 생활이란 상상조차 할 수 없다.(가정에서는 TV, 비디오, 전자렌지, 휴대전화, 전기매트, 형광등, 냉장고 등)

사무실에서도 컴퓨터, 팩스, 복사기, 조명기구 등의 전기제품은 생활에 빠질 수 없는 필수품이 되고 있다.

이처럼 우리들은 전기제품에 둘러싸여 매일같이 생활하고 있지만 그 누구도 그 전자제품에서 발생하고 있는 무서운 전자파(電磁波)에 대해서는 무방비 상태에 있다.

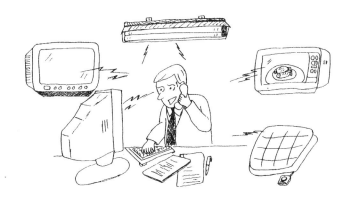

▶ 현대인은 전자파 홍수 속에 살고 있다

▶ 문제의 "전자파"란

전자파란 전기를 사용할 때 발생하는 전기와 자기(磁氣)의 흐름을 말하며 그 파장의 길이에 의해서 크게 3개 그룹으로 분류되어진다.

즉, 파장이 짧은 방사선(X-線, 감마線), 자외선이나 적외선 게다가 파장의 긴 마이크로파나 초저주파 등의 전파이다.

이 중에서 지금 문제가 되고 있는 것이 사무자동화기기, 가전제품, 휴대전화 등이 발생원인이 되는 마이크로파와 초저주파의 전자파이다.

▶ "전자파의 장해"란

전자파의 장해는 예를 들면 전자파를 통신에 이용할 때 유선의 경우와는 달리 목적이외의 장소에도 전달되어 통신만이 아니고 전자파를 이용하고 있는 다른 전자기기의 기능에도 장애를 줄 수 있기 때문이다.

사무자동기기나 휴대전화 등의 기기로부터 발생하는 소위 불필요한 전자파가 통신의 장해, 전자기기의 오작동, 인체에의 장해를 일으키는 것을 말한다.

▶ 전자파 차폐에 유효한 백탄

전자파의 장해를 없게 하려면 그 발생원을 억제하든가 금속과 같은 도전체(導電體)로 기기를 덮는다든가 해서 불필요한 전자파의 방출과 침입을 막는 방법도 생각할 수 있는 것이다.

이 전자파차폐재로서 주목받고 있는 것이 숯이다. 숯 중에서도 1000℃ 이상의 고온에서 균등하게 탄화되어진 백탄이 유효하다. 백탄의 우수한 도전성(導電性), 축전성(蓄電性)을 갖추고 있기 때문이다.

즉, TV옆에 3~5kg 정도의 백탄을 놓고 시판 중인 전자파계 측기를 측정하면 백탄(비장탄)을 놓기 전에 비해서 수치가 두 드러지게 감소하는 것을 알 수 있다. 백탄이 확실히 전자파를 감소시키는 역할을 하고 있는 것을 알게 된다.

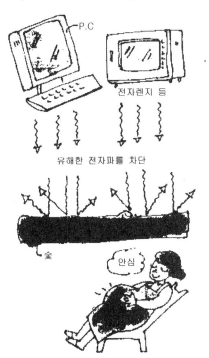

일본 쿄또(京都)대학 목질과 학연구소의 이시하라(石原茂久) 교수는 이 백탄(비장탄)의 특성을 이용하여 이것을 특수가공해서 전자파차폐 효과가 좋은 고전도성 시트를 개발했다고 한다.

그래서 고도의 전자파차폐 성능이 요구되어지는 건축재나 항공기, 선박재 등 폭넓은 용도로 이용되어지고 있다.

이 신소재는 엄격한 미국의 군사규격에도 합격할 만큼 우수한 전자파차폐 성능을 갖추고 있다는 것이다.

이러한 고온에 구워진 백탄을 전자파의 발생원이 되는 기기 주위에 놓아둠으로서 공포의 전자파장해를 줄이고 감소시킬 수 있는 것이며, 더욱이 전자파가 많이 쏟아지는 실내는 이온 밸런스가 붕괴되어 산화를 촉진하는 양이온이 많은 오염된 실내가 됨으로 숯을 놓음으로서 음이온, 양이온의 밸런스 유지에도 큰 도움이 되어 실내 공기정화에도 일역을 하게 된다.

### ▶전자파의 인체에 미치는 영향

최근 미국을 비롯한 선진국에서는 이러한 전기제품에서 발생하는 전자파가 인체에 해로운 영향을 미치고 있는 것에 대해서 사회적 문제로 부각되고 있다.

이 전자파가 백혈병이나 암 등을 발생시킨다는 이야기가 나올 정도이다. 전자파가 다량으로 발생하는 TV, 전자렌지, 사무기기, 형광등, 휴대전화, IC(집적회로), LSI(대규모 집적회로)가 내장되어 있는 여러 가지 전기제품 등이 다 여기에 해당한다.

그럼에도 불구하고 이런 첨단 전기제품이 현대생활을 지배하고 있는 것이 사실이고, 이것을 사용치 않는다는 것은 불가능한 일이다.

실제로 미국에서는 부인이 뇌종양으로 사망하자 남편의 휴대전화 때문이라고 한다.

백내장에 영향을 미친다고 지적한 전문가도 있다. 휴대전화뿐만 아니라 스웨덴의 연구팀이 조사한 바에 따르면 우리가 자주 보고 있는 고압송전선(送電線)에서도 인체에 해로운 전자파가 나오고 있다고 알려져 있으며 정보화 기기를 계속 사용하는 임신 중의 여성이 기형아를 출산하기도 하고 유산하는 확률이 높다는 무서운 보고도 있다.

미국의 전자파연구의 세계적 권위인 뉴욕주립대학교수 로버트 배카 의학박사는 송전선의 전자파가 「유아암(幼兒癌)을 유발한다고 경고하기도 하고 송전선의 자계(磁界)나 컴퓨터 화면에 의해 백혈병이 증가한다」는 논문이 발표하기도 했으며 또한 베카 박사는 「지구에는 원래 10Hz(헬즈 : 주파수의 단위) 전후의 느슨한 저주파가 존재하고 이것이 생명의 기초파동이 되어 있고 이것에 인공적인 전자파가 부가되면 호르몬분비의 이상, 암세포의 증식, 태아의 발육이상, 면역력이나 자연치유력의 저하, 생리기능의 저하 등을 초래한다고 한다.」

고압송전선 등에 넓게 사용되어지고 있는 60Hz(헬즈)의 전자파를 인간의 암세포에 쪼이면 증식률이 160배 증가한다는 것이 실험에서 확인되어지고 있다. 뉴욕주의 중앙우체국의 컴퓨터나 변환기에 둘려 쌓여 일하고 있는 직원의 폐암발생률이 전 미국평균의 100배라는 데이터가 보고되어 지고 있다.

스웨덴에서는 1992년 세계에 큰 영향을 준 역학연구(疫學研究)의 결과가 발표되었다.

카로린스카 연구소가 스웨덴 국민 53만 명을 대상으로 조사한 결과 고압송전선으로부터 300m이내에 사는 어린이의 소아백혈병 발생률이 송전선이 없는 곳보다 3.8배가 높다고 발표했다.

학교나 민가 근처에 새로운 고압철탑 건설을 금지하는 나라가 나오는 등 그 반응이 선진국들 사이에서 급속히 확산되고 있다.

가정도 안심할 곳은 못된다. 형광등으로부터는 40~50 미리가우스, 전자렌지에서는 100미리가우스 등 가전제품에서도 전자파가 흘러 넘치고 있다. 특히 위험한 것은 신체에 밀착하여 사용하는 전기제품이다.

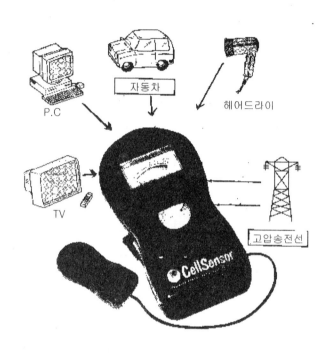

휴대전화, 헤어드라이는 머리에 밀착하고 전기면도기, 전기담요, 전기카페트 등은 인체전체에 밀착한 채 사용하는 것은 주의해야 한다.

일본의 마끼우찌 다이또우 의학박사는 전기로 온열하는 매트 등은 잠자는 동안 내장의 휴식을 완전히 취할 수 없을 뿐더러 심지어 몸의 산화와 정신적인 이상도 초래한다고 발표하고 있다.

미국에서는 벌써부터 전자파 공해가 사회적 문제로 부각되고 있으며 어떤 연구가는 임신이상도 전기카페트에 의해서 일어난다는 연구 결과까지 발표하고 있을 정도이다.

신변전자파의 자계 강도

(단위 : 미리가우스)

| 사무실(실내) | 30(최대) |
|---|---|
| 275kV송전선(바로아래) | 37 |
| 500kV송전선(바로아래) | 97 |
| 전기실의 변압기 주변 | 100~200 |
| 텔레비전 앞면 | 20~40(평균) |
| 텔레비전 뒷면 | 50~200 |
| 헤어드라이 | 150(표면) |
| 전기면도기 | 140000(표면) |
| 청소기 | 1~16(1m) |
| 형광등 | 4~16(30cm) |
| 전기모포 | 50~100(30cm) |
| 전자렌지 | 15~400(30cm) |

雨宮好文 金澤공업대 교수 측정 및 (재)노동과학연구소 발행 『VD작업의 물리환경』에서

▶ 방사선 물질인 라돈(Rn)

「라돈」이라는 것은 무색무취의 방사선 물질로 자연의 토지나 바위나 돌에서 발생하고 있다. 방사선 물질이기 때문에 농도가 높으면 폐암을 유발하는 등 인체에도 나쁜 영향을 미치지만 자연의 옥외에서는 농도가 거의 문제가 되지 않는 것으로 알려져 있다.

「라돈」은 주택의 대지 지하나, 또는 주택에 사용되는 건축자재(콘크리트, 돌, 흙 등)에서도 극히 미량이 방출되고 있다.

목조주택은 그나마 통풍이 잘 돼서 농도가 낮아 별로 문제가 되지 않지만 아파트 같은 대형 건축물이 늘어남에 따라서 라돈의 농도가 높아가는 것을 알게 되었다.

일본의 과학기술청 방사선 의학종합연구소가 1984년부터 5년 계획으로 조사한 바에 의하면 맨션이나 목조주택 등 일반적 일본주택실내에서는 라돈의 농도가 평균 외부공기의 8배, 심한 곳은 80배가 되었다.

우리나라에서도 지난번 서울 중랑천 범람으로 침수된 서울 지하철 7호선 태능역에서 폐암을 유발하는 등 인체에 치명적인 방사선 물질 라돈이 환경 기준치의 최고 9배를 초과하여 방출된 사실이 경희대학의 김동술 교수팀이 측정하여 시민들을 놀라게 했던 사실이 있다.

이와 같이 오염된 실내에서 아이들이 오랫동안 호흡하고 있으면 라돈이 기관지 질병의 원인이 되거나 폐 내부에 흡착되어 세포에 상처를 주고 그것이 암으로 발전할 확률이 높다고 말했다.

미국의 피츠버그 대학의 코엔 교수는 라돈을 흡입함으로써 전 미국에서 15,000명 정도가 폐암이 된다고 추정하고 있다.

또 모든 폐암 중에서 라돈이 원인이라고 추정되는 것이 스웨덴에서는 22.5%, 오스트리아에서는 15%, 노르웨이에서는 10%였다는 연구보고도 있다.

색도 냄새도 없는 발암성 방사선 물질이 실내에 가득 머물러 있어도 전문적인 측정을 하지 않는 한 알 수가 없다.

밀폐성이 높은 철근 콘크리트 아파트나 맨션, 지하실 등은 늘 환기에 주의하지 않으면 안 된다.

그러나 백탄 파워를 이용하면 실내의 고농도 방사선 물질도 충분히 흡착 여과할 수가 있다.

## 서울 지하철역 10곳에 발암물질

### 라돈농도가 기준치 초과

서울지하철 3호선 종로3가역 등 시내 지하철역 10곳에서 발암물질로 알려진 라돈의 농도가 기준치를 초과한 것으로 나타났다.

서울시는 지난해 5~10월 시내 2백39개 지하철역 승강장과 매표소, 환승통로에서 라돈 농도를 측정한 결과 10개역 12개 지점에서 미국환경보호청의 라돈 실내환경 권고기

준인 ℓ당 4pCi(피코큐리)를 초과했다고 12일 밝혔다.

라돈은 토양이나 암석, 물 속에서 라듐이 핵분열 할 때 발생하는 무색·무취의 가스로 호흡을 하거나 물을 마실 때 인체에 흡수돼 심한 경우 폐암이나 위암을 일으킬 수 있는 것으로 알려져 있다.

라돈 농도가 권고치를 초과한 지하철역은 4호선 남태령·충무로·미아삼

거리역, 6호선 고려대·광흥창·역촌역, 3호선 종로3가·충무로역, 5호선 을지로4가역, 7호선 노원역이다.

그러나 서울시내 지하철역 전체의 라돈 평균 농도는 1.39pCi로 지난해 평균인 1.7pCi보다 낮아졌다.

주용석 기자
hohoboy@hankyung.com

한국경제 2003. 2. 13

## 9. 질병치료적 효과가 있다(炭 療法効果)

숯의 질병에 있어서 치료적 효과는 민간전승요법으로서 이어져 온 것은 오랜 역사 속에서 찾아 볼 수 있다.

설사약으로서 정장제로서 솥 부뚜막 밑에 붙은 그을음을 먹었다든가 소나무를 태운 그을음으로 만든 숯가루 등을 치료적

효과로 복용해 왔었다. 허준 선생의 동의보감에서도 여러 종류의 희귀소재로 만든 숯으로 각종 처방에 쓰여졌음을 알 수 있다.

현대의학에서도 약용탄(숯)이라 하여 의료현장에서 구급책으로 사용하게끔 대한약전에도 치료약으로 규정하고 있으며 일본약국방에서도 약으로 미국약전에도 의약품으로 활성탄을 인정하고 있다.

대체적으로 숯가루를 치료적 효과를 생각한다면 다음과 같이 질병에 효과를 인정할 수 있다

① 소화관의 이상발효로 가스가 찬 경우 : 위염, 위궤양, 장염, 소화불량, 설사에 효과가 있다
② 간의 기능을 조정하는 역할로 간염, 간경변, 황달에도 응용된다
③ 각종 염증과 그에 따른 발열에도 효과가 있다
④ 체내, 체외의 독소해독작용
⑤ 지혈과 진통작용이 있다
⑥ 활성산소의 제거효과가 있다

위와 같은 질병치료의 효과는 숯의 효능 중에서도 천연치료방법이라는 점에서 의미는 큰 것이다.

현대의약품이 치료적 효과에 기여하는 바는 크지만, 한편으로는 우리의 몸 속에 잔유한다는 폐해를 생각할 때 천연소재요법의 역할은 점차 커져 갈 것이다.

# 활용이 넓어지고 있는 숯의 힘

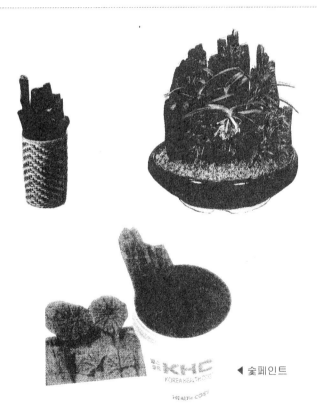

◀ 숯페인트

# 1. 실내에 놓아두기만 해도 효과 보는 숯 활용

▶ **실내에 놓는 백탄이 공기를 정화한다**

요즘 주택은 실내 공간의 냉난방의 효율을 높이기 위하여 고기

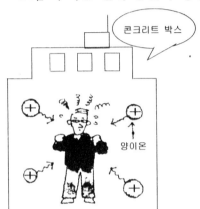

밀성(高機密性), 밀폐성을 강화하는 구조로 건축되어 있으며 내장재인 바닥, 천장, 가구 등 모든 부분에 화학제품을 많이 사용하고 있는 실정이다. 또한 모든 벽면은 시멘트로 둘러싸여 있다.

이런 주거공간은 유해한 화학물질의 방사와 가전제품에

서 뿜는 전자파영향으로 양이온이 가득 찬 곳이다. 이런 공간에서 오랜 시간 일하는 주부, 아이들은 원인 모르는 두통, 현기증 등에 시달리는 경우가 흔히 있다.

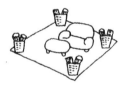

▶ **신축주택 입주에 반드시 숯의 정화력을 활용하자**

특히 신축아파트나 주택에 입주했을 때 페인트, 니스, 신나 등 화학물질 냄새를 새집냄새라고 무심코 넘겨 버리는 사람들이 많은 것 같은데 이것은 엄청나게 위험한 발상이다. 새집냄

새라는 것이 유해한 화학물질의 냄새이기 때문이다. 독가스의 공간이라고나 할까?

이런 공간에 오래 있게 되면 그림과 같은 고통을 받게 된다.

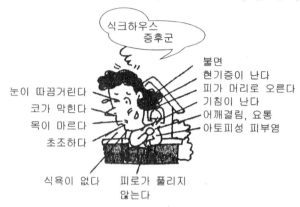

▶ 신축아파트나 주택은 독가스의 공간

이런 주거공간을 개선해서 건강한 삶의 주거공간으로 만들어 질병의 원인이 되는 것을 막기 위해서는 숯의 정화능력을 활용하는 것이다.

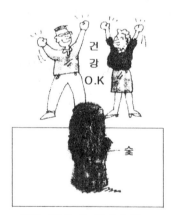

▶ 건평 1평에 1kg에 놓는다

거실에는 2곳 또는 4곳 정도에 참숯 백탄을 주부의 지혜로 아이디어 있게 장식해 두는 것만으로도 효과가 크다. 침실도 숯바구니 2개만 비치하면 쾌적한 공간을 만들 수 있다.

특히 공부하는 학생 방에 실내 정화 숯을 비치하는 것을 잊지 말아야 한다. 공기정화와 신선한 음이온을 공급해서 집중력을 높이고 체력유지와 피로감을 줄여주는 것이야말로 학생들에게 꼭 필요한 것이기 때문입니다.

비치하는 숯의 양은 건평 1평당 1kg 기준이며 사방 네 구석에 놓는 것이 좋으나 대각선으로 2곳에 놓아도 효과적이다.

### ▶밀폐구조 철근콘크리트사무실의 공기정화에 숯을 활용

냉난방시설의 에너지 효과를 높이기 위하여 밀폐구조로 된

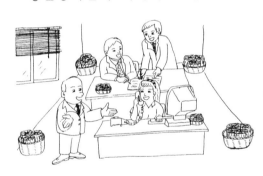

사무실은 환기를 자주 하지 않는 한 근무시간 내내 형광등이 켜져 있고 PC, 팩스, 복사기 등 전자파가 쏟아지는 실내는 음이온이 절대적으로 적고, 양이온지대

이므로 실제 산화의 공간이다. 사무실 근무자의 상당수가 원인이 분명치 않는 고통에 시달리고 있다는 것이다. 이것이 사무능률도 저하시키는 시크빌딩증후군인 것이다. 이런 현상을 막는 데는 반드시 환기를 철저히 하고 숯을 공기정화용으로 활용을 권한다.

### ▶이런 시설에 숯을 놓아 정화된 공간을 만들자

병원, 의원, 약국, 한의원, 미용실, 이발소, 보육원, 유치원, 노인복지시설, 학교, 학원, 노인정, 노래방, 지하주점, 지하사무실,

밀폐형사무실, 지하 가내공장, 화공제품 취급점, 염색섬유제품 판매점, 봉제공장, 공해발생 공장 등, 다중이용시설의 공기환경심각성과 화학제품 취급점의 유해휘발성분의 공기오염을 걱정하는 배려가 있어야 할 것이다.

☞ 특히 치과병원은 유난히 약물냄새가 심하므로 병원 내 정화용 숯의 사용을 권한다.

### ▶자동차 안 정화도 숯 파워로

밀폐된 자동차 안에 실내 정화 숯을 비치해 두면 냄새의 제거와 정화된 공간을 만들 수 있다.

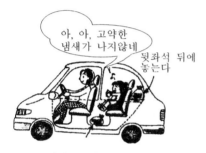

아, 아, 고약한 냄새가 나지않네

뒷좌석 뒤에 놓는다

좌석 발 옆에 놓는다

차내 공간은 무취 공간이 가장 이상적이라고 생각된다. 그런 신선한 공간을 원하는 사람은 숯을 차안에 비치해 두면 된다.

차내의 정화를 위해 참숯 백탄 2kg정도 놓고 숯 방석을 깔게되면 전자파 피해감소와 음이온 발생으로 신선한 공간으로 바뀐다.

특히 영업용 택시는 하루 종일 여러 형태의 손님이 탑승하기 때문에 전염병환자 등도 탑승할 수도 있으므로 옛날에 우리 조상들이 출산한 집에 갓난아이 보호를 위해 금줄을 쳤던 지혜와 같이 감염예방과 운전자 보호를 위해 차내에 일정량의 숯의 비치로 차내에 정화된 환경을 만들 수 있는 것이다.

144

### ▶ 무기고에 숯을 놓아 총기의 녹을 막는다

숯은 습기를 흡착 제거하고 산화를 방지하는 음이온의 계속적인 공급으로 녹 쓸지 않게 한다. 그래서 일본 자위대 무기고에는 녹 쓰는 것을 막기 위해서 숯을 비치해 두고 있다고 한다.

우리가 매일 습기가 많은 목욕탕에서 사용하는 면도기도 사용 후 숯 위에 두면 녹이 잘 나지 않고 오래 쓸 수 있다.

### ▶ 숯 항균 칫솔대와 면도대

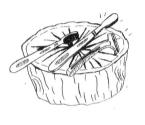

백탄 위에 가족의 칫솔을 올려두면 항균위생칫솔대가 되고, 면도기를 올려두면 면도날이 오래 쓰게 되고, 녹이 나지 않으며 항균면도기가 되는 숯의 힘을 손쉽게 활용해 보자.

### ▶ 숯은 독가스를 제거한다

숯은 그 특유의 다공질이 유독한 물질을 흡착한다. 방독마스크 내에도 활성탄이 들어있는 것은 바로 숯의 흡착능력을 활용한 것이다. 활성탄은 독가스를 흡착하여 무독화시키고 유해물질을 분해하여 중화시킨다.

숯은 전기적으로 「음전기」이고 독가스는 「양전기」이다. 독가스가 숯 층을 통과할 때는 「음전기적」으로 변해 버린다. 그래서 독이 없어지는 것이다.

이 원리를 이용한 것이 담배의 필터이고, 담배의 차콜 필터 (Charcoal Filter : 숯 필터)에는 활성탄이 사용되고 있다. 이것이 담배의 맛을 순하게 하고 유독한 니코틴 등을 흡착 감소시킨다.
 생화학 전쟁을 대비하여 가정에 흔히 볼 수 있는 국민방독
면이나 "사스" 감염예방마스크로 숯을 활용한 제품도 개발하고
있다.

▶ 숯을 옷장에 넣어 습기, 냄새, 방충역할도 한다.

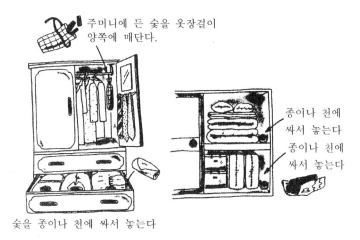

주머니에 든 숯을 옷장걸이
양쪽에 매단다.

종이나 천에
싸서 놓는다
종이나 천에
싸서 놓는다

숯을 종이나 천에 싸서 놓는다

▶ 숯은 화장실의 냄새제거에도 제구실을 한다

 요즘 화장실은 2~30년 전에 비하면 수세식으로 변하여 극심
한 냄새는 나지 않는다.

 살기가 힘들던 시절 「암모니아 냄새」가 코를 찔러 그곳에
가기가 곤혹스럽던 시절도 있었다. 당시 우리 농촌에서는 숯
포대를 화장실 곁에 쌓아 두었던 기억이 있는데 이는 필경 우
리 조상들이 화장실 냄새를 줄이기 위한 수단과 분뇨에서 발
생하는 병원균을 막기 위한 방편이 아니었을까 생각한다.

요즘같이 심한 냄새가 없는 화장실에 숯을 냄새제거제로 비치하는 것은 시대적으로도 어울리는 방법이라 하겠다.

다소 심한 냄새가 나는 업소나 재래식 화장실, 공중화장실에는 숯을 비치하고 목초액을 간혹 분무하거나 목초액을 용기에 담아 냄새가 심한 곳에 항상 놓아두면 냄새제거 효과가 더욱 좋아질 것이다.

화장실에 숯을 1kg정도 바구니나 부직포에 넣어 물이 닿지 않는곳에 비치해 두면 효과를 볼 수 있다. 특히 안방에 별도 화장실 이 있는 집은 늘 함께 있는 가족은 잘 모르지만 외부인이 안방에 들어오면 변의 냄새와 혼합된 특이한 냄새를 느낄 수 있는 가정이 있다. 꼭 숯의 힘을 활용하면 해결할 수 있다.

### ▶ 신발장냄새도 주거오염의 하나

신발장에 숯을 넣어 두면 신발냄새와 습기를 제거한다. 숯을 대바구니나 또는 플라스틱 망으로 된 바구니에 담아 비치해

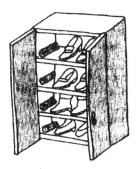

두거나 또는 부직포에 넣어서 비치해 둔다. 겨울에 신었던 부츠는 숯을 하나 넣어 두면 좋다.

주택 거실 입구의 많은 신발에서 나는 악취를 예사로 생각하는 경향이 있지만 주거환경 악화에 한 몫을 하고 있으며 신발은 땀 냄새뿐만 아니고 길바닥에 깔린 온갖 궂은 것을 다 밟고 다니므로 오염의 원흉인 신발을 숯으로 정화하면 주거오염을 막는 한 방편이 된다.

▶싱크대 밑과 주변은 잡균과 벌레들의 집합소

물을 많이 사용하는 주변은 습기가 많고 공기가 잘 통하지 않게 되면 잡균이나 벌레가 모이게 되고, 자연 냄새도 나게 된다. 백탄을 많이 넣어 두게 되면 잡균도 바퀴벌레도 냄새도 없어지는 청결공간으로 변한다. 부지런한 주부는 목초액을 소량 담아 놓아두면 벌레의 근접을 못하게 하는 역할을 한다.

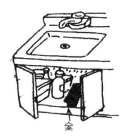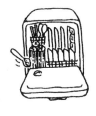

▶쓰레기통에 숯을 넣어두면 악취가 제거된다

숯이 쓰레기 냄새를 흡착 제거한다. 심한 악취의 경우에는 목초액을 약간 뿌리면 더욱 효과적이고 벌레의 발생도 막는다. 특히 대형식당의 많은 쓰레기 보관 장소에는 목초액을 분무하면 냄새제거에 효과적이다.

▶개집에 숯을 넣으면 진드기도 냄새도 없어진다

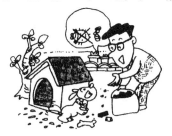

▶냄새효과와 벌레 방지효과

▶ 재떨이에 넣은 숯이 「니코틴 냄새」를 흡착한다

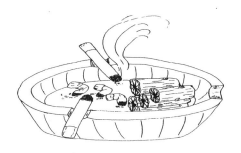

▶ 건강을 위협하는 전자파의 피해를 감소시킨다

TV, 컴퓨터, 전자렌지, 오디오, 냉장고, 전기매트, 형광등, 헤어
드라이기 등에서 실내에 쏟아지는 전자파의 피해를 줄이기 위하
여 고전도성 백탄을 비치함으로써 유해한 전자파 피해를 감소시
킨다.

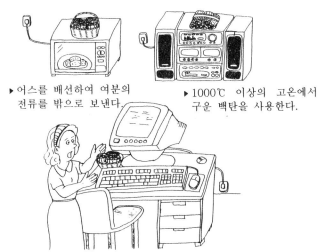

▶ 어스를 배선하여 여분의
전류를 밖으로 보낸다.

▶ 1000℃ 이상의 고온에서
구운 백탄을 사용한다.

### ▶ 애완동물의 실내 사육에 숯은 냄새를 없앤다

주거의 개념이 점차적으로 아파트화 되어가므로 애완동물을 사육하는 가정은 냄새와 잡균들에 대한 걱정을 하지 않을 수가 없게 된다.

자연 동물의 분뇨의 냄새가 날 수 밖에 없기 때문에 많은 신경을 써서 청결사육하지 않는 한 손님이 문을 열고 들어서면 주인은 잘 느끼지 못하는 냄새를 느끼게 된다.

거실이나 방에 숯을 정량보다 훨씬 많이 놓게 되면 숯이 정화의 제역할을 하게 되어 냄새를 없앨 수 있다. 동물의 잠자리 집 등의 주변에 숯을 놓고 숯매트 등을 놓으면 더욱 냄새와 잡균의 발생을 막을 수 있다.

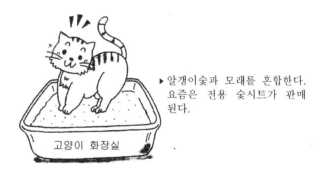

▶ 알갱이숯과 모래를 혼합한다. 요즘은 전용 숯시트가 판매된다.

고양이 화장실

### ▶ 베란다에 놓은 숯이 화분식물을 살린다

고층 베란다에 화분식물을 키우면 잘 자라지 않는다고 한다. 물론 지반과 너무 떨어진 곳이라 땅의 기운(地氣)이 미치지 못해서 잘 자라지 않는다고 한다.

숯은 땅의 기운을 대신하는 역할을 하기 때문에 잘 자라는 것이다. 숯이 전자에너지를 모아 기운이 약한 곳에 공급하는 역할을 한다. 바로 그것이 탄소의 역할이다. 그리고 화분흙에 숯을 배합해 넣으면 더욱 효과적이다.

그리고 백탄 위에 쇠못을 올려놓으면 바로 자성체가 된다는 것을 실험으로도 알 수 있다. 즉 화분을 자장이 있는 곳으로 만드는 것이다.

▶화학재료냄새 가득한 미용실 숯으로 건강찾기

예전엔 미용실은 금남의 장소였다. 그러나 요즘은 남자미용사가 많으며 미용실에 남성이용객이 많아지고 있다.

미용실에 들어서면 각종 미용재료의 냄새가 기득 차 있다. 근무자들은 오랜 기간에 이 냄새에 젖어있어 무심코 그렇게 생활하는 것이다.

그러나 이런 곳에 오랜 시간 있게 된다는 것은 건강에도 아주 좋지않게 된다. 숯을 놓으면 깨끗하게 정화된 영업장이 되고 일의 능률도 오르고 손님에게 좋은 환경을 제공하고 영업도 잘 되는 업소가 될 것이다

## 2. 지하공간에 공기정화용 숯 놓기

시멘트콘크리트의 박스 속의 지하공간은 공기의 순환이 나쁘고 습기가 갇혀 있으며 냄새가 빠지지 않는 공간이라 양이온이 많아서 그 속의 사람이나 물질의 산화를 빠르게 한다.

특히 다음의 업소에는 업주와 종업원의 건강은 물론이고 손님의 건강도 위하고 깨끗이 정화된 업소를 만드므로서 사업에도 플러스가 될 것이다. 반영구이 계속 사용할 수 있는 숯의 비치를 권하고 싶다.

- ▶ 지하노래방은 냄새는 물론이고 전자파가 쏟아지는 실내이므로 냄새, 습기, 전자파 장해감소 효과를 볼 수가 있다.
- ▶ 지하주점, 식당은 음식조리냄새 등 산뜻한 공기전환이 영업상으로 도움이 된다.
- ▶ 지하사무실의 경우 공기청정이 사무능률을 올린다.
- ▶ 지하창고는 저장물의 산화를 막고 보존상태가 오래가게 한다.
- ▶ 지하주거생활에는 실내공기의 정화가 가족의 건강을 돕는다.
- ▶ 지하목욕탕은 습기가 많다. 그래서 곰팡이나 진드기가 생기기 쉽다. 숯은 이를 막는다.
- ▶ 지하 PC방의 열악한 환경 속에 전자파에 포로가 된 공간으로서 밤을 새는 청년들이 정자감소현상까지 생긴다는 서울의대 의학연구소의 실태보고서가 있어 PC방의 실내환경정화를 위해 숯은 하나의 대안이 될 수도 있을 것이다.

## 3. 잘못된 주거가 가족을 병들게 한다(住原病증후군)
(경제성과 편리함만 고려한 고기밀성주택의 함정 · 원인모를
  질병에 시달린다!)

▶ 주거의 구조가 병의 원인이 되는 시대

최근의 주택이나 아파트의 주거공간은 냉난방에너지의 효율을 높이기 위하여 고기밀, 고단열구조가 됨으로서 공기의 순환이 단절되고 습기와 결로에 의한 곰팡이, 진드기 등의 번식처로서 최적의 환경을 만들어 주고 있다.

주거의 벽체는 거의가 시멘트콘크리트구조이고, 내장재도 벽지, 가구, 바닥재, 가전제품 등 거의가 화학제품이거나 신나, 니스, 페인트, 접착제 등의 휘발성유해물질로 도장된 제품으로 가득차 있다.

모두가 편리함을 추구하고 대량생산을 하다보니 이렇게 된 것이다. 하나같이 생명이 숨쉬고 호흡하는 자재는 찾아 볼 수가 없게 되었다.

원래 우리나라의 주거는 자연소재밖에 사용하지 않았고, 문은 꼭 닫은 상태에도 문의 틈새며, 창호지를 통해서 내외부와의 공기순환이 제로상태가 아니고 집 자체도 살아서 호흡하고 있었던 구조였다.

그러나 오늘날 주거는 문을 닫고 나면 전부 틈새가 메워진 상태처럼 되어 버리는 것이 고기밀성 주택의 특징이다.

이 주거 안에서 살고 있는 사람은 마치 커다란 비닐봉지 속에 들어 있는 것과 같은 형상이다.

심각한 문제는 여기에 있다. 벽체며 내장재에 쓰여진 화학물질, 아세톤, 토루엔 벤젠 등 유기용제 포름알데히드 등 유해휘발성 물질들이 난방의 열과 더불어 밀폐된 주거에 방사됨으로서 인체에 미치는 심각한 영향으로 주원병(住原病 : SICK HOUSE증후군)이라는 새로운 용어가 나오게 되었고, 결국 실내공기오염이 원인으로 발생하는 건강장해를 받는 병이다. 이 주원병에 꼭 부가하는 오염은 습기와 결로에서 오는 곰팡이, 진드기의 사해가 에어컨이나 선풍기에 날려 호흡기에 들어가 알레르기를 일으키고 좁은 공간에 꽉차 있는 가전제품이 쏟아내는 전자파가 더욱 주거를 유해공간으로 만들고 있다.

### ▶실내공기오염의 원인물질

주거나 건물실내의 공기를 오염시키는 원인물질은 수없이 많겠지만 크게 다음과 같이 4가지로 나눌 수가 있다.
① 생물 …… 진드기, 곰팡이, 애완동물의 털이나 바이러스 등의 세균
② 공기 …… 일산화탄소, 이산화탄소, 질소산화물, 유황산화물
③ 화학물질 …… 포름알데히드(합판접착제),  VOC(휘발성유기화합물), 살충제 등의 농약
④ 입자상태의 물질…먼지, 담배연기 등

최근 가장 주목받고 있는 것이 화학물질이 원인이 되는 「화

학물질 과민증」이다.

두통, 천식, 구역질, 눈의 통증, 권태감 등이고 이 증상은 실내의 공기오염 중에서도 포름알데히드나 VOC(휘발성유기화합물) 등이 대표되는 화학물질이 원인이다.

포름알데히드는 주로 합성수지나 접착제에 함유되어 합판, 카페트를 깔때나 벽지를 방에 붙일 때 사용된다. 휘발하기 쉬우므로 증기가 되어 공기와 함께 체내에 흡입되기가 쉽다. 또한 지방성분에 녹기 때문에 피부나 눈으로도 흡수된다. 이런 물질에는 중독만이 아니고 최악의 경우는 생명을 위협받게 된다. 이러한 무서운 물질이 모르는 사이에 소중한 주거에 사용되어지고 있다는데 위험성이 있다.

이제부터라도 우리는 고기밀성 구조의 건축과 내장재의 실내공기오염의 위험성을 거론할 때가 왔다고 생각한다. 특히 신축주거에서 발생하는 입주자의 괴로운 증상은 바로 각종 건자재에서 배출되는 휘발성유기화합물(VOCs), 포름알레히트(HCHO) 등 각종 오염물질이 주범이다.

▶ 주원병(住原病)의 원흉은 포름알데히드

신축한 집에 입주와 동시에 나타나는 머리가 아프다든가 눈이 따끔따끔하다. 몸의 컨디션이 좋지 않다 등 원인 모를 이런 증상은 주원병증후군(SICK HOUSE 신드롬)이라 한다.

옛날은 모두 자연소재로 목조건물을 지어 화학물질이 함유되어 있지 않은 건재를 사용했다. 신축을 하면 으레 나무의 좋은 냄새가 났었다. 그러나 요즘의 아파트 분양을 위한 모델하우스에 들어가면 비닐계의 냄새가 난다. 그것은 신축건자재에 함유된 화학물질 때문이다.

목구멍이 아프다. 심하면 호흡이 곤란하다는 것은 마루나 벽지에 합판에 함유되어 있는 포름알데히드 탓이다.

포름알데히드는 꽉 닫힌 방에서 온도가 오르면 공중을 부유(浮遊)하여 코 등의 점막을 자극한다.

특히, 합판을 만들 때 얇은 여러 장의 판을 접층으로 붙일 때 사용하는 접착제에 많이 사용된다.

포름알데히드는 농도가 0.5ppm이 되면 누구나 냄새를 느낀다. 1~2ppm이 되면 눈이나 코를 자극, 10~20ppm이면 눈물이나 기침이 나서 호흡을 할 수 없게 된다.

그동안 화학물질함유 건자재에 대한 주택업자, 건축가도 건자재의 심각성을 간과해 왔던 것도 사실이다.

주택구입자들도 식품의 첨가물이나 야채과일의 농약에 대한 걱정은 많이 하면서도 정작 생활의 기반이 되는 주택의 건자재에 대해서 무관심해 온 것도 사실이다.

이제는 점차 TV, 신문 등 매체를 통해 심각성이 알려지고 있어 주택회사나 소비자의 새로운 인식이 넓혀져 가고 있다.

우리정부도 국민건강보호를 위해 다중이용시설에 실내공기 청정유지 의무기준 및 권고기준을 정하고 특히 포름알데히드, 휘발성유기화합물 등 인체에 해로운 화학물질을 사용한 건축자재의 사용을 금지하도록 하는 내용의 「다중이용시설 등의 실내공기질관리법」 개정안을 의결하여 국회를 통과하였으므로 2004년 5월부터는 새로 건설되는 아파트 병원 도서관 등

공동주택의 시공사는 실내공기질을 입주 전에 측정 공고하게 끔 하여 실내공기관리를 체계적으로 엄격관리하게 되었음은 늦은 감이 있지만 다행한 일이다.

### 겨울 실내오염 여름의 최고25배
### 김윤신교수 유기화합물 조사

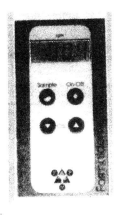

겨울철 실내 오염도가 여름에 비해 최고 25배 나 돼 실내에서 주로 생활하는 어린이와 노약자 등을 위한 대책 마련이 필요한 것으로 지적됐다.

한양대 김윤신 교수는 서울시 녹색서울시민위 원회가 발간하는 계간지 '녹색서울 21' 최근호에 서 "대구의 가정집, 사무실, 식당 등을 대상으로 실내 오염도를 측정한 결과 겨울의 휘발성 유기 화합물(VOCs)이 여름에 비해 최저 1.9배에서 최 고 25배 검출됐다"고 밝혔다.

정경준기자 news91@donga.com

2003. 1. 25 동아

▶ 실내포름알데히트 측정기

일본에서는 주거의 깨끗한 공기로 건강한 삶에 질을 높이기 위하여 건강에 심각한 악영향을 주는 시크하우스증후군을 경감시키기 위하여 탈(脫)시크하우스법제화를 서둘러 개정하고, 건축기준법을 2003년 7월 1일부터 시행하여 주택의 신축과 증개축시 화학물질인 해충구제제와 특히 흰개미 구제 사용을 포함한 건축재료의 유해화학물질사용을 금지하고 포름알데히드의 사용도 대폭 제한시키고 있다. 그리고 주택내의 24시간 환기설비도 의무화시켰다.

# 포름알데히드의 수치와 위험도 도표

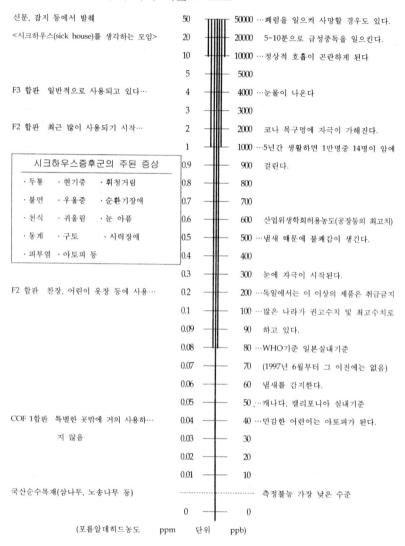

신문, 잡지 등에서 발췌

<시크하우스(sick house)를 생각하는 모임>

| ppm | ppb | |
|---|---|---|
| 50 | 50000 | …폐렴을 일으켜 사망할 경우도 있다. |
| 20 | 20000 | 5~10분으로 급성중독을 일으킨다. |
| 10 | 10000 | …정상적 호흡이 곤란하게 된다 |
| 5 | 5000 | |

F3 합판 일반적으로 사용되고 있다…

| 4 | 4000 | …눈물이 나온다 |
| 3 | 3000 | |

F2 합판 최근 많이 사용되기 시작…

| 2 | 2000 | 코나 목구멍에 자극이 가해진다. |
| 1 | 1000 | …5년간 생활하면 1만명중 14명이 암에 |
| 0.9 | 900 | 걸린다. |

## 시크하우스증후군의 주된 증상

· 두통      · 현기증      · 휘청거림

· 불면      · 우울증      · 순환기장애

· 천식      · 귀울림      · 눈 아픔

· 동계      · 구토        · 시력장애

· 피부염    · 아토피 등

| 0.8 | 800 | |
| 0.7 | 700 | |
| 0.6 | 600 | 산업위생학회허용농도(공장등의 최고치) |
| 0.5 | 500 | …냄새 때문에 불쾌감이 생긴다. |
| 0.4 | 400 | |
| 0.3 | 300 | 눈에 자극이 시작된다. |

F2 합판 찬장, 어린이 옷장 등에 사용…

| 0.2 | 200 | …독일에서는 이 이상의 제품은 취급금지 |
| 0.1 | 100 | …많은 나라가 권고수치 및 최고수치로 |
| 0.09 | 90 | 하고 있다. |
| 0.08 | 80 | …WHO기준 일본실내기준 |
| 0.07 | 70 | (1997년 6월부터 그 이전에는 없음) |
| 0.06 | 60 | 냄새를 감지한다. |
| 0.05 | 50 | …캐나다, 캘리포니아 실내기준 |

COF 1합판 특별한 곳밖에 거의 사용하…

| 0.04 | 40 | …민감한 어린이는 아토피가 된다. |

지 않음

| 0.03 | 30 | |
| 0.02 | 20 | |
| 0.01 | 10 | |

국산순수목재(삼나무, 노송나무 등)

| ……………… | …………… | 측정불능 가장 낮은 수준 |
| 0 | 0 | |

(포름알데히드농도 　ppm　단위　ppb)

158

▶ 화학물질은 어떻게 해서 실내공기 중에 방출되는가

주원병(住原病)증후군의 원인이 되는 화학물질은 여러 곳에서, 여러 형태로 실내의 공기 중에 방출된다. 아래에 그 예를 들어본다.

① 방의 벽에 사용되고 있는 합판의 접착제가 증발한다.
② 목재에 사용되고 있는 곰팡이방지, 방충제가 증발하기도 하고, 스치고 마찰에 의하여 미립자로도 나온다.
③ 벽에 사용되고 있는 비닐소재 천이나 벽지를 붙일 때 사용된 접착제가 증발한다.
④ 페인트나 락카 등의 가구에 칠해진 유기용제가 증발한다.
⑤ 벌레 방지에 사용된 방충, 살충제가 증발한다.
⑥ 모기향이나 살충매트에서 기체나 입자가 나온다.
⑦ 살충제의 에어졸에서 기체나 입자가 나온다.
⑧ 장농 속의 살충제가 승화한다.
⑨ 세탁소에서 막 찾아온 양복에서 유기세정제가 나온다.
⑩ 커튼, 융단 등의 방충, 살균, 난연제가 마찰에 스쳐서 나온다.
⑪ 향료의 성분이나 유기용제가 공중에 나온다.
⑫ 담배에서 입자, 기체가 나온다.
⑬ 가소제(可塑劑)가 입자상으로 나온다.

▶ 세계보건기구가 정의한 시크빌딩증후군(Sick Building신드롬)

세계보건기구는 시크빌딩증후군을 다음과 같이 정의하고 있다.

① 눈, 특히 안구점막 및, 목의 점막에의 자극
② 혀 등의 점막이 건조하다.
③ 피부의 홍반, 두드러기, 습진이 나온다.

## "새 건물로 옮긴 뒤 두통 심해요"

벤처회사에 근무하는 40대 후반의 L씨가 병원에 찾아왔다. 머리가 아프고 어지러우며 목이 따끔거리고 눈도 가려우며 코가 막혀서 영 집중이 안 되고 피곤하다고 호소했다. 방사선 검사와 알레르기 검사, 후두내시경 검사 등을 시행했으나 별다른 이상 소견은 보이지 않았다. 그는 2년 전 서울 강남 테헤란로의 새 빌딩으로 사무실을 이전한 이후부터 증상이 나타났으며 특히 겨울철에 괴롭다고 하소연했다.

1970년대 오일쇼크 이후 지어진 건물들 중에는 에너지 대책의 일환으로 여러 가지 단열재를 사용하고 창문이 별로 없는 밀폐된 빌딩들이 많다. 이러한 빌딩들은 환기가 잘 되지 않아 실내공기가 오염될 우려가 매우 높다. 그뿐만 아니라 새로 지어진 빌딩들은 실내장식을 위해 여러 가지 합판과 접착제, 페인트 등을 사용하게 된다. 이런 건축자재에서 포름알데히드 등 갖가지 화학물질이 방출된다.

포름알데히드는 자극적인 냄새를 띠고 대기 중에 방출되는 독성물질로 합판, 발포단열재, 스프레이식 페인트 등 건축자재와 가구에서 많이 나온다. 이런 포름알데히드는 목 코 눈 등에 강한 자극을 주어 알레르기 또는 감기와 비슷한 증상을 나타내고 피부발진, 두통, 피로, 메스꺼움 등의 증상을 가져 오기도 한다.

실내공기 중 높은 수치의 포름알데히드 농도에 장기간 노출되어서 상기도, 중추신경계, 면역계, 자율신경계, 내분비계를 중심으로 여러 가지 과민반응이 앞서 언급한 증상들로 나타나는 경우를 '식 빌딩증후군(Sick Building Syndrome)'이라고 한다. 과거 북유럽에서 실내 장식을 위해 스프레이 페인트를 칠한 후 포름알데히드가 실내공기 중에 방출되어 집단적으로 '식 빌딩증후군'환자가 발생했던 사례가 있다.

이웃나라 일본에서는 빌딩관리법을 제정해 환기 대책을 세워 대비하고 있다. 후생노동성에서 실내공기 중 포름알데히드 농도의 기준치를 0.08ppm 이하로 규제하고 있는 것이다. 그러나 최근 일본에서는 빌딩관리법 규제대상이 아닌 주거용 신축 가옥실내공기 중에 높은 수치의 포름알데히드가 방출되어 이 증상을 호소하는 환자가 속출해 큰 사회적 문제로 대두하고 있다. 빌딩이 아닌 주거용 건물에서 증상이 나타나는 경우 '식 하우스증후군(Sick House Syndrome)'이라고 한다.

'식 빌딩증후군'은 오래된 건물보다는 신축 건물에서, 그리고 장기간 포름알데히드에 노출된 경우에 많이 발생한다. 새로 지은 아파트에서도 이러한 증후군이 흔히 나타나고 있는데 이런 경우 성인 남자보다는 주부와 어린아이들에게서 훨씬 더 많이 발생하는 것으로 밝혀졌다.

이에 대한 대책 마련을 위해 일본 정부에서는 3년 전부터 후생성 건설성 통산성 농림수산성 노동성과 학계가 공동 연구반을 구성해 역학 조사와 대책 마련에 들어갔다. 우리 정부 당국에서도 눈여겨볼 만한 대목이다.

'식 빌딩증후군'에 대한 가장 효율적인 대책은 환기를 자주 시켜 실내공기 중의 포름알데히드를 포함한 화학물질의 농도를 낮추는 것이다. 실내환기를 위해 30분, 1시간 정도의 긴 시간이 필요한 것이 아니라 5~10분으로도 충분하며 잦은 환기가 훨씬 도움이 된다.

이상덕 이비인후과 전문의<br>2003. 2.11 동아

④ 피로를 쉽게 느낀다.

⑤ 두통, 기도의 병에 감염되기 쉽다.

⑥ 숨이 막히는 느낌이나 기도가 쌕쌕하는 소리가 난다.

⑦ 비특이적(非特異的)인 과민성으로 된다.

⑧ 현기증, 구역질, 구토를 반복한다.

## ▶ 건자재와 화학물질 인체에 주는 영향

| 화학물질 | 사용되고 있는 건자재 | 인체에 영향(독성·증상 등) | 사용되는 약제명 |
|---|---|---|---|
| 포름알데히드 | 합판 벽지<br>건축용접착제<br>벽지의 접착제 | 발암성<br>발암촉진작용<br>아토피<br>천식<br>알레르기 | 포르마린 |
| 유기인계화학물질 | 벽지의 난연제<br>흰개미구제제<br>다다미진드기방지가공 합판의 방충제 | 발암성<br>변이원성<br>급성독성<br>만성독성<br>지발성신경독성<br>접촉독성<br>두통<br>전신권태감<br>흥부압박감<br>발한<br>유정(流涎)<br>설사<br>근육위축<br>의식혼탁<br>시력저하<br>축동(縮瞳)<br>신경독성 | 훼니토로치온<br>훼치온<br>s-421<br>크로루피리호스<br>호키시무<br>인산토리<br>쿠시루<br>인산토리에스테루류 |
| 유기용제 | 도료<br>접착제<br>흰개미구제제의 용제<br>비닐소재의 천 | 발암성<br>변이원성<br>마취작용<br>두통<br>현기증<br>중독<br>눈·코·목구멍에의 자극<br>구역질<br>피부염<br>고농도로 홍분<br>마취작용<br>중추신경계장해 | 초산부틸<br>톨루엔<br>키실렌<br>데칸<br>아세톤<br>기타 |

| 화학물질 | 사용되고 있는 건자재 | 인체에 영향(독성 · 증상 등) | 사용되는 약제명 |
|---|---|---|---|
| 후타루산 화합물 | 벽지의 가소제(可塑劑) 도료 | 발암성<br>호르몬이상<br>생식이상<br>최기형성(催奇形性)<br>중추신경장해<br>위장장해<br>세포독성<br>마비<br>설사<br>구토 | DOP(DOHP)<br>DBP<br>BBP |
| 유기염소화합물 (다이옥신을 발생 시킨다) | 비닐벽지소재 | 뇌종양<br>간장암<br>폐암<br>유방암<br>현기증<br>임파선종<br>간혈관육종<br>수족의 작열(灼熱)감 | 단일산화비닐 |
| | 합판의 방충제 방부처리 목재 | 종양<br>백혈병<br>태아의 기형<br>피부장해<br>간장장해<br>식욕부진<br>다량발한<br>불면<br>권태증<br>관절통 | 방부제<br>기타 |

『주거의 오염도 완전체크』(정보센타 출판국간)에서

이와 같은 증상을 단독 혹은 복합적으로 나타나는 병을 시크빌딩(Sick Building)증후군이라고 부른다. 그리고 이것은 후천적인 병이고, 계절이나 스트레스의 영향을 받아, 화학물질에 접촉하면 재발을 반복할 수도 있다. 게다가 ppm(10분의 1)에서 ppb라고 하는 단위의 낮은 농도에서 영향이 나오고, 신경계, 면역계, 내분비계, 소화기계 등 많은 장기나 피부에 증상이 나타나는 경우가 많고, 간단히 진단할 수 없으므로 문제를 한층 심각하게 하고 있다.

▶ 주거의 이런 곳 오염에 주목한다

① **가구와 벽의 틈새에 진드기의 사해(死骸)가 쌓인다**

침실이나 아이들 방에 장롱, 책상, 가구들이 벽에 딱 붙여 놓

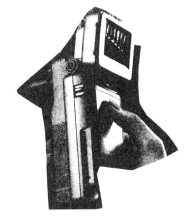

여져 있지만 그 측면을 들여다 본 적이 있을까?

파이버스코프(fiber-scope : 유리섬유를 이용한 내시경)라는 소형특수카메라로 그 틈새를 들여다보면 둘러쳐진 거미줄이나 진드기의 사해가 쌓여 있는 것을 당장 볼 수 있다. 이 틈새는 바람도 통하지 않고 습기가 차는 공간이라 거미나 진드기의 쾌적한

공간이 되고 있다. 이런 방에 자게 되면 알레르기현상을 일으키게 된다.

② **의외로 균이 많이 번식하는 곳은 부엌**

싱크대 밑의 축축한 습기가 많아서 진드기, 곰팡이, 바퀴벌레 등의 집합소다.

조리과정의 냄새, 설거지물, 음식물찌꺼기 등을 처리해야 함으로 곰팡이가 생기고, 부패물질을 먹이로 하는 벌레들은 모여들게 되어있다. 그리고 냉장고와 벽, 찬장과 벽 사이도 생기기 마련이다.

### ③ 침대에 매일 밤 진드기와 함께 잘 수도 있다

진드기가 사는 곳이 침대라고 예외일 수 없다.

이불은 자주 건조시켜서 진드기 서식을 막아야 하며 특히, 베게는 더욱 잊지 말고 건조시켜야 한다. 비듬은 진드기가 아주 좋아하기 때문이다.

진드기는 인간의 노폐물을 먹는다. 그러기 때문에 베게나 이불은 태양에 잘 쬐이는 것이 진드기 퇴치에는 효과가 있다.

### ④ 세탁기의 뒤, 세면대, 욕조도 곰팡이에 신경쓰자

세탁기는 모터가 열을 내고 돌고 또 물이 사방으로 흩트러지게 한다. 뒷면은 늘 바람이 일어나고 있으므로 먼지가 들어온다. 습기도 있으므로 쓰레기와 물로 진드기가 생기기 쉬운 곳이다. 세면대 뒤편과 밑 부분, 욕조 등도 곰팡이 서식처가 될 수 있다.

### ▶ 화재죽음은 내장재의 유해가스가 주범이다

빌딩이나 아파트의 화재시 시커먼 연기를 내뿜는다. 비닐벽지, 커튼, 카페트, 쇼파, 의류, 석유화학 바닥재, 화학제품가구, 수지제품 등이 타면서 유해가스를 방출하여 질식해 사망하는 경우가 많은 것이다.

내장재에는 방화, 난연, 방재기준에 따라 쉽게 불이 붙지 않게 처리되어 있다. 즉, 잠시 있으면 불이 꺼지게 처리한다.

그러나 실제 화재에서 불의 세기가 강하면 고온이 되어 타버리게 된다. 이런 난연제가 검은 그을림의 근원이 된다.

타기 힘든 것이 타게 됨으로 어쩔 수 없이 검은 여기가 뒤덮게 된다. 화학물질내장재는 화재시 유독가스 질식사라는 무서운 흉기로 변하게 된다.

이런 내장재의 화학물질유해가스의 방출은 아주 적은 량으로 수년에 걸쳐 휘발하기 때문에 건강의 유지에 위협받는 물질이다.

### ▶ 주거오염에 가전제품의 전자파도 한 몫

건강주택만들기에 화학물질이나 진드기, 곰팡이만이 문제가 되는 것이 아니다.

가정 내에 가득 찬 가전제품, TV, 냉장고, 전자렌지, 세탁기, 형광등 등 개인컴퓨터, 헤어드라이, 전기면도기 등이 쏟아내는 전자파가 건강주택의 위협적 존재로 등장했다.

전자파의 피해가 전 세계적으로 새롭게 등장한 공포의 인체 위협으로 다가오고 있다. 인간의 뇌나 생리에 주는 악영향말고도 당장 전자파가 나오면 실내주거공간이 양이온이 많게 되어 공기의 오염은 물론이고 산화와 노화를 재촉하는 실내가 됨으로 큰 문제이다.

### ▶ 화학물질에 의한 병이나 증상은 약이나 수술로는 치료할 수 없다

화학물질이 원인으로 일어나는 증상이나 병에는, 이제까지의 병과는 전혀 다른 특징이 있다. 그것은 종래의 서양의학의 수법인 수술이나 약품으로는 치료할 수 없다. 라는 것이다.

현재의 의약품은 화학적으로 정제된 것이 많고, 화학물질로 건강을 해치고 있는 경우, 화학약품의 섭취는 점점 증상을 악화시키게 된다.

약품이란 이름이 붙어있어도 같은 화학물질을 복용하면 점점 화학물질의 부담이 증가하게 되고, 나쁘면 나빴지 좋은 것은 예외일 뿐이다.

약이나 수술대신 치료란 도대체 어떤 것일까?

화학물질의 부담에 의해서 피곤해진 신체에 가장 필요한 것은 인공적인 환경에서 멀어지고, 이 이상 화학물질을 섭취하지 않는 것이다.

다음으로 필요한 것이, 비타민이나 미네랄 등의 영양을 충분히 섭취하는 것이다.

농약을 사용하지 않은 야채나 식품을 먹고, 오염되어있지 않은 공기나 물 등 자연의 혜택을 체내에 받아들이는 것이다.

그리고 적당하게 운동하고, 스트레스를 없앤다. 온천에 들어가서 푹 땀을 내는 것도 좋겠지요.

인간도 자연의 산물이고 모태가 되는 자연의 품에 되돌아가서 쉬는 것이 무엇보다도 평안하겠지요.

현재, 전 세계적인 규모로 환경오염이 진행되고 있다. 역설적이지만, 환경오염으로 피곤해진 심신을 풀기 위해서는, 깨끗한 공기나 물 등, 우선 깨끗한 자연환경을 회복하는 데에서 시작해야만할 것 같다.

### ▶ 주거의 암 발생 위험성은 전자파와 화학물질의 복합오염이다

전기제품 등은 언뜻 보기에 쾌적한 듯한 문명생활 같지만, 진정으로 건강하고 쾌적한 생활에는 상반하는 기기들이다.

고압전선가까이에 사는 아이들에게 암 발생률이 2~4배나 높다는 사실이나 컴퓨터작업에 종사하는 여성에 유산이나 이상출산이 많은 것 등, 전자파에 의한 피해가 세계적으로 크게 문제가 되고 있다.

우리가정의 좁은 주거에 TV, 냉장고, 전자렌지 등 전기제품이 많이 비치되어 있다. 또한 최근에는 자동문이나, 주거에스카레이터, 조리의 열원, 에어컨, 화장실의 비데에까지 전기가 사용되고 있으므로, 고압전선에 가까이 살고 있지 않아도, 늘 전자파가 우리 신변에 있고, 건강에 영향이 우려된다.

그 전자파가 화학물질과 복합하면 발암률이 일거에 40~70%나 올라가 버린다는 연구발표가 1994년에 미국에서 있었다.

암세포가 발생할 매카니즘은, 발암작용과 발암촉진작용에 있다고 한다. 전자파는 발암촉진작용으로서 세포에 작용할 수 있는 것으로 알려져 있지만, 세포가 종양화해도 암에까지 변화할 확률은 적다고 한다.

그런데, 거기에 발암성이 있는 화학물질이 관여하게 되면 발암작용을 하게 되어, 세포를 암으로 발전시키고, 순식간에 암세포가 커져 버리는 것이라고 한다.

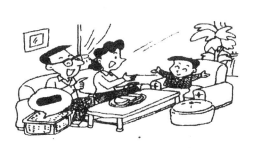

편리함을 추구한 끝에, 전자파도 화학물질도 현대생활의 구석구석까지 침투해 있다. 발병을 알았을 때는 늦은 상태가 되기 때문에 문제의 심각성이 있는 것이리라.

### ▶숯의 힘으로 오염된 주거를 살린다

치유의 공간이 되어야 할 우리의 주거가 고기밀성과 화학물질에 오염되어 주거가 원인이 되어 질병을 얻게 되는 지경에 이르게 되었다.

자연소재로 집을 짓고 숨쉬는 집을 지어 살던 시대에는 찾아볼 수 없는 현상이 일어나고 있다. 편리함과 경제성만 생각하고 인공소재의 포로가 되는 집을 짓고 보니 이런 업보를 당하는 것은 당연하다.

즉, 인간이 자연의 일부인데 자연을 무시한 주거문화가 죄값을 받는 형상이 되었다고나 할까? 이와 같은 자연을 거역한 폐해는 자연으로만이 치유할 수 있을 것이다.

숯은 자연속의 살아있던 나무가 탄화되어 만들어진 천연소재로서 자연속의 삼림이나 숲이 하는 정화와 해독의 역할을 그대로 할 수 있는 소재이다. 나무를 땅에 묻으면 메탄가스가 나오고, 공기 중에 나무를 태우면 일산화탄소를 배출하여 지구환경을 오염시킨다. 그러나 산소를 제한한 가운데 탄화시킨 숯이 되면 오염된 공기를 정화하고 물을 여과, 정화하며 악취나는 냄새를 제거하고 습기를 조절하며 양이온이 많은 실내에 음이온을 증가시켜 공기를 맑게 하고 가전제품에서 쏟아지는 전자파 위험을 완화시켜주기도 한다. 특히 화학물질이 온도상승에 따라 방출되는 유해기체가스를 흡착제거하는 등 역할을 하게 되므로 주거의 잘못이 원인이 되어 일어나는 질병과 환경오염을 모두 수용하고 해결 또는 개선할 수 있으므로 숯의 힘은 과히 인간이 건강하게 살기 위한 주거공간오염의 위해를 막는데 필수적 천연소재가 될 것이다.

### ▶ 어떤 숯을 어떻게 놓을 것인가

숯으로 주거오염 원흉인 화학물질의 흡착을 위해서는 상당한 양의 숯을 놓아야 할 것이며, 또한 화학물질의 방출은 적어도 5년 이상이나 지속되므로 일정기간경과하면 손질해서 교체하여야 한다.

숯이 습기제거, 냄새제거, 암모니아 흡착 등의 기능은 저온 숯도 기능이 있지만 주거공간에 비치하는 숯은 포름알데히드도 흡착한다는 고온 숯 백탄을 놓는 것이 기본이라 할 수 있다.

고온 숯을 놓으면서 음이온을 증가시켜서 양이온을 중화할 수 있기 때문이기도 하다.

평균 건평 한 평당 1kg이상이 기준으로 하여 습기와 냄새가 많은 싱크대 밑, 화장실, 가전제품, 신발장, 옷장, 거실, 침대밑, 냉장고 속, 침실, 학생방, 다용도실, 화분이 많은 베란다, 세탁기 등 너절한 곳이 많은 뒤 베란다. 이렇게 꼼꼼히 챙기다보면 사실 평당 1kg도 부족한 것이다.

숯은 기준보다 많이 놓게 되면 바퀴벌레가 우선 나오지 않는다. 알레르기가 없어지고 고층아파트에 키우기 힘든 화분이나 난(蘭) 종류도 잘 자라고 전체적으로 화분이 싱싱하게 자란다. 숯이 좋다고만 듣고 숯덩어리 몇 개 거실에 놓는 것은 공간에 비해 큰 의미가 없는 것이다.

마루 밑에 공간이 있는 주택에는 마루 밑에 숯을 넣고 또,

신축가옥에는 숯을 대지에 매설하므로 영구적 건강주택을 만들 수 있는 것이다.

앞에서 설명한 화학물질흡착에 대해서 500g의 숯을 사용해서 측정할 경우 1㎥속에 4ppm의 포름알데히드농도가 1시간에 1ppm까지 저하되었다는 실험결과는 있지만 SICK HOUSE의 문제는 의학적으로 아직 해명되지 않은 부분이 있고 또 건축 내장재도 여러 화학재료가 혼합되어 있기 때문에 단순히 숯만 놓으면 전부 개선된다는 표현은 적절치 않을 것이나 확실히 정화된 주거가 되는 것은 사실이다.

▶ 고기밀주택의 오염방지는 환기가 먼저다

원래 한국의 주택은 환기라는 말이 필요가 없는 환경 속에 살았다. 숨쉬는 집을 지어 살았기에 창호지문에 입을 대고 불면 입김이 밖으로 나가고 또 나무문틀에도 틈새가 있어 자연 환풍시설이 잘되어 있어 주택의 실내라도 습기가 차여 곰팡이나 진드기가 생기지는 않았다.

그리고 냄새도 자연스럽게 나가고 들어오는 공기순환에 냄새걱정도 없었다.

더더욱 화학물질내장재를 전혀 쓰지 않으니 유해가스가 방출할리가 없다.

그러나 현대주택이나 아파트는 고기밀성, 고단열성으로 꽉 밀폐되어있기 때문에 가족의 건강을 위해 환기를 실천하는 주부의 정성이 필수적이다.

왜냐하면 전술한 바와 같이 습기와 냄새가 차고 화학물질의 유해한 휘발성가스가 방출되기 때문에 하루에 몇 차례 20~30분씩 환기를 실천하여 습기와 결로를 막고 화학물질과 냄새를 빠져나가게 하여야 한다.

숲의 힘을 주거에 활용함과 동시 환기하는 지혜가 꼭 필요한 것이다. 환기를 실천해야 한다는 것을 잘 알고 있으면서도 잘 잊고 실천하기가 힘들고 어느 정도 실내공기가 오염되었는지도 판단하기가 어려운 것이다. 그래서 환기시점이 되면 환기를 알리는 환기예보가 되는 동시에 온도, 습도도 알 수 있게끔 된 기기도 판매되고 있다.

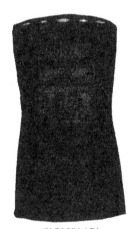
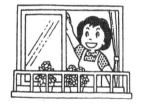

▶ 환기예보기

### ▶무심코 쓰는 전기모기향, 향을 다시 보자

요즘 모기향은 전기로 약품을 휘발시키는 방식으로 만들어져 병원대합실, 헬스클럽이나 화장실, 여관객실 등에서 자주 볼 수 있고, 그리고 거의 냄새도 없고 연기도 없기 때문에 사용이 편리하다. 대부분의 가정에도 사용하고 있다.

고기밀성 주거에 틈새바람도 들어오지 않는 침실에서는 장시간동안 조금씩 살충제의 농도가 높아져가게 된다.

이러한 피레스로이드계(系) 살충제는 경련이나 알레르기를 일으킬 가능성도 있다. 그런 장소에서 매일 몇 시간이나 자고 있는 것은 스스로 자신의 몸을 실험대상으로 하는 것과 같다 할 것이다.

사용하기가 편리하지만 일정시간만 지나면 꺼지게 할 필요가 있으며 간난아이가 있는 방에서는 환기에 충분한 배려가 있어야 할 것이다. 이런 모기향을 태울 경우에는 환기성보장과 숯을 활용하면 효과적이다.

요즘 사찰이나 신도들이 가정에서 사용하는 향의 대부분이 중국에서 수입되고 있는 향인데, 유해성분이 많이 함유된 향도 있다고 한다. 계속 마시게 되면 폐암을 일으킬 수 있다는 주의가 나오고 있다. 향에 무슨 유해물질의 방출이 있겠는가 하지만, 밀폐된 실내의 유해 향을 피우는 것도 건강을 지키는 주거공간을 위해서 향을 가려서 써야할 것이다.


# 4. 숯을 물에 넣어 활용

### ▶수돗물도 광천수로

나무는 자랄 때 대지로부터 자기 성장에 필요한 광물성 영양분을 섭취하여 성장하기 때문에 많은 영양분을 골고루 갖추고 있다.

그런 나무가 숯으로 구워지면 미네랄 성분이 2~3% 숯에 농축된다. 그리고 고온에 구운 숯은 친수성(親水性)이 생겨 물에 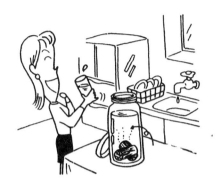 잘 녹는다. 따라서 수돗물에 숯을 넣으면 산성이었던 수돗물이 미네랄이 녹아 약알칼리성 광천수가 되는 것이다.

더구나 숯에는 냄새제거나 유해물질 흡착효과도 있어 깨끗한 물이 된다.

또한 숯에서 방사하는 원적외선이 물의 분자구조를 바꿔 물분자를 가늘게 하고 용존 산소량이 높아져 좀처럼 물이 변질되지 않고, 용기에 담가 두어도 용기내벽에 물때가 잘 붙지 않는다. 그리고 물을 마시면 전자수가 되어 체내흡수가 잘 되며 혈액이 깨끗해진다.

▶ 만드는 방법

① 우선 흐르는 물에 세제가 묻지 않은 수세미로 깨끗이 씻는다. 이때 세제 사용은 절대 금물이다.

② 10분 정도 물에 끓여서 소독을 한다.

③ 곧 불을 끄고 물이 잘 빠지는 용기에 건져 냉각시키고 서늘한 곳에서 말린다.

④ 숯 수돗물이 담긴 용기에 넣고 냉장고에다 하룻밤 정도 두면 맛 좋은 광천수가 된다.

⑤ 정화된 물은 수도수 소독제가 제거된 물이므로 2일 이내 음용하는 것이 좋다.

⑥ 2주에 한 번 정도①②③을 반복하고 미네랄 습취는 3개월 이상이 가능하고 미네랄을 기대하지 않으면 계속 사용할 수 있다. 물 1ℓ에 숯 50g 정도가 기준이다.

⑦ 비장탄과 같은 단단한 숯이 좋으고, 비장탄으로 된 「만능목탄」이란 상표로 소포장으로 판매되고 있다. 참숯 백탄, 대나무 숯 등도 같은 효과를 내지만 잘 부스러지는 불편이 있다.

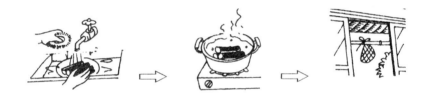

▶ 세제(洗劑)없는 친환경 숯 세탁

검정 숯 덩어리를 세탁물에 넣고 세탁을 한다니 의아해 할지 모르지만 실제로 해 보면 세제를 넣지 않고도 하얗고 깨끗한 세탁이 되는 것을 알 수 있을 것이다.

이것은 잘 실천하면 주부의 작은 정성이 지구를 수질오염으로부터 구하는 선행이 될 것이다.

먼저 검정물이 나오지 않는 단단한 「참숯백탄」이나 「비장탄」 또는 시판 중인 「만능목탄」을 발포 스티로폴 2개와 함께 망주머니에 넣어서 입구를 묶고 세탁기에 함께 넣은 다음 소금

1~2 숟갈을 세탁물에 넣어서 세탁하면 생각 외로 새로운 체험을 하게 될 것이다.

헹굼은 1회로 마치되 숯을 넣은 채로 헹구고 될 수 있으면 그늘진 곳에서 말리면 좋다. 발포 스티로폴을 망 속에 넣는 것은 세탁물의 위에 뜨게 하기 위한 것이다. 심하게 찌든 셔츠의 목의 때나 양말, 소매 끝의 때는 세탁 후 그 부분만 비누로 빨면 된다.

세탁물을 좀 부드럽게 하려고 하면 세탁을 시작할 때 식초를 한 숟갈 넣어서 세탁하면 좋다.

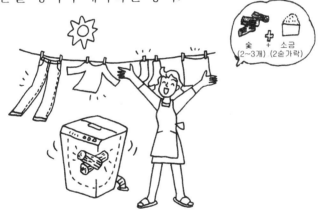

그러나 반드시 유의해야 할 것은 숯불구이 집에서 사용하는 아무런 숯이나 사용하면 안 된다는 것이다. 반드시 단단한 참숯 백탄을 사용할 수 있으나 아주 단단한 비장탄이 제일 좋다.

여기서 여러분들은 숯과 소금을 넣고 세탁하면 어떻게 때가 빠질까 하는 의심이 생길 것이다.

물에 숯을 넣으면 물의 분자집단(크리스다)이 작아지고 물의 활성화한다는 것은 앞에서도 설명했다. 그 이유로 의류의 섬유조직에 물의 침투가 잘 되게 된다.

또 숯이 물을 정화시켜 물이 깨끗해지면 옛날 작은 시냇가에서 깨끗한 물로 세탁할 때 다른 세제를 사용치 않아도 때가 잘 빠졌던 것과 똑같은 효과를 얻게 되는 이치이다.

그리고 소금에는 표백 및 살균효과가 있다. 흰 세탁이 될 것인지 걱정이 앞선다면 그 걱정은 접어두고 숯이 백탄인가, 또는 비장탄인가를 먼저 확인해 보는 것이 중요하다. 비장탄은 많은 세탁경험을 통해 확인된 숯이기 때문이다.

소금의 종류는 천연 미네랄이 함유된 것이 좋으며 세탁기가 소금으로 입은 피해는 세탁물 소금의 농도가 0.01%정도이기 때문에 별 문제가 없다.

지금까지 여러분들이 사용한 세제와 비누로 빨아도 빠지지 않던 때는 숯과 소금으로 세탁해도 빠지지 않지만 그러나 일상의 보통 때는 깨끗이 빠진다.

계속 세탁할 경우에 비장탄은 6개월간 사용할 수 있다는 주부들의 경험이 있었음을 첨언해 둔다.

▶ 옥상물탱크의 정수에 숯은 큰 효과

아파트나 빌라의 옥상에 있는 물탱크를 정기적으로 청소하지 않아서 물이 오염되는 것도 사실이다.

사실 수돗물은 원수의 취수로부터 정수장의 정수과정, 또 녹슬고 노후한 수도관 등으로 음용수 문제로 불신의 소리가 높아지고 있다.

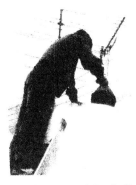
▶물탱크에도 숯을 넣는다

더구나 공장, 축산, 생활하수 등을 여과 없이 배출하여 수질오염문제가 국가적인 비상이 걸린 상태이다.

이렇게 점점 오염도가 높아 가는 심각한 현실에서 저마다 사용하는 수돗물을 정화, 개선하기 위해서는 먼저 각 단위별 저장탱크의 정화가 시급하다.

정수장에서 주입하는 소독제와 노후 배관 등에서 나온 녹물, 그리고 각종 오염물질을 제거하기 위해서는 물탱크가 깨끗이 정화되어야 한다.

그래야 마음 놓고 수돗물을 먹을 수 있고, 또 염소성분 때문에 목욕이나 샤워할 때 피부가 거칠어지거나 머리카락이 뻣뻣하고 잘라지는 현상도 막을 수 있을 것이다.

그러니까 물탱크에 정수용으로 숯을 넣어두면 수돗물의 염소성분도 제거하고 물도 마음대로 먹을 수 있고, 목욕물과 샤워 물 개선에 크게 기여할 것이다.

# 5. 숯의 식생활에 활용

### ▶쌀통의 쌀벌레 방지에 숯을

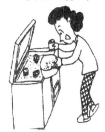

숯은 습기조절기능과 음이온이 발생하므로 쌀벌레를 막고 변질이 되지 않게 한다. 쌀 20kg을 기준하여 직경 3㎝, 길이 10㎝ 정도의 숯(백탄) 2~3개만 넣어 두면 쌀벌레가 생기지 않는다. 물론 쌀벌레가 생기기 전에 넣는다. 쌀은 따뜻하지 않고 습도가 적은 곳에 보관하는 것이 좋다.

### ▶냉장고의 냄새제거에 숯

냉장고의 냄새는 생각 밖으로 강하다.

이런 냉장고의 냄새를 없애기 위해서 냉장고용 탈취제가 시판되고 있다. 그것을 흔들어 보면 사각사각하는 소리가 난다. 무엇이 들었는지 궁금하게 여기겠지만 그 원료는 대개가 활성탄이다.

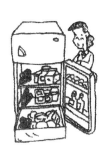

▶ 큰 냉장고에는 각층에 2개씩 숯을 넣는다

활성탄이라는 것은 숯의 흡착력을 더욱 강하게 한 것이지만 보통의 백탄에도 같은 효과가 있다. 직경 3㎝, 길이 10㎝ 정도의 숯 3~5개를 그대로 각 층에 나누어 넣어 두면 된다. 무명천에 싸서 넣어 두면 더욱 좋다.

냉장고 내에는 공기가 순환하고 있기 때문에 차가운 공기가 흐르는 곳에 숯을 놓도록 한다. 냉장고에 숯을 넣는 것은 냄새 제거만 효과가 있는 것이 아니고 냉장고 내에 보관중인 음식물을 신선하게 오래 보관하는 역할도 한다.

▶ 야채박스에 **숯**이 있어 신선도가 오래간다.
식물의 잎이나 열매의 숙성을 **빠르게** 하는 기체로 「에틸렌 가스」라는 것이 있다. 그래서 키위, 바나나 등은 숙성하면서 단맛을 내지만 무, 배추, 상추 등은 **빨리** 상하게 한다.

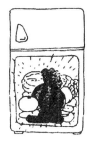

숯은 야채 등을 빨리 상하게 하는 에틸렌가스를 **흡착해** 주기 때문에 야채박스 속에서 숙성이나 시드는 것을 멈추게 한다. 그래서 언제나 신선한 야채를 보관할 수 있다

다만 숙성을 필요로 하는 멜론이나 바나나 등을 숯과 함께 놓아두면 숙성이 되지 않는다.

▶ 과일, 야채의 농약성분 제거에도 **숯**
과일이나 야채를 물에 담그고 숯을 넣어 15분 이상 두면 과일이나 야채에 묻은 농약 성분과 유해한 불순물을 숯이 제거해 준다.

▶ 장독에 **숯**을 넣어 맛있는 장을
우리 조상들은 옛날부터 장을 담글 때 숯을 이용해 왔다.
숯의 다공질이 갖고 있는 불순물 흡착력과 숯의 미네랄 성분을 장에 용해시켜 약알칼리성화 시킨다.

또 원적외선 방사로 고르게 장을 숙성시켜 맛있는 장을 만들며 음이온 효과와 방부효과로 장의 산화부패와 벌레 방지를 한다는 것을 일찍이 알고 있었던 것이다.

이런 지혜는 최첨단의 과학기술과 식품공학이 발달한 이 시대에도 결코 빠뜨릴 수 없는 중요한 장 담그는 비결로 활용되고 있다.

### ▶ 과자, 김의 건조제로 숯을

여름 장마철이나 습도가 높을 때 과자나 김에 숯을 넣어 두면 눅진눅진해지지 않는다.

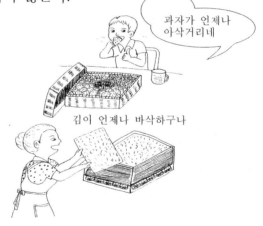

과자가 언제나 아삭거리네

김이 언제나 바삭하구나

### ▶ 가스오븐렌지에 숯불구이를

가스오븐렌지의 그릴로 고기를 구울 때 보통은 그물 석쇠 밑에 물을 넣지만 여기에 백탄을 적당한 크기로 부수어서 넣

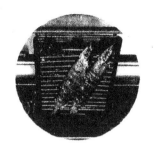

고 고기를 구우면 물을 사용할 때보다 잘 구워지고 가스만 사용했을 때와는 다르게 맛을 낸다.

아래로부터 숯 복사열이 올라오는 것을 느낄 수 있고 그릴 안이 마치 숯불구이 모습과 같아진다. 다 타 버리지나 않을까 하는 걱정은 전혀 없으며 구이의 연기나 고기 냄새도 숯이 흡착하게 되고 또한 고르게 구워지며 맛이 달아나지 않도록 구울 때 나오는 진액이 숯에 거의 떨어지지 않는다.

구이가 끝난 숯은 그대로 두고 5~6회 사용할 수 있고 물을 넣을 때처럼 청소할 필요도 거의 없다.

### ▶ 숯으로 지은 밥은 맛있다

1993년 일본은 기록적인 여름철 냉해로 대흉작을 맞아 쌀 부족을 크게 당했다. 일본 정부는 그 대책으로 캘리포니아, 오스트리아, 그리고 태국에서 많은 쌀을 수입하였다.

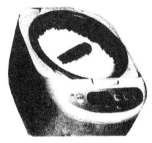

그런데 특히 태국 쌀은 일본인의 입맛에 맞지 않고 찰기도 없으며 윤기도 없어 푸석푸석한데다 냄새까지 심하였다. 우리나라에도 나이드신 분들은 6.25 동란이후 냄새나고 찰기 없는 남방쌀을 먹었던 기억을 가지고 있을 것이다. 어떤 일본의 숯 전문가가 이 태국 쌀에 숯을 넣어 밥을 지어 보았다. 그랬더니 밥이 부드럽고 맛이 있었다.

게다가 태국 쌀 특유의 냄새도 안 나게 되어 쌀집이나 슈퍼마켓에서도 쌀과 함께 숯도 팔게 되었다고 한다. 일단은 숯을 넣어서 취사를 하면 맛있는 밥을 지을 수 있다는 것이 확인된 셈이다. 그러면 밥이 왜 맛있게 지어졌을까? 숯에는 원적외선이 방사한다고 앞에서도 설명했다. 이 원적외선이 밥이 되는 온도에 따라 방사되어 그 효과로 쌀알 속까지 고르게 퍼져들어 밥이 되며, 더구나 숯에서 미네랄이 빠져나와 칼슘이 익는 과정에서 구수한 맛을 내기 때문이다. 또 밥물도 숯이 불순물을 제거하여 깨끗이 정화하기 때문에 밥맛이 좋은 것은 당연한 것이다.

### ☞취사방법은

수돗물을 정수할 때와 같이 숯을 먼저 물로 씻은 다음 끓은 물에 소독한 뒤 말려서 사용한다. 쌀의 물 조정도 보통 때와 같게 하고 쌀 3홉에 직경 3㎝, 길이 5㎝ 정도의 숯 하나를 넣고 밥을 하면 된다. 숯은 비장탄, 대나무숯 등 딱딱한 것이 좋다.

한 번 사용한 숯은 물에 잘 씻어서 통풍이 잘 되는 장소에서 하루정도 말린다. 또 10회에 한 번 쯤은 끓는 물에 건조시켜 사용하면 효과가 계속된다. 숯을 넣었을 때 덤으로 얻는 효과는 밥이 약간 탔을 경우에도 탄 냄새가 전혀 나지 않는다는 것이다.

### ▶보온밥통에 둔 숯이 산화를 막는다.

다음 식사를 위해 남은 밥을 보온밥통에 넣어두었을 때나 찬밥을 보관할 때도 숯 하나를 넣어두면 탁월한 효과를 볼 수 있다.

밥통에서 밥이 누렇게 된다거나, 냄새가 난다거나, 푸석푸석 해진 다는 것은 열을 가한 음식물이 일정한 시간을 지나면 산화(酸化)해간다는 증거이다. 숯은 그 산화도 막아주고 냄새도 흡착한다. 가정에서는 물론이고, 대형음식점이나 집단급식소에서 남은 밥을 보관하는데 사용하면 아주 편리하다.

▶튀김 음식에 숯을 넣어 바삭바삭

튀김 요리를 할 때 기름 가마에 열을 가하기 전에 잘 건조된 숯을 넣고 음식을 튀기면 숯의 원적외선 효과로 열이 빨리 전달되고 튀김재료의 깊은 속까지 골고루 튀겨져 씹을 때 바삭바삭하고 색상도 고와진다.

기름에 함유된 불순물도 숯이 흡착하고, 또한 숯을 넣은 기름은 산화가 늦어지기 때문에 기름도 오래 쓸 수가 있다.

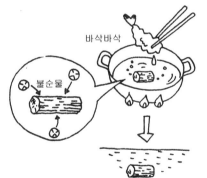

바삭바삭

불순물

사용하고 남은 기름에 새 숯을 넣어두면 산화가 늦어진다. 그러나 주의해야 할 것은 튀김에 사용한 숯은 재사용할 수가 없다.

그리고 열을 가한 튀김기름은 산화가 빠르다. 과산화지질이 체내에 쌓여 혈관 내벽에 붙어 혈행을 나쁘게 한다.

동맥경화를 일으키는 요인이 되며 동맥경화가 생기면 뇌졸

증이나 신부전증 등 무서운 성인병의 직접적인 원인이 되기도
하고 노화의 원인도 된다.

튀김기름을 오래 사용한 치킨은 과산화지질 덩어리이므로
먹지 않는 것이 좋다.

### ▶김치에 숯을 넣어 선도가 오래가게

숯을 김치통에 넣으면 빨리 시어지지 않고 신선도가 오래
지속된다.

물김치에 넣으면 숯 속에 있는 미네랄이 용해되어 광천수
김칫국이 되면서 불순물도 여과하기 때문에 김치맛도 좋아진
다. 물김치 맛은 물맛이 좌우하기 때문에 염소냄새가 나는 수
돗물은 쓰지 말고 정수된 물을 권한다.

### ▶차(茶) 물도 숯을 넣어 끓인다

찻물이나 커피 물을 끓일 때 숯을 넣으면 차 맛이 더욱 부드

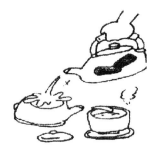

러워지고 깊은 맛이 난다. 옛날부터 약
탕물을 숯으로 정화해 사용해 왔던 것
은 잘 알려진 사실이다.

물론 숯에서 미네랄이 용해되고 냄새
도 제거되며 각종 찻물 속의 불순물도
흡착, 제거하기 때문이다.

### ▶숯에 여과한 술이 주당을 사로잡고 있다.

① 국내 최대의 주조회사인(주) 진로가 「참 眞 이슬 露」 소주

의 제조 공정에 대나무 숯으로 2차에 걸쳐 물을 여과하여 잡스런 맛과 불순물을 제거하여 마실 때 깨끗하고 순한 느낌의 소주를 개발하여 소주시장을 석권하고 있다.

이것은 숯의 다공체에 위한 정수능력을 활용한 것이다. 특히 대나무 숯은 다공체의 표면적이 일반 백탄은 1g당 약 300㎡(약 90평)인데 비해서 대나무 숯은 1g당 약 700㎡(약 210평) 정도이므로 불순물의 흡착, 탈취효과가 훨씬 높다.

이래서 이 회사는 주조공정에 여과력이 월등한 대나무 숯으로 여과하여 깨끗한 술을 만들 수 있었던 좋은 아이디어로 인기를 롱런하고 있다.

② 일본의 산토리주조회사가 1998년 위스키 젠(膳)을 전통기술에 힌트를 얻어 대나무숯 여과방법의 순 일본식 양주 위스키를 만들었다.

이 "젠"은 유럽풍의 위스키와 달리 입에 닿는 맛이 부드럽고 입맛이 당기는 은은한 맛 뒷맛이 개운 등의 특징 있는 위스키이다. 이 맛을 내기 위하여 700도에 구워진 대나무 숯을 최적온으로 선정하여 이 맛을 내게 하였다. 대나무 숯으로는 650~700도선 이 숯으로서 전도성을 갖게 되고 흡착성 등이 크게 변하는 변위점 (變位点)의 온도가 되어 숯의 질에 큰 영향을 주는 분기점이 됨으로 위스키의 미묘한 향미식품에 맛을 결정짓는 여과재의 결정온도로 잡아 맛을 결정한 것이다.

먼저 흡착력이 좋은 활성탄을 사용해보니 향이나 맛까지 제거해 버려 단지 알콜맛 밖에 없게 되었던 것도 경험이었다고 한다.

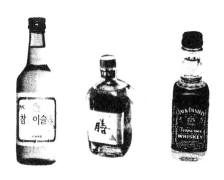

③ 미국의 위스키를 숯에 여과한 술은「쟈크디니엘」로 알려져 있다. 쟈크디니엘은 증류직후의 원주(原酒)를 단풍나무 숯층에 통과시키고 나서 저장하는 제법으로 독자적인 원숙한 풍미를 지닌 위스키를 만들고 있다.


# 6. 자면서 건강 찾는 숯 활용

▶숯 제품의 활용방법

「잠이 보약이다」라는 말이 있지만 사람의 건강도 밤에 이루어진다. 건강하게 사는데 수면이 그 정도로 비중이 크다는 것이다.

숯은 우리의 몸을 치유하는 환원작용을 한다. 특히 이 작용은 자는 시간을 활용하는 것이 좋다. 이것이 <숯 침대>, <숯 매트>, <숯 베개>이다.

자는 시간에 숯의 여러 가지 효과를 이용하면 많은 생명에너지를 충전하여 피로를 풀고 상쾌한 아침을 맞을 수 있다.

이와 같은 효능을 발휘하려면 침구제품으로서 적어도 몇 가지 기준에 도달한 숯을 사용한 제품이라야 한다.

① 고온에 구운 백탄이라야 한다.(전도성확보, 전자파피해의 감소능력: 수맥차단, 음이온의 발생, 원적외선의 높은 방사률)

② 숯의 다공체 표면적이 많아야 한다.(냄새, 습기 흡착력)

③ 부딪히면 금속소리가 날 정도로 단단하고 톱으로 잘라지지 않을 정도의 강도를 지니면 좋다.(돌덩어리 같은 숯의 입상화가 무거운 체중을 감당해도 분말이 잘 되지 않는다)

④ 탄소함량이 높아야 한다.

⑤ 물에 가라앉을 정도로 무거운 숯이면 더욱 좋다.

여기에 덧붙여 이런 제품은 기본적으로 통기성을 갖추지 않으면 안된다. 숯의 기본 효능을 살리려면 통기성이 좋아야 하기 때문이다. 통기성을 제한 받는 비닐백에 넣는다거나 방수제질로 덮어서 가공한 것은 피하는 것이 좋다.

그러면 왜 노인과 환자는 숯 침대나 숯 베개가 더 필요하다고 하는 것일까?

사람은 나이가 들면 대사능력이 떨어지고 세포의 산화가 빨라, 세포가 되살아나는 환원작용이 약해진다. 그래서 산화와 환원작용이 균형을 잃는다. 이것이 노화인 것이다.

숯은 탄소 덩어리로서 우수 공간의 자유전자를 유도해 끌어모으고 축적해서 에너지가 부족한 곳에 공급하는 역할을 갖고 있기 때문에 우리의 몸이 균형을 잃을 정도 에너지가 부족하면 숯으로부터 보충받을 수 있다.

그렇기 때문에 항상 좋은 숯 제품을 신변 가까이 활용하면 전자에너지를 받아 산화를 막고 노화를 늦출 수가 있는 것이다.

더욱이 환자나 노인은 젊은 사람들과 달리 자연 치유력, 병의 면역력이 저하되어 있기 때문에 주위의 환경을 정화하여 유해한 물질과 악취, 습기, 전자파 등이 제거된 공간에서 살아야 한다.

그래야만 노화의 지연과 병의 쾌유를 기대할 수가 있다. 그 대책이 숯 제품을 몸 주변에 가까이 두는 것이다. 특히 노인이나 투병생활을 하는 사람은 신변에 밀착한 전기제품은 사용하지 말아야 한다.(전기카페트, 전기면도기, 전기요 등)

그동안 숯 제품을 사용한 사람들의 신비한 체험을 요약해 보면,
① 여름에는 축축하지 않고, 가슬가슬하며, 겨울에는 따뜻하여 숙면이 잘 되었다.
② 자율신경의 밸런스를 잡아주어 정신적인 안정을 주었다.
③ 냉증, 요통, 어깨통, 천식 등이 자는 동안에 개선되었다.
④ 깨끗한 공기를 느낄 수 있었다.(오염된 공기에는 피부도 긴장한다)
⑤ 눈의 피로, 코 막힘, 비염, 목 등의 아픔이 개선되었다.

▶「숯 침대」
피로회복에는 오랜 수면시간이 필요하다는 속설은 잘못된 것이다. 결코 수면시간과 피로회복도는 비례하지 않는다.

건강체라면 짧은 수면으로 피로가 금방 회복되지만 노인이나 환자는 하루 종일 꾸벅꾸벅 졸기도 한다.

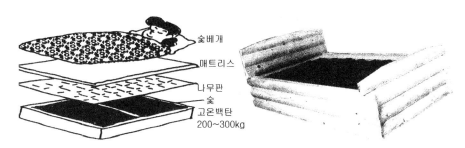

▶ 몸의 깊은 곳까지 따뜻한 원적외선 온열효과와 음이온의 발생, 땀의 흡수, 탈취, 공기정화 등으로 놀랄만큼 깊은 숙면으로 다음날 머리가 산뜻, 몸도 가볍다.

오랜 수면시간을 필요로 한다는 것은 신체에너지가 저하되었다는 뜻이다. 건강한 사람도 하루 일이 끝나면 피로가 쌓여서 환자나 노인에 가까운 상태가 된다.

이것은 식사, 그리고 수면으로 회복하는데 이때 숯 침대를 사용하면 회복의 속도는 빨라진다.

침대의 소재는 목재면 좋다.

숯은 고온에서 구운 단단한 「참숯 백탄」이나 값은 좀 비싸지만 「비장탄(최고급 백탄)」이 좋으며 빈틈없이 꽉 채운 것이 좋다. 백탄은 200kg정도면 충분하다.

외국에서는 숯 침대의 효과를 많은 사람들이 체험하고 있다. 그러면 어째서 숯 침대나 숯 제품에서 자면 숙면할 수 있는 것일까?

그것은 숯이 갖고 있는 음이온의 공급과 원적외선의 효과로 우리 몸은 모세혈관이 열리고 혈액순환이 원활해진다.

모세혈관이 열린다 말은 편안해진다는 뜻이다. 그리고 몸의 구석구석까지 산소나 영양소가 잘 운반되면 혈액순환이 잘 이루어지기 때문에 신진대사도 촉진되는 것이다. 그렇기 때문에 우리는 숙면할 수가 있는 것이다.

숯 침대는 침구로서는 결정판이지만 가격이 비싼 것이 흠이다. 굳이 숯 침대를 구입할 필요 없이 기존의 사용 중인 침대 밑에 백탄으로 공간을 꽉 메워서 넣는 것도 좋은 방법이며 경제적인 숯 침대이다.

▶ 뇌신경 안정을 돕는 「숯 베개」

「베개의 선택이 건강의 선택」이라는 말이 있다. 베개의 좋고 나쁨이 수면의 쾌적함과 깊은 관계가 있다는 뜻일 것이다. 중요한 머리 부분에 직접 닿는 것이기 때문에 그 선택은 매우 중요하다.

숯 베개는 불면에 효과가 있는 도구만이 아니고 어깨 결림, 요통, 두통, 신경통 등의 아픔과 눈의 피로, 백내장, 고혈압, 협심증 등 심장병에도 큰 효과가 있다는 것이 확인되었다.

베개는 잠잘 때 베는 도구만이 아니라 직접 아픈 곳에 대어서 외용으로도 활용할 수 있다. 요통의 경우라면 허리 베개를 사용하고 간단한 운동을 한다. 숯의 파동에너지가 진통효과를 줄 것이다. 이런 효과는 원적외선의 온열효과와 통증 부위에 음이온이 공급되어 얻는 결과로 생각된다.

숯 베개의 감촉은 시원하고, 상쾌할 뿐만 아니라 원적외선의 효과로 후두부나 목 근육, 어깨가 따뜻하여 자리에 누우면 곧 깊은 잠에 들게 된다. 숯 베개는 고온에 구운 단단한 백탄이기 때문에 일정한 분쇄를 하면 알맹이로 된 입상이 된다.

요즘 시중에 숯베개라는 이름으로 프라스틱 파이프를 잘라서 넣은 베개를 보았는데 숯베개는 백탄이 들어있는 베개가 숯베개다. 평소 부드러운 베개를 사용하던 사람은 처음에 조금 딱딱한 느낌을 받겠지만 일주일만 지나면 습관화되어 아무렇지도 않게 된다.

베개의 높이는 너무 높거나 낮으면 목뼈를 휘게 하므로 보통 체형의 경우 여성은 4~5㎝, 남성은 5~6㎝가 표준이다. 목뼈(경추)가 휘면 목 결림, 어깨 결림, 허리 결림, 두통 등이 생기기 쉽다. 베개 사용시 얼굴의 각도는 5도를 이루는 것이 좋다.(고침단명 : 高枕短命)

냄새제거
마이너스 이온발생
습기제거
온열효과
후두부의 경혈자극

요즘은 베개가 단순한 머리를 받치는 도구로서가 아닌 인체 골격구조에 맞는 베개가 개발되고 있으며 최근 한국발명상을 받은 이 베개는 구조가 누었을 때 목 부분을 높이고 머리뒷부분을 낮게 설계되고 양옆으로 누울 때를 고려하여 목 부분보다 높게 설계되어 옆으로 누었을 때의 어깨 폭을 배려한 인체과학적 베개도 시판되고 있다.

숯베개는 후두부의 경혈을 자극한다. 숯은 적당한 경도(硬度)가 있기 때문에 후두부에 적당한 자극을 가할 수 있다.

후두부에는 풍지(風池), 뇌호(腦戶), 옥침(玉枕)이라는 경혈이 있는데 이 경혈이 자극을 받아 불면, 두통, 고혈압, 눈이나 코의 여러 증상이 완화된다.

▶「숯 매트」

「숯 매트」는 본래 여러 경우의 장애자, 즉 중풍, 반신불수, 교통사고 등으로 인하여 자리에 누운 채 생활하는 사람이나 오랜 병원생활을 하는 사람, 장년, 노인들의 건강생활을 크게 돕는 제품이다.

자리에 누운 채 꼼짝 못하는 환자들은 대개 누워서 생활하기 때문에 혈액순환이 좋지 않다. 그렇지만 숯 매트를 사용하면 혈색이 좋아지고, 습기, 냄새 등을 제거할 수가 있다.

숯에는 뛰어난 습기제거 효과가 있다. 침구 위에 습기가 차지 않는 것은 바로 이 때문이다. 보통 사람이 하루 밤 취침 시 방출하는 땀이 물 1~2컵이라니 침구가 축축해지는 것은 당연한 것이다.

「숯 침대나 숯 매트에서 자면 완전히 숙면할 수 있는 것은 숯에 환원작용이 있기 때문이며 인체의 산화물을 제거해 주기 때문이다. 전기모포나 전기카페트를 사용하는 경우에는 수면 중에 내장이 휴식을 취할 수 없어 체내의 산화를 촉진하고 신경 이상도 초래할 수 있다」고 일본의 마끼우지 다이도우 의학박사는 말하고 있다.

그래도 추워도 전기담요를 사용하고 싶을 때는 몸에 직접 닿지 않도록 위에 숯 매트를 깔아야 한다. 숯 매트를 사용한 사람들로부터 앙케이트를 받았던 바 냄새 제거효과는 백퍼센트 있었다고 하는 회답이 있었다.

또한 70퍼센트 가까이가 잠자리가 좋아졌다. 몸이 따뜻해졌다고 회답하고 있었다. 혈압이 정상화된 사람도 있었다.

더욱더 고령화 사회가 되어가고 있는 시대에 숯 매트는 현대인의 생활에 큰 역할을 차지할 것을 믿어 의심치 않는다.

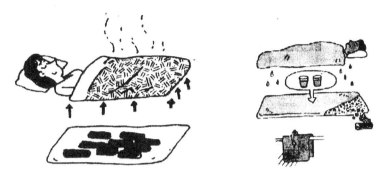

▶ 인간은 잠자는 사이에 컵 1~2잔의 땀을 방출하며 숯을 넣은 매트는 훌륭하게 땀을 흡수하고 쾌적한 수면을 약속합니다.
▶ 누워서 생활을 하는 분 - 노인, 수험생에 최적격
▶ 1주일에 한번씩 그늘에 말려서 다시 사용함.

물론 건강한 일반인한테도 이 숯 매트와 숯 베개는 자면서 건강 찾는데 필수적 용품이다.

그리고 숯 베개와 매트는 일주일에 한번씩 그늘에서 말려주는 것이 좋다. 햇빛에 건조하면 자외선의 영향으로 숯 다공체 속에 있는 유익한 미생물이 사멸할 수 있기 때문이다.

▶ 화제의 음이온 숯 매트와 숯 베개

기존의 숯 매트의 음이온 방출이 이온테스터기로 관찰해보면 통상cc당 70개 미만임을 감안할 때 평균 음이온이 인체에 적합하다는 cc당 800~1000이 발생하는 숯 매트와 베개가 화제가 되고 있다.

이와 같은 인체최적합량의 음이온이 발생하는 숯 침구류는 매일 숲에서 잠자는 것과 같은 효과라 할 수 있다.

음이온의 효과는 본서 4장 숯의 기본적 효능에서 설명한 바 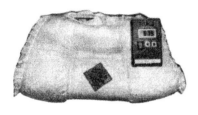 와 같이 예방의학의 원점이라 할 정도로 오늘날 오염시대의 건강 생활을 위한 출발점이기도하고 음이온지수가 건강을 좌우하기 때문이다.

건강회복의 최적지는 바람이 살 랑거리는 숲 속이다. 폭포와 계곡의 환경이라 할 수 있으므로 바로 거기가 음이온 우세지대이기 때문이다. 이 매트와 베개 는 숯 자체만으로 미달되는 음이온 발생량을 증폭시킨 제품 이다.

▶「숯 방석」

사무실에서 하루 종일 앉아서 근무하는 사람이나 자동차에 앉아서 오랜 시간 운전하는 사람 등 앉아서 생활하는 사람들 은「숯 방석」을 활용하는 것이 좋다.

숯 방석은 음이온을 발생시켜 심신을 안정하게 하여 혈압과 맥박을 정상화하며 정신을 맑게 하여 집중력을 향상시켜 주기 때문이다.

① 특히 자동차 안처럼 밀폐되고 제한된 공간에서 오랜 시 간 앉아서 활동하는 사람은 숯의 기본 효과인 공기정화, 냄새제거, 습기제거와 원적외선방사, 음이온 같은 요소들 이 더욱 필요해진다.

② 또한 치질이 심한 사람이 사용하면 방부효과, 습기제거, 불순물과 병독의 흡착, 제거효과로 증상이 훨씬 좋아진다. 늘 앉아서 생활하는 운전기사, 사무기기 종사자, 수험생, 문필가, 봉제사 등은 꼭 필요한 필수품이라고 생각한다.

③ 그리고 기도와 수도하는 종교인들, 기공, 명상, 단전호흡 등을 수련하는 사람들은 음이온의 공급으로 뇌신경이 안정되어 집중력을 향상시킨다.

▶「숯 안대」

눈이 늘 피로하거나 불면으로 고생하는 사람의 눈은 「숯 안대」를 사용하여 안정과 피로회복을 할 수 있다.

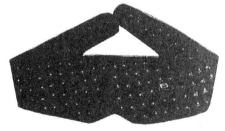

오랜 시간 책을 읽거나 텔레비전을 시청하거나, 컴퓨터나 게임기 등의 사용으로 피로에 쌓이고 불면에 시달린 눈은 양이온과 피로물질이 많으므로 숯 안대를 이용하여 개선해 주어야 한다.

눈이 피로회복이 되면 혈압의 저하에도 도움을 준다. 눈은 뇌에 가까운 곳에 많은 신경이 연결되어 있기 때문에 눈의 피로는 곧장 뇌에 전달되는 것이다.

피로를 느끼는 뇌는 스트레스 신호를 온몸에 보내 혈관을 수축시켜 혈압을 오르게 하는 것이다. 그렇기 때문에 혈압을 오르지 않게 하려면 눈의 피로를 막아야 하는 것이다.

▶독, 기관지, 천식, 갑상선 등 숯 목보호대를 질병개선에 활용할 수 있다.

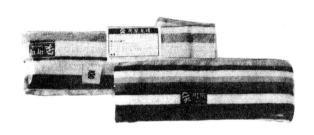

▶숯 마스크

중국 발 「싸스」가 세계를 뒤흔들고 있는 감염소동에 대비해 숯 마스크는 공기의 정화, 감염물
·질의 예방을 위해 그 역할을 다하고 있다. 물론 숯 마스크도 여러 종류가 있으므로 적어도 숯을
넣은 방독마스크의 수준에는 못미치지만 적어도 95%정도 예방가능한 숯 마스크 정도를 가정건강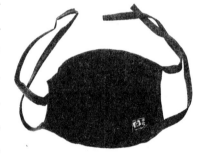
용품으로 준비할 필요가 있다고 보여진다.

착용전 목초액 스프레이를 한번 하면 더욱 효과적이다.

▶불면해소와 아침이 가뿐한 죽초시트

숯 매트와 베개의 사용과 함께 발바닥의 용천경혈에 죽초시트를 붙이면 발이 따뜻해지면서 잠자는 사이에 체내노폐물과

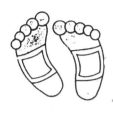 수독이 빠지면서 푹 잠들게 하고 아침에 일어나는 몸이 한결 가벼워지는 이 시트는 대나무로 숯을 구울 때 나오는 연기를 냉각시킨 액체를 정제후 분말화시켜 시트상으로 만들어 발에 붙이는 건강용품으로 효과 보는 분들의 체험증언이 많은 숯 용품이다.


## 7. 미용과 스킨케어 숯활용

숯의 흡착력을 이용한 모공의 노폐물과 피부지방, 오염물질, 화장독 등을 흡착하여 깨끗한 피부를 복원시키고 천연미네랄을 공급하는 효과와 원적외선 효과도 함께 응용된 삼푸, 비누, 얼굴팩, 타올도 제품화되고 있다.

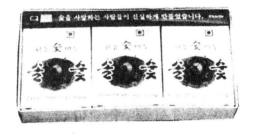

# 8. 식기류에 숯활용

숯의 원적외선효과를 응용하여 점토와 혼합한 밥솥, 구이판, 뚝배기, 약탕기, 국솥, 장독, 김칫독 등으로 활용되어지고 있다.


# 9. 의류제품에 숯활용

숯의 항균, 방습, 원적외선, 음이온을 응용한 팬티, 양말, 조끼, 모자, 신발깔창, 솜, 이불 등이 응용되고 있다.

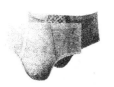 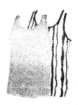 

# 10. 숯을 통한 정신세계를 추구하는 炭道의 작품세계

다도(茶道) 서도(書道) 향도(香道)와 같이 숯을 활용한 예술적 세계를 추구하는 탄도인(炭道人)들의 작품활동

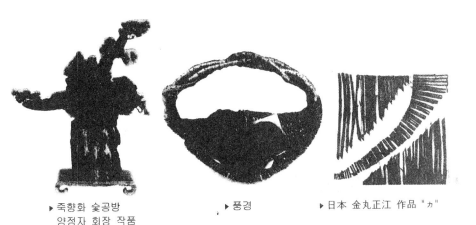

▶ 죽향화 숯공방
  양정자 회장 작품

▶ 풍경

▶ 日本 金丸正江 作品 " ヵ "

# 11. 악세사리와 보석가공에 숯활용

비장탄의 단단한 성질을 활용한 목걸이, 팔지, 페난트, 이어링, 핸드폰걸이, 108염주, 단주, 합장주, 도장, 저분받침, 요실금 기구, 여성자궁청결구, 숯침, 부롯찌, 타워스링, 반지 등 세공하여 만든 악세사리가 신변의 정화, 혈액순환 등에 효과가 있으므로 준보석품으로 취급되고 있어 다소 고가로 판매되고 있다.

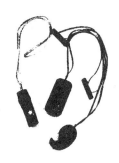

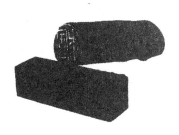

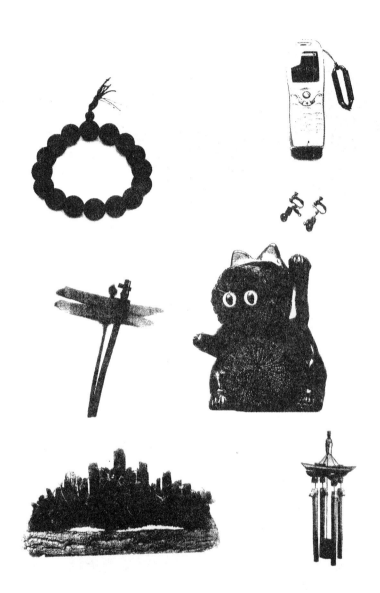

또 대나무 숯의 특성을 활용한 악세서리도 점점 활용도 높아지고 있다.


## 12. 의료시설에서 숯활용


병동건축시의 탄소매설, 벽체, 천정, 바닥재, 벽지, 병실내 숯 놓기 등 숯 활용 자재를 채택하여 환경친화적 병원을 건설함으로서 병실내의 환경개선과 환자에 있어서 공기가 주는 눈에 보이지 않는 치유의 효과를 높이는 병원이 될 수 있다. 병실에 숯을 놓는다는 것은 자연 속의 숲을 옮겨 둔 것과 같은 효과가 있기 때문이다.

숯은 공기를 정화하는 힘, 습기와 냄새를 제거하는 효능 숯이 숲에서 많이 존재하는 음이온을 발생함으로 산림속의 숲이 하는 역할을 숯이 그 효능을 발휘하고 있는 것이다.

늘 누워서 투병하는 환자에게는 숯 매트는 등창, 욕창 등의 치유와 방지에도 도움이 될 것이며 기가 빠진 환자에게 기를 충전하는 효과도 있다. 병원에 와서 병이 더 악화되었다는 우스개 말이 없게 하려면 병동의 환경개선이 시대적 요청으로 받아드릴 때가 된 것 같다. 뜻있는 의료인들 중에는 숯을 활용하는 병원이 늘어나고 있다.

# 13. 사찰과 수도시설의 숯 활용

사찰은 예부터 절터부지에 숯을 묻었던 사례는 합천해인사, 금산사, 불국사 등 기록이 있다. 이는 사찰의 건물, 경전, 불구 등의 보존적 의미도 있지만 토지의 지기를 높여 수도와 참선의 장을 보다 정진도량으로 만들려는 의미도 있는 것이다.

토지에 탄소매설을 함으로서 지자장의 안정과 음이온이 지표면으로 상승함으로서 심신의 안정과 지상의 모든 물질의 부패를 막는 역할을 하게 된다(목조건물, 벽화, 경전, 불구 등)

국내의 몇 사찰(진천보탑사, 안동평화사)에서 사월 초파일에 불전에 올린 수박을 동지에 나눠 먹었다는 이야기가 있듯이 탄소를 매설하게 되면 그 지상의 모든 물질에 방부효과가 있는 것이다. 마왕퇴고분의 유체가 부패하지 않았다는 것도 좋은 예가 될 것이다.

그리고 산사의 목조사찰이 세월의 풍우에 훼손을 막기 위해 법당, 마루 밑의 비어 있는 공간에 숯을 넣어서 습기를 조절 냄새제거와 건물훼손을 막고 수도참선의 장에 기를 높이는 숯 넣기를 주문하고 싶다.

# 14. 건강주택자재의 숯활용

주택의 건축자재가 건강한 주거생활에 위협을 주는 건자재로 인식되어 심각한 사회적 문제가 되고 있다. 생산하기 편리하고 외양이 좋고 값도 싸게 대량생산 할 수 있는 화학제품건자재에 의존하다 보니 유해한 화학물질이 오랜 기간 방출되고 고기밀성 구조가 되니 주거가 원인이 되는 질병이 생기게 된 지경에 이르게 된 것이다.

어떻게 하면 환경친화적 소재를 사용하여 건강주택을 지을까 하는 노력이 계속되고 있다. 그 한 방법으로서 숯이 천연소재로서의 다양한 효능을 건축에 활용할 수 있음이 밝혀짐으로서 건자재개발에 폭넓게 이용되고 있다.

활용의 사례를 보면 벽체공사부터 레미콘의 시멘트재료와 숯가루를 배합하여 시멘트 독을 감소시키는 벽체공사 활용법을 비롯하여 천정제, 숯벽지, 숯초배지, 숯장판, 숯배합바닥재, 숯페인트(휄스코트), 숯배합몰탈공사 마루바닥조습 숯깔기 등 건축자재전반에 활용되고 있다.

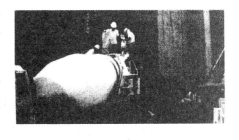

유해화학물질방출 없는 건강주택을 만들려는 노력이 계속되는 한 숯의 수요는 날로 증가할 것이다.

21세기는 주거의 개념이 건강주택으로 이미 가고 있다. 앞서 가는 주택사업자들은 아파트의 분양광고에서부터 유해화학물질방출 없는 건자재사용을 선전하기 시작했고 정부도 다중이용시설관리규정을 입법화하여 유해화학물질방출을 관리감독하게 되었다.

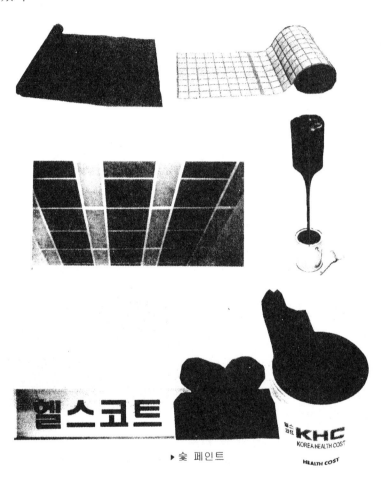

▶ 숯 페인트

## 15. 숯의 힘으로 영구적 건강주택만들기(탄소매설)

▶ 탄소(숯)매설은 건축대지에 자장을 높이는 수단이다

문자 그대로 숯을 땅속에 묻는 것이다. 탄소의 특성을 이용해서 우리들의 생활하는 장소를 에너지와 기가 열세한 땅을 자장이 높은 우세한 땅으로 바꿔놓는 기술이다.

탄소는 특성상 우주공간의 에너지(전자)를 유도하고 축적해서 전자가 부족한 곳에 공급해주는 성질을 갖고 있다.

이 특성을 活用하기 위해서 대지에 숯을 매설함으로서 자연

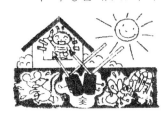

계에 무수히 있는 우주에너지를 이용해서 그 위에 살아가는 사람, 동물, 식물, 모든 물질 등의 산화를 막고 생장을 도우며 물질이 오래 보존되게 하며 사람에게는 노화를 더디게 하고 수맥을 차단하게 하여 건강하게 살 수 있는 터전이 되고 쉽게 병들지 않는 공간 환경을 만드는 우주에너지 증폭장치라고도 말 할 수 있는 지구에너지 부활법이다.

즉, 탄소의 성질을 이용해 인간의 지혜로 좋은 토지로 변화시키는 것이다.

▶ 왜 지구상의 토지는 우세지와 열세지가 있을까

지구는 시속 1700km라는 놀라운 스피드로 회전하고 있는데

그때에 남북(南北)으로 작용하는 자력선과 동서(東西)로 작용하는 전기력선이 교차하는 장소에 전자장에너지가 발생하고 있다. 즉 자장이 발생한다.

대지의 전기력을 높이면 함께 된 자력도 높아져가므로 전자력이 높은 곳, 즉 기(氣)와 에너지가 강한 곳이 된다.

그 위에 살고 있는 인간도 동물, 식물도 건조물도 모두 큰 영향을 받게 된다. 또 지구의 표면에는 산, 계곡, 하천, 바다 등 오목 볼록형태로 되어 있어 이 변화에 의해서 지구가 갖는 자력의 강도도 일정하지 않게 되는 것이다.

따라서 자력이 강한 장소(우세지대: 치유의 땅)와 약한 장소(열세지대: 氣가 마른 땅)로 나누어지고 있다.

문자 그대로 우세지대에는 자장이 높고 기세가 점점 왕성하게 되는(환원) 토지이고, 반대로 열세지대에는 자력이 약해서 氣가 마르고 에너지가 점점 없게 되어 물질의 기세가 쇠퇴(산화)되는 토지를 말한다.

옛말부터 농작물이 잘 되는 땅이 있어서 상답(上畓)이라고 하고, 작물의 성장이 부진하고 수확이 잘 안되는 땅을 하답(下畓)이라 했다.

그리고 이사하고 3년을 넘기기가 어렵다는 말이 있듯이 환자가 많아지고 병이 낫지 않고 악화되며 우환이 끊어지지 않고 1년에 암 환자가 한집에서 3명이 생겼다는 보도를 들은 적이 있는데 이런 현상은 자연계의 주거의 토지하고도 관계가 있는 것 같다.

사람들은 장소를 옮겨가면서 일상을 생활하지만 소, 돼지,

닭, 작물은 사육장이나 재배지의 동일 장소에 있게 되기 때문에 열세지대의 영향을 많이 받게 된다.

그래서 동물사육장에도 논과 밭, 시설재배농업에서 탄소를 묻어서 우세지대를 만드는 전자농법이 늘어나고 있는 것이다.

### ▶ 물질, 사람도 산화되지 않는 장소를 만드는 매탄(埋炭)

전도성이 높은 고온에 굽은 숯은 자유공간의 전자를 모으는 힘이 있다.

일정한 장소에 탄소매설을 5개소 또는 9개소에 하게 되면 지구가 돌고 있는 한 원심력에 의해 서서히 넓어지고 시간의 경과에 따라서 큰 원을 그리는 형태의 일정범위까지 자장세력이 넓어진다. 그것도 평면이 아니고 입체적으로도 영향을 미친다.

그 증거로 탄소를 매설한 곳에 철봉을 꽂아놓으면 시간의 경과와 함께 자석이 되어버린다.

즉, 생명체나 물질이 산화하기 어려운 곳이 되고 또 물질이 오랫동안 산화하지 않게 된다.

그 좋은 예가 중국 마왕퇴 고분 1호묘에서 대후부인의 유체가 2100년 동안 그대로 보존된 것은 탄소매설의 지혜인 것이다.

자연이라는 것은 높은 곳에서 낮은 곳으로 흐른다.

피로한 몸을 +전위가 높은 곳에 가면 전위차(電位差)에 의해서 - 전자가 몸에 들어와 피로가 회복되는 것이다.

전자라는 것은 늘 밀도의 높은 방향으로부터 낮은 방향으로 흐르는 성질(電位差)을 갖고 있기 때문에 전자밀도가 높은 탄소(숯)는 주위의 부족해 있는 인간, 동식물, 물질에 주고 건강한 사람이나 동식물의 전자는 밀도가 낮은 산화해 가는 쪽으로 주게 된다. 즉, 병원이나 환경이 나쁜 장소에 가면 건강한 사람의 전자를 빼앗기게 되어 쉽게 피로해지는 것이다.

이때 숯을 지니고 병원에 문병하게 되면 빼앗긴 전자를 숯의 축전되어 있는 전자를 받을 수 있다.

### ▶ 열세한 토지에 살면 암 발생률이 높다

토지의 지세가 열세한 곳에 살면 암의 발생률이 높다는 보고가 있다.

미국의 노벨상을 수상 받은 학자인 미국국립암연구소장 알바트센토젤지박사는 암세포의 생성과정에 관한 새 이론을 발표했다.

「인간세포가 증식하는지 하지 않는지 그 과정에는 전자장이 작용하고 있지만 암세포에는 전자장은 관계가 없다. 건강한 사람의 경우 세포분열을 중지하는 것은 전자가 정리된 자장이다」라는 것이다.

박사의 이론에 따르면 이 전자장이 없게 되면 세포발생의 콘트롤이 듣지 않게 되어 암이 발생한다는 것이다. 박사는 이것을 생쥐의 간장을 사용하여 실험하고 증명하고 있다.

### ▶ 풍수명당과 자장의 우세토지

토지의 우세지와 열세지를 구별할 수 있는 일정한 테스트기가 없던 먼 옛날에 지어진 명산유곡에 사찰은 거의 자장이 우세한 토지와 수맥이 없는 곳에 지어졌다. 역시 명당은 토지의

氣와 우주에너지가 높은 우세한 곳에 설정되었음을 알 수 있다. 그 시대의 지관들의 지혜와 직관력은 대단한 것 같다.

그리고 자장에너지의 열세지라도 탄소를 매설하여 우세지를 만드는 기법을 옛날선인들도 알고 있었음을 알게 된다.

유명한 사찰에 숯을 묻었던 사례로 보아도 알 수 있다.

심지어 야생동물, 새, 물고기 등의 집도 타고난 생존적 직감으로 전자장이 우세한 곳에 둥지를 잡았다.

그러나 우리들 인간도 먼 옛날에는 동물들과 같이 생존적직감력으로 생존의 터를 잡았겠지만 과학과 지식이 뒷받침된 현대사회는 직감이 아닌 과학적 지혜로 우리가 살고 있는 주택, 점포, 사무실, 병원, 호텔 등을 열세한 토지를 우세한 토지로 변화시키는 기법을 활용해야 할 시대가 된 것 같다.

화학물질에 오염된 토지, 쓰레기매립지, 하천, 구릉매립지, 절개지 등 토지의 기운이 열세한 토지에 탄소매설에 의한 우세지 건축은 21세기의 크린건축산업의 새로운 비전이 되었으면 한다.

명당을 찾아 양택을 정하는 것이 아니라 여건을 개선하여 어느 곳이나 명당을 만들 수 있는 기법이 탄소매설인 것이다.


▶ 숯(탄소)을 매설한 주택에서 보내진 효과체험보고(일본의 체험)
자장이 높은 집을 만들었다. 실내의 습도가 없어지고 활짝 갠 분위기다. 여름은 선선하고 겨울은 그다지 차지 않다. 건축자재의 냄새가 없어진다. 집안에 벌레가 생기지 않는다. 집에 들어가면 몸이 편안해 진다. 장 속에 곰팡이가 없어졌다. 가족이 모두 건강한 생활을 하고 있다.

정원의 과수가 3배로 열린다. 집에 둔 과실, 야채가 오래 간다. 쥐가 없어졌다. 집에 파리가 들어오지 않는다. 정원수가 싱싱하고 윤기가 난다. 고목이 되살아난다. 우물의 수질이 좋아지고 물이 맛있다. 지진피해가 적어졌다. 화장실의 악취가 없어졌다.

개나 고양이가 숯을 묻는 곳 위에서만 잔다. 바늘이 자석이된다. 어린이 천식이 좋아졌다. 금속류의 녹이 쓸지 않는다. 과음을 해도 숙취가 잘 풀린다. 고혈압이 내려갔다.

전철이나 자동차의 소음이 적어졌다. 가위와 칼이 자석이 되

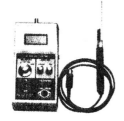

▶ 地磁場計

었다. 연못의 고기가 병이 들지 않는다. 흰개미가 생기지 않는다. 눈이 빨리 녹는다. 가족이 병원에 자주 가지 않게 되었다. 나는 꿈을 꾸지 않는다. 냉난방비가 적어졌다.

지자기의 변화에 따라서 혈압이나 심장의 박동수 등에 영향을 받는다고도 한다.

※ 지면 밑의 지자기의 검지나 탄소매설 후의 체크, 토지의 우세지, 열세지의 확인 등(미제)

신축 때가 좋은 찬스, 기존주택은 측구탄(側溝炭), 매탄의 효과는 반영구적 효과, 주택의 에너지증폭장치, 풍수학적문제점극복, 토양의 개량, 이온교환, 전자파장애의 완화, 정전기의 대전방지효과, 치유의 공간

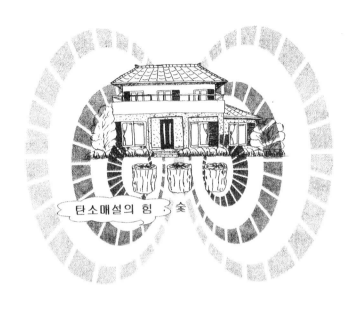

탄소매설의 힘    숯

▶탄소매설은 왜 고온에 굽은 숯이 좋을까

매탄에 이용되는 숯은 전기저항률이 낮으면서 잘 탄화된 고온 백탄숯이 가격은 좀 비싸지만 이상적이다.

그리고 결정구조가 보다 다결정화(多結晶化)한 숯이 필요하기 때문이다. 고온 숯이 될수록 전도성이 높고 전기저항률이 낮아지며 다결정화가 진행되기 때문이다.

이렇게 함으로서 미약한 에너지라도 숯 속의 전자군을 유도 방출 시킬 수 있고 많은 전자군을 축적할 수 있게 된다.

그러면 숯은 마이너스(−)전기를 띄고, 주위와의 사이에 보다 큰전위차(전압의 차이)가 발생하고 결과적으로 지표부에서 음이온이 많이 방사되게 되는 것이다.

▶ 토지의 지세에 따른 3가지 유형과 매탄효과 측정

일반적으로 택지나 농지 등은 전위차에 따라서 3가지로 나누어 생각할 수 있다.

전위차는 지표부와 지하부에서 방사되는 방향이 다름으로서 우세지와 열세지로 구분된다.

우세지(優勢地 : 치유의 땅)는 지표부(지상)가 지하부보다 전위가 높고, 그리고 지하부에서 지표부로 향해 전자를 방사해 주는 특징이 있어 항상 지표부가 전자가 풍부하게 모여 있게 되어 음이온 층을 이루고 지표 위에 사람, 동물, 식물, 물질을 생기 있게 부패되지 않게 산화되지 않게 함으로서 치유의 땅이 되는 것이다.

열세지(劣勢地 : 氣가 마른 땅)는 반대로 지표부가 지하부보다 전위가 낮고 지표부에서 지하부로 향해서 전자가 흡입되어 들어가기 때문에 지표부(지상)가 전자부족의 상태가 되기 때문에 氣가 마른 토지가 되어 병이 생기고 물질이 쉽게 부패하고 작물의 성장이 부진한 땅이 되는 것이다.

그러면 우세지도 열세지도 아닌 중간지(中間地)가 일반적으로 가장 많은 토지이다.

탄소(숯)의 매설의 경우 가장 효과적인 것이 열세지와 중간지가 되는 것이다.

전위차를 측정하기 위해서는 정밀한 전위차계(電位差計)가 있겠지만 지하부에서 방사하는 전자군은 그 정도가 큰 에너지를 갖고 있는 것이 아니기 때문에 측정이 어렵고 이런 경우에는 지역 환경의 파동주파수를 측정할 수 있는 계기를 사용하는 것이 좋은 방법이될 것이다.

지표부(지상부)에 전자군이 방사되면 필히 파동이 일어나고 그것에 응하는 주파수로 발신해 주기 때문에 지표부의 주파수를 재면 거기가 전자부족상태인가 전자가 풍부한 상태인지를 알 수가 있을 것이다.

이런 계기에 의하면 사람의 건강이나 식물의 생장에 좋은 건강파장대인지(0~10 파장헬즈) 피로파장대인지(12~18헬즈) 병에 기운이 있는 파장대(19~23헬즈)인지를 알 수 있을 것이다.

그러나 이런 지역이 건강에 좋지 않은 파장대지역이라도 숯을 매설함으로서 건강파장대지역으로 바꿀 수 있는 것이다.

▶ 매탄은 어떤 효과 원리

일반적으로 매탄의 방법은 한 개의 구멍에 직경 1m 깊이 1m정도의 크기로 파서 그 안에 약 300kg의 고온에 굽은 숯을 묻고 그 땅의 흙으로 다시 묻는 것이다. 이렇게 함으로서 다음과 같은 현상이 일어나게 된다.

지하에 매설한 숯의 부분에 흙 속에 있는 미약한 지전류(地電流)가 충돌하여 숯 속의 전자군이 유도 방출되어 숯이 음전위(-전위)가 되어 주위와의 사이에 전위차(電位差)가 발생하게 된다.

결국 전류는 높은 곳에서 낮은 쪽으로 흐르고 전자는 낮은 쪽에서 높은 곳으로 흐르므로 지하의 숯 부분에서 지표부로 향해 전자가 방사되어 그곳이 토지에서 음이온이 방출되도록 된다.

실제 매설현상에서 숯 매설 일주일 후에 큰 폭의 전위차가 생기는 것을 알 수 있기 때문에 지전류라고 하는 자연에너지를 활용하여 지하에 매설된 숯에서 주위에 전자가 방사한다는 것을 알 수 있다.

앞에서 이미 기술한 바 있는 중국 마왕퇴 1호묘의 대후부인 유체가 사후 불가 4일 경과한 정도의 상태로 2100년 동안 그대로 발견된 이 신비의 수수께끼를 푸는 포인트는 관주위에 메워져 있던 5톤의 숯에서 음이온이 계속 방출되었기 때문이며 또한 숯이 갖는 조습효과(調濕效果)도 크게 관계된다 할 것이다.

여기에서 사람을 포함한 생물의 생명활동에는 전자가 관계되어 있음을 알게 된다.

이와 같은 매탄의 활용은 숯이 갖는 전기특성에 의해서 그 장소의 환경을 개선하고, 거기에서 생활하든가 일하는 사람들의 건강을 되돌릴 수 있는 대단한 효과적 방법이라 할 수 있을 것이다.

▶ 탄소매설이 특히 필요한 장소

일반적으로 건강주택, 점포 등의 신축건물 또는 리모델링건물, 병원, 노인요양시설, 유아원, 치과병원, 약국, 화학약품취급점, 미장원, 이발소, 식품공장, 제약공장, 축사, 계사, 돈사, 하우스재배시설, 과수원, 밭, 논.

▶ 탄소매설의 구체적 순서와 방법

우선 대지의 중앙에 1개소, 동서남북에 1개씩 4개소 남동,

북동, 북서, 남서에 1개소식 합계 9개소의 구멍을 판다. 각각
구멍의 직경 1m와 깊이 1m로 동일하게 파는 것을 기본으로
하여 직경과 깊이를 1m20cm 또는 1m50cm로 하는 것도 좋다.
지형의 관계나 점포 등의 경우는 5개소에 구멍으로 매탄 할
수도 있다.

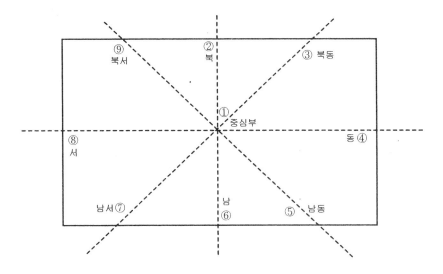

매탄할 곳에 먼저 구멍을 모두 파고 얼음덩어리 물을 양동
이에 준비하여 오른쪽 시계방향으로 뿌려 사기(邪氣)를 쫓는
의식을 하고 천일염(제염하지 않은 굵은 소금) 3kg 정도로 부정
을 없애고 액제를 위해 오른쪽 방향으로 뿌린다. 그리고 막걸
리나 청주로 오른쪽 방향으로 돌려 뿌리면서 신축공사의 무사
한 준공, 가정의 안전, 그리고 사업의 번창을 기원한다.
그리고 먼저 20kg 고온 숯 분탄 1포를 넣고 호수로 물을 주

입하여 숯가루가 반죽상태가 될 때까지 물을 주입하고 발로 이겨서 반죽상태가 물을 흡수하고 약간 굳어질 때 10분 이상 기다렸다가 다시 1포식 넣으면서 이와 같은 방법을 계속하면서 200kg~300kg을 넣는다. 특수한 경우에는 500kg 또는 1톤을 한 곳에 묻게 된다. 숯을 묻는 작업이 끝나면 정제가 잘된 목초액을 1ℓ 정도 뿌리고 다시 소금 3kg 정도를 매탄된 숯 위의 중앙에 소금 봉우리가 되게 한 상태에서 가공되지 않은 粗수정을 꽂아서 그곳에서 파낸 흙을 다시 메운다. 수정을 위에 놓는 것은 수정은 파동이 높은 성질을 갖고 있으므로 숯과 함께 그 토지의 파동에너지를 높게 하는 효과를 바라며 행하는 것이다.(수정의 각은 이집트이 피라미드와 각도가 같다)

구멍마다 매탄한 숯의 높이가 구멍 1m에 3분의 2지점의 높이가 대부분 되게 된다. 그 위에 반드시 파낸 그 흙을 되묻게 된다.

만일 공사를 위해 구멍을 팠을 경우 물이 계속 나올 경우 천일염을 최고 100kg까지 넣는 매탄을 계속한다.

또는 매탄을 한 후에 시멘트콘크리트공사를 할 경우에는 매탄지 점의 소금봉우리를 한 지점에 4인치 이상의 파이프를 확실하게 묻어 꽂아서 숯의 파동에너지나 음이온이 건물 안으로 흘러 들어가도록 배관한다.

만일 건물대지 속의 어느 부분에 우물이 있을 경우는 숯을 넣은 다음에 묻어 버린다.

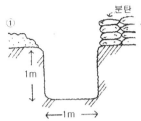

대지내의 중앙과 주위에 직경 1m 깊이 1m의 구멍을 판다

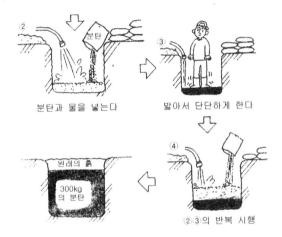

분탄과 물을 넣는다

밟아서 단단하게 한다

②③의 반복 시행

이렇게 매탄을 하게 되면 그 반경 15m 정도의 범위까지 정화되고 효과가 더욱 활성화 된다. 그것도 1층만이 아니고 그 위의 건물전체(약 40층)가 전부 같은 효과를 받는다.

그리고 온도가 조절되고 해충의 방제나 흙 속의 방사성물질 라돈을 방지하고 그 위에 세워진 주거가 활성화되는 것이다.

그러나 신축이 아니고 기존건물의 경우는 건물 벽 주위를 따라 측구탄(側溝炭)을 묻어서 효과를 얻을 수 있는 방법도 있다. 역시 매탄의 찬스는 신축공사라 할 것이다.

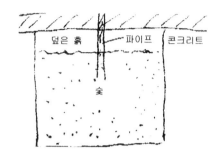

매탄은 세월과 함께 반영구적으로 계속되는 것은 마왕퇴 고문 1호 묘에서 잘 증명해 주고 있는 것이다.

매탄의 방법에 대해서는 대지의 지형, 주위여건을 고려한 매설계획이 필요함으로 지상(地相)과 가상(家相)을 고려한 전문가의 지도를 받는 것도 좋은 방법일 것이다.

▶ 매탄할 때 물을 주입하는 이유

숯은 주위에 물이 있으면 전자의 교환이 촉진된다. 더구나 다공체이기 때문에 물을 보관하는 성질을 갖고 있다. 숯을 매설할 때 물을 주입한 뒤에는 땅속으로부터 수분을 보충 받는다.

그리고 숯의 미세한 구멍속의 「계면전자(界面電子)」라는 형태로 전자를 껴안고 있으며 주위의 전자장 상태에 따라 축전과 방전을 반복한다.

## 16. 매탄숯농법

▶ 논과 밭의 농지매탄

농업에 숯을 활용하는 농법이 점차적으로 확산되고 있으며 이런 전자농법의 효과를 예를 들어보면, 시금치의 성장속도가

3주간에 약 1.5배 차이가 나기도 하고, 오이의 수확기가 1개월 연장되기도 하고, 멜론이 한줄기에 2개씩 열리기도 하고 당도도 2, 3도 높아졌다는 성과가 나왔다. 그 효과는 반영구적이다.

특이한 것은 숯이 가진 화학반응에 있다. 숯은 그 자신이 알칼리성이라서 그가 키운 농작물은 강한 체질이 되고 병충해에도 강하다.

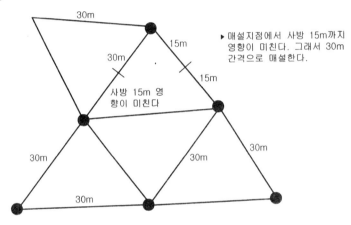

30m

15m

30m

15m

사방 15m 영향이 미친다

▶ 매설지점에서 사방 15m까지 영향이 미친다. 그래서 30m 간격으로 매설한다.

30m

30m

30m

30m

30m

▶ 배나무매탄의 단면도(斷面圖)

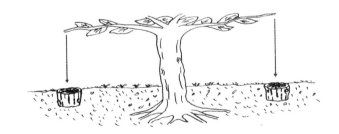

▶ 배나무 매탄의 평면도(平面圖)

배나무 방충효과 가지에 3~4개소 목초액을 넣은 깡통이나 페트병을 매달아 두면 벌레가 오지 않는다. 목초액의 입면 살포는 당분이 증가한다

▶ 위에서 내려본

배나무의 가지가 뻣어 나간 끝부분에 매탄을 하고 구멍크기는 직경 20~30㎝, 깊이는 40~50㎝, 매탄시 엷게 희석한 목초액을 1구멍에 2~3ℓ 뿌린다.

새싹이 나온 뒤 입면 살포하면 과일 맛이 좋다. 300~500배 희석한 목초액으로 한다. 원액을 뿌리면 입이 마르는 수가 있다.

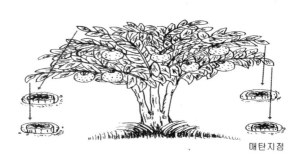

매탄지점

## 17. 농산물개방의 파고를 넘는 숯활용 농업인들

▶ 활성탄사료 먹인 고급 돈육 생산하는(강화농업인들)
중금속 및 불순물 그리고 냄새제거 등 탁월한 효과가 있는

숯을 사료에 첨가함으로서 돼지 특유의 냄새를 없애고 육질을 좋게 하여 고급돈육을 생산하고 브랜드화하여 양돈산업의 새로운 활로를 찾고 있다. 더욱이 돼지사료에 숯을 배합함으로서 돼지의 장이 튼튼하고 깨끗해져 설사를 막는 등 내장질환을 막을 수 있어 돼지 사육과정에서 질병에 따른 큰 손실을 막을 수 있었다고 한다.

▶ 참나무 숯을 사료에 배합하여 "백마강포그"로 브랜드한(부여축협)

자체개발한 참나무숯을 적당량 배합한 사료를 돼지에 먹여 분뇨에서 나오는 돈사의 환경개선은 물론이고 특유한 돼지냄새를 없애며 콜레스테롤 함양을 낮추고 단백질 함량을 높인 육질 좋고 맛이 뛰어난 고급돈육을 공급하게 되어 품질차별화로 브랜드화하고 특허청에 상표등록까지 하였다.

특히 한국식품개발원의 시험성적에 따르면 참나무숯 사료를 먹인 육성돈은 항생제를 사용하지 않아 잔류물질이 전혀 검출되지 않았으며 지방질과 콜레스테롤 수치가 일반돼지고기보다 현저하게 낮고 비타민과 철 등이 다량 함유된 것으로 나타났다고 한다.

▶ 활성탄, 키토산배합전용사료로 돈육생산에 승부를 거는 "제주포그"

제주도는 원래 청정지역으로 구제역, 콜레라 등 각종 질병이 없는 지역이라는 깨끗한 이미지를 살려 깨끗한 생수와 활성탄, 키토산이 배합된 특수전용사료를 먹여 육즙이 많고 담백하고 쫄깃쫄깃한 맛을 낼 뿐만아니라 지방층이 단단해서 육질이 부드럽고 껍질까지 신선해 옛 맛을 느낄 수 있다고 한다. 입맛 까다로운 일본소비자들까지 호평 받으면서 특화브랜드화로 축산물개방의 파고를 넘는 제주양돈축협.

### ▶ 전북 고창 대산농협의 야심작 "참숯배추"

김장철을 맞아 참숯배추라는 브랜드가 시선을 끌고 있다. 참숯 가루와 참나무 목초액을 이용해서 재배한 배추로 전북 고창 대산농협이 1998년부터 야심작으로 내놓은 배추다. 시장에 일반배추와 함께 진열하면 소비자의 선호가 높아 값이 비싼데도 먼저 팔려버린다고 한다. 이 같은 인기는 겉모양은 일반배추와 별차이가 없지만 농약과 화학비료를 적게 쓴데다가 맛도 월등히 좋아 입소문이 주요인이다. 라고 한다.

참숯배추는 300평당 참숯가루 150kg를 넣어주고 수확할 때까지 참나무 목초액도 3~4회 뿌려줘 농약과 화학비료사용량이 일반재배 배추의 약 30% 수준에 불과하다는 것이다. 이렇게 키운 배추는 저장성도 좋고 맛도 뛰어나기 때문에 대형유통업체만 공급하는 실정이란다.

### ▶ 활성탄, 쌀겨농법으로 저공해쌀 생산하는 부부

축협과 농협의 이사로 각각 활동하던 김원국(47세), 임은숙(42세) 씨 부부가 한우 50마리 잔디 7000평 저공해쌀 5000평 등 규모있는 복합영농을 하면서 활성탄농법과 쌀겨농법을 이용해 저공해쌀을 생산 일반쌀보다 65%가량 높은 값을 받고 있는 김씨부부는 2002년부터는 왕우렁이 농법을 도입해 제초제와 농약을 일절 사용하지 않고 저농약 품질인증 쌀을 생산할 계획에 몰두하고 있다.

▶ 숯쌀 「함초로미」가 일반쌀 2배 값에도 인기

원래 곡창인 전북 김제시 죽산면 일부 농가들이(대창영농조합) 숯과 목초액을 이용해 재배한 쌀의 브랜드가「함초로미」이다.

이 쌀은 80kg로 단위로 값을 계산하면 312,000으로 일반쌀 값의 갑절수준이다. 소비자들은 "밥을 지으면 확실히 기름지고 찰져서 입맛을 돋운다"고 말한다.

탄소와 미네랄이 주성분인 숯은 유익한 미생물의 활동과 뿌리의 활착 그리고 벼 성장을 도우면서 질 좋은 쌀을 생산할 수 있다고 한다.

숯은 모내기 전 평당 1kg씩 분말로 논에 넣어지고 농가들은 목초액을 뿌려 농약을 줄이고 제초제 대신 왕우렁이로 잡초를 뜯어먹게 하는 농법을 시도하고 있다. 이 쌀은 특정백화점에만 판매되어지고 있다.

▶ 생명의 농사를 짓는 "한농마을 사람들"

농약과 화학비료를 쓰지 않는 유기농법을 고집하며 생명의 농사를 지으며 산골마을에 사는 사람들이 바로 한농마을 사람들이다.

경북 울진군 서면 왕피리에 본부를 둔 전국 7000여 명의 뜻을 같이 하는 귀농자가 모인 자발적 자율적 조직의 영농인 공

동체이다. 전국 12곳에 370여 가구가 산간지 해발 300m~700m
의 오염없는 지대에서 생활하면서 일체의 자급자족 먹거리를
직접 유기농으로 생산하고 있다. 편리하고 수확 좋은 농약, 화
학비료, 제초제 등과는 타협하지 않고 오로지 숯과 목초액 유
기비료 무공해퇴비를 생산하여 그야말로 천연농법으로 농약과
화학비료로부터 흙을 지키고 생명을 구하는 식재생산을 손수
실천하는 공동체이다. 이들은 직접 70여만 평의 논과 밭에서
농산물을 무공해로 재배하여 자급자족을 100% 실천하고 있다.
전부 무공해 생산품이다. 전국 12개 공동체에서 생산되는 농
산물의 유기농여부를 실사하는 자체내 유기농품질인증팀을 두
고 철저히 출하전 심사도 거치고 있다고 한다.

이 공동체가 자급자족을 위해 생산하였으나 일반시민들의
식재가 중국의 수입농산물을 비롯하여 농약덩어리 농산물이
범람하여 식재가 건강을 위협하는 심각한 현실에서 이들 공동
체가 일부 시민들에게라도 이 무공해 식재를 공급해서 더불어
사는 국민으로서 미력이나마 협력자가 될 것을 결심하고 지역
단위로 무공해 농산물을 한정된 생산량만을 시판하고 있는데
대단한 호응을 받고있다고 한다.

이들 공동체 구성원들은 한농마을의 구성원이 되기 전에는
평범한 시민들이었고 또는 대학교수로부터 전과자까지 실로
다양하다. 잘 나가던 상류층 사람들로부터 밑바닥생활로 전전
하던 사람들까지 각양각색의 회원들이 한울타리가 되어 오염
없는 청정지역만 선정하여 자연에 묻혀 구성원들과 함께 노동
의 참맛과 무공해 농산물을 생산하여 국민건강에 일조한다는

긍지로 생산 공급하고 있다. 이들이 사는 곳은 오염된 공기와 바쁜 일상에 쫓기는 도시민들은 그곳에 살고 싶다고 외쳐 볼 만한 이상향일지도 모른다.

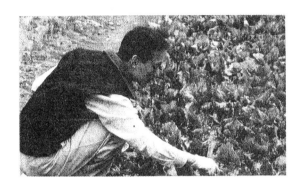

▶ 참고적으로 생산품을 소개하면

무우, 배추, 상추, 고추, 깻잎, 양파, 대파, 부추, 양상추, 얼가리배추, 옥크린, 쭈꺼리, 호박, 치커리, 케일, 오이, 쌔러리, 고구마, 감자, 야콘, 당근, 마늘, 피망, 토마토, 포도, 두릅, 맵쌀, 찹쌀, 현미, 백태, 서리태, 수수, 파, 차조, 참깨, 들깨, 된장, 고추장, 간장, 막장 등

▶ 숯과 목초액으로 생산하여 "브랜드"화로 성공한 "간꼬무라"

일본 나가노현의 중산간지대에서 양상추와 배추 등을 생산하고있는 마사키 요코모리(61세) 씨는 밭 6ha로 연간 약 6억원의 소득을 올리고 있다. 산간지대라 연중 6개월밖에 경작할 수 없는 사정인데도 고수익을 올리고 있다.

그 비결은 브랜드화와 직거래방법으로 판매하면서 활성탄과 목초액을 사용하면 토양환경개선효과와 농약을 줄이고 화학비료를 되도록 덜 쓰는 농법이 가능하다는 것을 알고 그 점에 착안하여 소비자에게 호응을 점차 받으면서 질이 좋은 농산물을 생산하기 위해 타협하지 않는 농민이 모인 마을을 뜻하는 간꼬무라(がんこ村)라는 유통법인을 만들어 브랜드화하여 전국조직을 만들은지 12년째에 매출액 80억원을 올리고 있다.

현재 전국에서 "간꼬무라"라는 브랜드로 농축산물을 생산하는 농민은 3000여 명인데 직접생산에 참여하는 마사키 씨는 이 회사의 임원직도 맡고 있다.

간꼬무라의 브랜드는 점점 인지도가 높아지고 생산량도 확대되고 있다. 마사키 씨는 직거래로 동경에 15점포와 거래하고 있으며 고수익을 올리고 있는데 마사키 씨는 상품영업을 맡고 있는 간꼬무라 유통회사에 매출액의 0.5~1%정도 브랜드사용료만 내고 모든 구체적 거래는 생산자가 직접 소매점과 가격이나 거래조건을 결정할 수 있는 구조이기 때문에 고수익을 올릴 수 있었다.

마사키 씨가 참여하고 있는 생산자 네트워크인 간꼬무라는 죽어 가는 토양을 되살리는 농법은 없을까(과다한 화학비료사용, 농약살포, 연작피해 등으로)에 착안한 것이 숯과 목초액이 농약을 줄이고 화학비료를 적게 쓸 수 있는 환경친화적 농산물을 생산할 수 있다는 것에 착안하고 이렇게 함으로써 자연계의 생물이 본래가지고 있는 맛이나 향기를 복원하여 소비자에게 공급하자는 취지로 출발하였는데 예상대로 된 것이다.

현재 간꼬무라가 생산에 참여하는 품목은 청과, 꽃, 계란, 고기로는 닭고기, 돼지고기, 쇠고기 수산물은 방어, 도미, 광어 등이고 손으로 만든 햄, 소세지, 차, 뱀장어, 생라면, 계란, 두부 등을 만들고 있다.

간꼬무라를 지탱하고 있는 숯과 목초액은 일본큐슈의 미도리제약회사에서 생산되는 네카릿치라는 상호의 자재를 축산, 수산, 농업에 활용하고 있으며 이 자재 만들기는 20년 이상에 걸쳐 연구실험이 반복되면서 연구기관, 대학, 학회에도 발표하면서 자재의 적합성이 검증된 자재들이다.

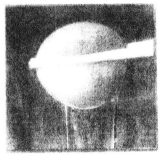
▶ 좋은계란은 색깔만이 아니고 노란자도 젓가락에 잡힌다.

일본의 슈퍼에서 드물지 않게 간꼬무라브랜드 생산물을 볼 수 있다.

한국에서도 "한농마을사람들"이 고지대에서 자가생산한 무공해농산물만을 고집하며 숯과 목초액을 활용한 깨끗한 농산물의 전국적 보급에 열정을 보이고 있다.

숯과 목초액으로 키운 닭의 계란은 맛과 색만이 아니고 젓가락으로 집어도 꽉 잡힐 정도로 탄력이 있다.


▶ 유기농산물에 사활을 건 중국농업과 숯

세계무역기구(WTO)에 가입한 중국농업분야의 사활을 건 돌파구는 유기농업의 적극 확대라는 정책에 주목을 끈다.

세계적으로 유기농산물의 수요는 지속적으로 증가하고 있는

데 농약덩어리이란 오명으로는 다가오는 국제경쟁시장에서 견디기 어렵기 때문에 유기농산물과 식품의 생산 및 관리를 총괄하는 유기식품발전센터를 설립하였다. 이 센터가 인증한 재배면적만 2000년 말 현재 2000만평 유기농산물 수출액도 2000만 달러로 연평 균 40%의 높은 성장을 하고 있다.

이제 중국도 숯과 목초액을 활용하는 신농법이 적극적으로 보급되어 환경친화적 농축산물생산으로 과다한 농약과 화학비료 의존도를 줄여야 할 것이다. 그래야 선진국과의 농업부분 경쟁이 가능한 유일한 길이라 생각된다.


## 18. 가축사료에 숯활용

양계의 사료에 숯을 배합해 먹임으로서 계란의 껍질이 단단하여 파란(破卵)을 방지할 수 있고 계란의 질이 향상된다. 더욱이 산란 율이 증가되며 닭의 특유의 냄새가 대폭 감소된다. 육계의 과잉지방이 감소되고 육질이 좋아진다.

젖소의 경우는 우유의 지방이 향상되고 우유의 맛이 개선된다.

돼지의 경우는 돼지의 냄새가 감소되고 사료의 효율이 향상 육질이 개선되며 내장기능이 튼튼해지게 된다.

# 19. 해수 담수 양식장의 숯활용

숯은 양식어업에 있어서 사료의 영양강화 및 양식장내의 수질개선 양면에 활용되고 있다. 가장 많이 활용되고 있는 것이 사료에 첨가하는 것이다. 이 양식용 숯 혼합사료는 아직 우리나라에서는 제대로 활용되고 있지 않지만 일본에서는 미도리 제약회사가 혼합 사료를 개발하여 사료에 혼합해 먹임으로서 생선의 특유한 냄새가 줄어들고 지방도 적당하게 붙고 육질도 단단해지며 속살도 붉은빛을 띄게 되는 것이다. 그리고 양식어 내장이 튼튼해서 대사작용이 잘 되며 사료효율도 높아진다는 것이다.

숯은 양식장 수질개선에 크게 도움된다. 양식장의 수질이 좋고 나쁜 상태를 판단할 때 수온, 용존산소, 암모니아, 아초산염, 초산염을 비롯하여 pH, BOD, COD 그 외에도 요인은 있지만 대충 이런 기준에서 수질이 판단되게 된다. 더욱 수질을 오염시키는 요인은 양식어의 배설물과 여분의 먹이들이 수중에 쌓여 자가요염이 되고 있다. 숯을 양식장에 투여함으로서 이런 오염원을 정화시키는데 도움을 주는 역할을 하게 된다. 물론 숯이 혼합된 사료를 먹임으로서 배설물의 오염도 줄일 수 있는 것이다.

## 20. 고양이 건강비결 숯가마찜질인기

청솔가지로 불을 때어 찜질을 하는 한증막의 문화는 실로 오랜 역사를 갖고 있으나 이제는 명맥만을 유지하고 있다 한다. 지금으로부터 약 600년 전 옛 문헌 세종실록에 의하면 침이나 뜸 약으로도 치료가 잘 안되는 환자들을 돕기 위하여 국비로 지으라고 명하였던 것이 바로 찜질로 치료해 보라는 뜻으로 한증막을 짓게 한 것이다.

또 세종은 직접 한증욕의 치료효과 유무를 조사할 것을 예조(禮曹)에 지시하였다는 기록이 있어 알려졌던 것이다. 당시로서도 한증(汗蒸)을 전통의학의 한 갈래로 보았던 것으로 생각된다.

요즘의 사우나에 비교가 안될 정도의 고온 황토굴에 마대를 전신에 두르고 150℃의 꽃탕에서 뽑아내는 노폐물과 독소어혈은 속땀이 나오는 것이라기보다 뼈땀이라는 말을 쓸 정도로 고온찜질 법이다.

역시 옛 사람들은 수백 년 전부터 황토의 원적외선효과와 해독작용, 정화작용을 익히 알고 치료가치를 인정하고 설치했던 것 같다. 그러나 이제는 솔을 베어서 마음대로 연료로 사용하기도 어려운 시대가 되었고 또한 번거로운 일이며 비용도 과다하게 드는 한증막은 점차로 단순하고 편리함을 추구하는 시대변화로 인하여 급격히 줄어들면서 핀란드식 사우나가 들어와 찜질문화에 크게 변화를 가져왔고 또한 지금은 대중욕탕의 일반적 시설중 하나로 자리 잡게 되었다.

　그러나 우리나라 사람들 같이 고열찜질을 좋아하는 민족에게는 핀란드식사우나는 고열원적외선 방출식 불가마의 등장으로 찜질수단으로 보지 않고 일반적 목욕탕의 시설정도로 되고 말았다.

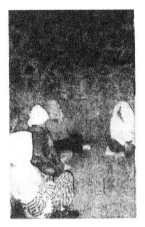

　불가마는 노년층의 불건강한 사람들에게 원적외선효과로 혈액순환에 좋다하여 도시권에서 많은 시설이 늘어나고 이용객에 인기를 얻고 있다. 이제는 대중화되면서 남녀할 것 없이 젊은층도 이용도가 높아졌다. 그러나 새롭게 대중화되는 숯가마찜질은 숯을 굽고 난 후의 남은 열을 이용하여 황토굴속의 찜질방식이다. 이 방식은 숯가마 운영자로서는 부가가치의 창출로 어렵게 운영하는 숯가마에 보탬이 되고 찜질이용객으로서는 맥반석 불덩어리 앞에서 찜질하는 것과는 비교가 되지 않는 찜질을 체험하게 되는 것이다.

　숯가마로서는 결국 일석이조의 효과를 얻게 된 것이다. 다같은 원적외선 찜질같이 보이지만 숯가마찜질은 황토와 숯이 어우러진 정화와 해독의 굴속에서 원적외선으로 전신의 독과 노폐물을 뽑는 방식으로 여러 가지 질병에서 효과를 보는 체험자가 늘어나면서 전국적으로 찜질을 겸한 숯가마가 급속히 늘어나고 있다. 중풍, 피부염, 관절염, 산후염 등으로 고생하던 환자들이 큰 효과를 보고 하는 말이 숯가마에 가면기적이 보인다는 말을 자주 쓴다고 한다. 특히 숯가마찜질로 관절염, 신경통, 신경마비, 산후통이나 생리불순, 치질, 무좀 각종 피부질환, 오십견, 교통사고후유증, 뇌졸증 등이 많이 개선되었다는 체험담을 들을 수 있다고 숯가마주인들은 말한다. 이 말이 뒷받침될 수 있는 것은 숯과 황토가 어울러진 원적외선효과와 정화작용, 해독작용의 결과로 믿고 싶다.

단지 숯가마는 원목을 구하기 쉬운 곳에 있기 때문에 환자들이나 공해에 찌든 도시인들이 자주 가기에는 먼 거리의 산간지대에 있는 것이 단점이다.

그러나 노년층은 주말이 아니더라도 시간적 여유가 있기 때문에 자유롭게 이용할 수 있다. 하나같이 고객의 주를 이루는 있는 것은 노령에 고통받고 있는 환자분이다. 숯가마찜질이 특이한 것은 필자가 박달재입구 백운참숯 가마에 갔는데 15분 정도의 땀내기를 4회 하였는데도 피로감이 전혀 없었다. 아마 대중사우나에서 이렇게 4회 땀을 빼기를 했다면 피로해 쓰러졌을지도 모를 일이다. 그러나 숯가마찜질은 신기할 정도로 좋았다. 아마 이런 이유도 있겠지 가마 속에서 나왔을 때 산속의 음이온 가득 찬 공기를 한껏 마시면서 드나들 수 있는 것도 주효했던 것 같다. 이 집 숯가마를 방문하여 빼 놓을 수 없는 것은 백탄가마에서 바로 끄집어 낸 숯불에 돼지목살구이 진맛은 어떤 곳에서도 맛 볼 수 없는 백탄이 방사하는 원적외선구이의 진수를 맛 볼 수 있었다. 숯가마찜질을 체험하면서 이런 생각이 났다.

옛날 필자의 어린시절 나무를 피워 밥을 짓고 소죽을 끓이던 시절에 아침에 아궁이에 불을 지피면 고양이가 뛰어나왔던 것을 본 적이 있었다. 왜 하필이면 여기에서 고양이가 뛰어나왔을까? 궁금해 어른들께 물어보니 고양이가 몸이 아프면 부엌아궁이 속 뜨거운 황토 굴 고래에 들어가 밤새 찜질하고 나오면 몸이 낫는다고 했다. 그래서 아궁이에 들어간다는 것이다. 이런 사실은 요즘의 숯 가마찜질건강법이 고양이의 건강비결과 맥을 같이 하는 것이 아닐까 한다.

## 21. 숯의 효능과 특성을 응용한 사업이 기대되는 분야

1) 환경정화재개발
2) 보건의료자재개발
3) 노인개호용품개발
4) 식량비축대책(양곡비축설비와 미질유지포장재)
5) 건강주택자재개발
6) 교통사고방지대책
7) 소음대책
8) 바이오기술에 응용
9) 전자파차단재개발
10) 선도보존재개발(야채·과일 배송박스: 장기보존·운송포장재 등)
11) 수출용식품선도유지재
12) 생활오수합병시설 및 자재개발

13) 펜션, 별장, 전원주택에 탄소매설과 분양차별화사업
14) 음향효과에 응용
15) 병실, 노인홈 환경개선시설
16) 해양오염대책
17) 문화재, 유물보존과 경전 회화의 보존대책
18) 한랭지대의 냉해방지대책
19) 인간갱생교육시설에 응용
20) 예술가·작가 등의 작업장에 응용
21) 참선기도도량에의 이용
22) 항균칫솔보관대
23) 세락믹숯 개발
24) 정수용생물활성탄개발
25) 식품, 제약공장의 탄소매설
26) 다양한 색상의 숯페인트개발
27) 숯혼합레미콘개발응용
28) 생활용품응용시트개발
29) 의료용(외용)습포제개발
30) 식용탄(숯)개발(식품혼합제) … 냉면, 메밀, 다시마

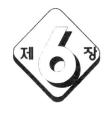

# 병든 지구환경을 살리는 숲의 역활

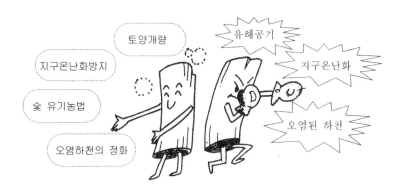

# 1. 지구 온난화를 막는 숲

금년 겨울은 상당히 따뜻한 것 같다. 또는 봄과 가을이 오는 듯이 가 버렸다. 우리나라는 사계절이 뚜렷한 나라라 살기 좋은 곳이라 했는데 계절구분이 희미해진 것 같다는 말을 간혹 듣게 된다. 이것은 기실 지구환경의 변화에 따른 지구온난화에서 오는 말이다.

연세대학의 김정우 교수는 「50년쯤 뒤 한반도기온은 현재보다 평균 3도 정도 올라가고 강수량은 3~4% 증가하며 장마, 태풍이 더 강하고 길어지겠다」고 내다보았고 역시 원인은 지구온난화 때문이라고 한다.

또한 기상연구소 권원태 기후실장은 「지난 100년간 우리나라 평균기온은 1.5도 상승, 지구의 평균기상 상승치(0.6도)보다 높았다며 이로 인해 겨울이 짧아지고 여름이 길어지는 계절변화가 나타나고 있다」고 한다.

보통일(日) 평균기온이 5℃이하면 겨울, 5~20℃면 봄, 가을 20℃이상이면 여름으로 구분된다.

이 기준에 따라 기상연구소가 조사한 1920년대와 1990년대 계절은 봄의 시작이 3월23일에서 3월5일로, 여름은 6월10일에서 6월1일로 앞당겨지고, 가을은 9월10일에서 9월14일로, 겨울은 11월10일에서 11월19일로 늦춰진 것으로 나타났다.

따라서 기상청 김승배 공보관은 따스한 봄이나 신선한 가을은 오는 듯 사라지고 쌀쌀한 겨울과 무더운 여름이 두드러지겠다고 전망하고 있다.

이런 현상은 지구온난화의 문제로서 탄산가스의 증가를 들 수 있다. 지금 지구에서 사용되고 있는 에너지의 91%는 석유·석탄·천연가스 등의 화석연료이다. 이들의 연료는 태우면 탄산가스를 발생한다. 그 때문에 대기 중의 탄산가스는 1년에 1.5ppm씩 늘어나고 있다고 한다. 대기 중의 탄산가스의 양은 1900년대 초에 약 280ppm에서 현재로서는 350ppm으로 증가되었다는 것이다.

탄산가스가 대기 중에 늘어나면 태양에서의 방사열은 통과시키지만 지상에서의 태양반사열은 차단해 버리게 된다. 마치 온실의 지붕 같은 상태가 되는 셈이다. 이 현상을 「온난화」라고 부르고 있다.

지구온난화에 의해서 가장 큰 영향을 받는 것은 북극과 남극이다. 극지에서는 적도 부근의 5배의 비율로 기온이 상승한다고 한다. 특히 남극에는 지구 얼음의 90%가 있고, 그것이 녹기 시작하면 해면의 수위가 10년간에 65cm~1m나 상승할 것으로 예측하고 있다.

일본 같은 나라에서는 「일본침몰」이라는 말이 만든 이야기가 아닐 수도 있다는 우려도 있다. 수위가 1m상승하면 도대체 무슨 일이 일어날지 상상하기도 힘들다.

원래 지구에는 어느 정도 온난화가 되어도 자정(自淨)작용이 있다. 바다의 플랑크톤이나 삼림수목이 방출하는 열이나 탄산가스를 흡수하고 있다.

그런데 탄산가스의 절대량이 늘어나는 반면, 숲의 수목이 급속히 감소되기 때문에 밸런스를 잃어 온실효과가 발생하게 되는 것이다.

목재를 태우면 역시 탄산가스가 발생하고 나무를 땅 속에 묻으면 썩어서 메탄가스가 발생한다. 그러나 나무가 숯으로 탄화되면 탄소의 70%가 숯이 되고 그 부산물 목초액, 목타르로서 고체, 액체의 형태로 회수된다. 그 만큼 나무를 태우지 않고 묻지 않고 산소를 제한해서 탄화시키면 탄산가스의 양이 줄어지게 되는 것이다.

이와 같이 목질계의 건축 폐자재 등을 소각할 것이 아니라 탄화시켜 숯으로 만들어야 할 것이다.

물론 탄산가스만이 지구온난화를 진행시키는 것은 아니다. 참고로 탄산가스보다도 메탄가스가 10배 산화질소는 100배 프레온가스에 이르면 1만배 온실효과가 있다고 한다. 그래서 자동차에어콘냉매, 냉장고냉매인 프레온가스를 우리나라에서는 이미 전폐시킨바 있다.

역시 숯이 탄산가스의 양을 줄이는 데도 일조를 하지만 나무가 숯이 됨으로서 유해공기의 흡착정화, 수질의 정화, 유해냄새의 제거, 전자파피해의 감소 등 환경의 정화에 자기 몫을 톡톡히 하고 있다할 것이다.

# 2. 산성비로 말라 가는 숲을 지킨다

비가 내리게 되면 숲이나 밭작물을 적시고 대지의 만상을 촉촉하게 해 준다. 식물은 성장하고 내린 비는 증발하여 구름이 되고 다시 물방울이 되어내려 온다.

이런 순환은 수만 년 반복되는 싸이클이다. 비는 대지가 하늘에서 받는 축복인데 그 축복 속에 독이 섞여내려 온다니 참으로 큰 재앙이 아닐 수 없다.

식물이 마르고 강이나 호수의 물고기가 죽는가 하면 토양이 산성화되고 어업에도 타격을 주고 우물물도 산성화되어 인체를 해하게 하는 그 정체는 「산성비」즉 pH5.6이하의 낮은 수치의 비이다.

이는 발전소나 공장 등에서 나오는 연기에 함유되어 있는 유황산화물이나 자동차의 배기가스에 함유되어 있는 질소산화물 등 때문이다. 이런 탄산가스가 대기 중에 화학반응을 일으켜 비나 서리에 섞여 내리게 된다.

원래 비가 중성이어야 하는데 산성이 되어 pH5.6이하 낮은 수치의 산성비가 된 것이다.

산성비의 피해는 1960년대에 북구에서 시작되어 80년대에는 유럽전역에 퍼져 북미에도 피해가 눈에 띄게 되었다.

스웨덴에서는 9만개나 되는 호수 중에 1800개의 호수가 산성이 되어 물고기가 서식할 수 없게 되었다고 한다. 이러한 산

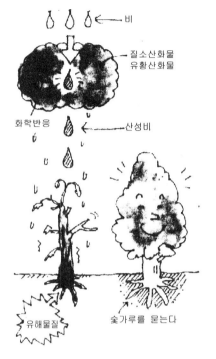

비

질소산화물
유황산화물

화학반응

산성비

유해물질

숯가루를 묻는다

성비는 국경이 없고 어디까지든지 퍼져간다는 두려움이 있고 유럽에서는「녹음의 흑사병」중국에서는「공중괴물：空中鬼」라고도 불리는 아주 위험한 환경오염의 하나가 되었다.

산성비는 특히 대자연의 상징이라 할 수 있는 숲이나 삼림에 큰 피해를 준다. 덴마크에서 60%, 독일에서 50%가 그 피해를 당하고 있다고 한다. 실로 대자연환경 파괴의 원흉이라 할 수 있다. 산성비는 땅속에 스며들면 지하수를 오염시키게 되고 흙 속에서는 칼슘, 마그네슘 등의 알칼리성의 물질이 있어 산성을 중화하고 있지만 그 역할도 무한한 것은 아니기에 산성화가 지나치면 이제까지 안정된 화합물이었던 수은, 카트륨, 알루미늄, 납 등의 금속이 녹기 시작하여 유독물질이 되어 나무뿌리를 상하게 하고 나무의 성장을 돕고 있던 미생물을 죽여 버리기 때문에 나무는 점차로 쇠약해지기 시작하게 된다.

이런 산성비의 대책으로 공장의 유해물질 배출제거장치를 붙이거나 자동차의 배기가스 규제강화 등을 들 수가 있겠으나 이것은 언제까지 지구규모의 대책이고 전 세계가 보조를 맞출

수 없는 것도 현실이다. 그렇다고 나무가 말라 가는 것을 보고 만 있을 수는 없기에 근본적 해결책은 아니지만 숯으로 나무 나 식물을 산성비에서 살리는 대책이 될 수 있는 것이다.

그 대책으로서 적극적으로 사용되는 것이 pH8~9의 알칼리 성성질을 갖는 숯이다. 숯의 pH는 숯을 구울 때의 온도 숯 속 에 함유되는 회분(灰分)의 양에 의해서 결정된다. 비교적 낮은 온도에 구운 검탄(흑탄)은 미산성(微酸性)을 나타내지만 높은 온도에서 구워진 백탄만큼은 알칼리성으로서 산성비 대책으로 서 유효하게 된다. 대개 산성비는 나무의 줄기를 타고 뿌리 밑 둥에 흘러드는 사이에 pH3.6 정도의 강한 산성이 되어 뿌리 부근 흙을 산성화시키므로 숯을 분쇄해서 피해를 입은 나무의 밑둥 주변의 토양에 넣어 주면 숯의 알칼리성이 산성을 점차 중화시켜주고 토양개량효과도 비료효과도 있어 나무를 살리고 나아가 삼림을 지키는 셈이 된다. 역시 숯의 회분은 나무가 자 랄 때 대지에서 빨아올린 귀중한 미네랄이므로 숯이되어 다시 대지로 삼림으로 되돌려 주어 산성비의 피해를 받은 나무와 숲을 조금씩 원상태로 되돌아오게 하는 것이다.

### ※공해와 산성비로 말라죽는 적송나무 살리는 숯매설

정원수 적송의 고사를 막기 위한 대책으로 입상의 숯통을 만들어 나뭇가지 끝단에서 약 50cm 안쪽으로 1m간격으로 나 무의 뿌리쪽에 묻어서 미생물의 집이 되게 하여 나무의 활성 화촉진과 생존의 힘을 강화하는 방법이다.

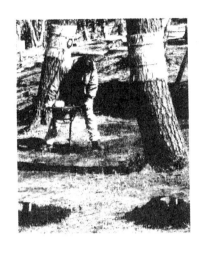
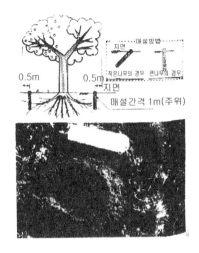

매설방법
지면
작은나무의 경우 큰나무의 경우
0.5m     0.5m
지면
매설간격 1m(주위)

# 3. 밭에 숯을 뿌리는 21세기의 신농법

6.25사변을 전후해서 물자의 부족은 참으로 극심했던 시대를 겪고 1960년대 후반부터 경제재건과 고도성장을 거듭하면서 대량생산 대량수출정책으로 회복되는 경제력과 함께 전후의 물자부족의 고통은 넘길 수 있었다.

농산물의 생산에 대량생산이 가능했기에 식재의 풍요를 느끼고 살고 있다. 그러나 이 풍요의 양적인 만족 뒤에는 농약과 화학비료의 힘으로 수확량을 늘려 왔던 것이다. 이제는 물자부족의 시대를 지나 질을 추구하고 식재의 안전성 그리고 맛있는 것을 찾게 되어 유기농재배의 농작물 무농약 식재를 찾지 않을 수 없게 되었다. 농약이나 화학비료의 폐해가 농산물의 먹는 쪽이나 생산자에게도 식품의 안전성이 크게 위협받는다는 것을 널리 인식되어지게 되었다. 농약은 벌레만을 죽이는 것이 아니고 그 사용법에 따라서는 사람조차 죽이는 농약이기 때문이다. 특히 꽉 막힌 하우스 내에서 농약을 살포할 경우는 참으로 무서운 약이다. 그래서 방호복이나 마스크를 착용하고 작업을 해야 할 경우도 있는 것이다.

화학비료는 너무 장기간 사용하면 흙 속의 환경을 파괴하고 흙을 산성화를 시켜 작물이 병충해에 약해지게 되어 더욱 많은 농약을 필요로 하게 된다. 그렇게 되면 흙 속의 미생물이 멸종하고 지력이 저하되므로 더욱 더 농약이나 화학비료를 많이 써야하는 늪에 빠지게 된다. 많은 수확과 생산에 망가진 농토를 되살리고 환경친화적 신

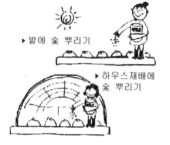

▶밭에 숯 뿌리기

▶하우스재배에 숯 뿌리기

농법을 찾기 위하여 숯과 목초액을 이용한 농가가 점차 늘어나고 있다.

더욱이 농산물개방의 파고를 넘기 위해서는 무농약식재, 유기농재배 밖에는 살아남을 길이 없기 때문이다.

숯을 밭에 뿌리면 뛰어난 흡착력을 가진 숯이 흙 속에 잔류해 있는 농약이나 화학비료를 흡착하게 된다.

또한 흙 속의 물이나 공기가 잘 통하게 하므로 배수도 잘 되게 한다. 숯은 수분을 흡수하게 되어 보습성도 좋으며 더더욱 숯은 미네랄 성분을 함유하고 있어 흙에 녹아 작물의 성장을 돕는 흙을 만들고 숯이 토양에 좋은 미생물의 서식처를 제공

하는 역할도 한다.

목초액도 흙에 뿌리거나 직접 작물에 살포함으로서 농약을 적게 쓰는 역할을 하면서도 수확량을 늘리거나 과일의 당도를 올리는 작용도 하고 있다. 그 사용량이나 사용방법은 흙의 상태나 기후, 그리고 작물에 따라서 다르게 된다. 이와 같이 숯은 질을 추구하고 식품의 안전성이 위협받고 있는 이 시대에 환경친화적 신농법의 선두에서 역할을 다하고 있다.

## 4. 오염된 하천을 정화시키는 숯

실로 물을 인간이 이용할 수 있는 량은 극히 한정되어 있다. 물 전체의 97%는 바다의 염수이고 나머지 진수(眞水)중 99%는 빙산이나 빙하이기도 하고 지하 깊이 있어 이용 못할 물도 있는 것이다.

인간은 그 나머지의 하천, 호수, 늪의 물이나 퍼 올릴 수 있는 지하수 등으로 마시는 물로도 오염을 씻어내고, 작물을 키우는 산업용으로 쓰게 된다. 우리 생활이 풍요로워지면 자연 물을 마음껏 쓰는 습관이 몸에 붙게 되지만 지구상의 거의 모든 지역에서 이미 물 공급은 낙관할 수 없는 상태에 이르렀다 할 것이다. 이미 우리나라도 UN이 물 부족국가로 분류하고 있다.

생활용수의 취수원이 되는 하천이나 호수가 생활하수와 공장폐수에 오염이 빨라지고 있다. 물론 지하수의 유해물질의 오염도 진행되고 있다. 수질의 오염에 있어서 물의 량과 더불어 물의 질도 귀중한 존재가 되고 있다.

▶ **숯을 사용하여 하천을 정화한 이웃나라의 예**

① 일본 동경八王子市다마천(多摩川)지류에 어떤 마을에 주민들의 생활하수로 완전히 오염되고 악취와 모기에 시달려 왔는데 그 마을 주부들이 중심이 되어 하천살리기 운동을 전개, 120kg의 숯을 부셔서 망자루에 넣어 하천수로에 깔아서 차차 악취가 없어지고 2, 3년 후에는 황어가 산란, 여름에는 반딧불이 무리지어 날게 되었다고 한다.

② 일본 후꾸오까시(市)교외의 久山마을에서는 숯을 사용한 생활하수합병정화조의 설치를 온 마을전체에 실시하게 하여 생활 하수가 하천에 유출될 때에는 무색무취까지 정화되었다고 한다. 물고기가 살아 갈 수 있는 것은 물론이고 수영도 할 수 있게 정화되었던 것이다.

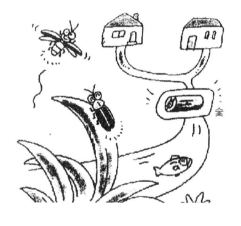

이 마을을 견학하려 방문한 사람들 앞에서 마을 촌장이 배수구에서 나온 물을 마셔 보이기도 하니 숯의 효과의 정도를 잘 엿볼 수 있는 사례이다.

▶ 숯을 사용하여 정화하면 하수도 마실 수 있다

하수라는 이미지는 마시기는커녕 입을 가시는 것도 손을 씻는 것도 생각하고 싶지 않은데도 숯을 이용해 마실 수 있을 정도까지 수질을 개선할 수 있다는데 큰 의미가 부여된다. 하수의 오염이 단지 생활하수만으로 오염되는 것이 아니고 공장폐수 등 위험한 물질도 많이 함유되어 있어 지구환경파괴에 이어지는 오염을 하수 단계에서 막는 것이 중요한 과제가 된다.

이제까지 인간이 만들어 낸 유기화학물질은 약 800만종이라고 한다. 이들 물질은 농약, 화학비료, 화장품, 일용품, 식품첨가물, 의약품 등으로 사용되고 나면 일정기간 후에 폐기물이 되어 하천, 호수, 늪이나 해양에 버려 오염되는 것이 예상되는 것이다. 생활 하수도 정비되어 있지 않는 지역의 가정에서는 생활하수 중 화장실에서 나오는「배설물」에 대해서는 단독처리 정화조가 있거나 퍼냄에 의해서 처리되지만 부엌이나 세탁기, 목욕 등에서 나오는 생활하수는 처리되지 않는 상태로 방류되는 경우가 거의이다. 그래서 화장실하수나 생활하수를 동시에 처리하는 합병처리 정화조로 하수처리하면 단독정화조에 비하여 오염이 약 8분의 1로 줄어든다고 한다.


▶ 숯을 사용한 정화재의 놀랄만한 효과

일반적인 정화조는 작은 돌을 바닥에 다 깔고 그 표면에 붙어 사는 미생물로 오염물질을 분해시키는 방법으로서 사용 중 작은 돌의 표면이 균체로 덮여져 오수의 흐름을 방해하기 때문에 매년 정기적으로 작은 돌의 표면을 세정해야만 하는 불편이 있다.

이 방식은 약 200년 전 산업혁명에 의해서 공업화가 진행되고 있던 시기에 런던의 템즈강이 오염되었을 때 개발된 기술이다. 이 방식은 이제까지 습관적으로 사용되고 있다.

그러나 숯을 사용하면 다공체표면적으로 작은 돌의 약 1000배 이상의 내부 표면적을 갖게 된다. 그 표면적에 비례한 수질정화력은 놀랄 만큼 높아진다.

작은 돌을 사용했을 경우 수질정화기준의 목표가 되는 BOD(생물학적 산소요구량)는 20ppm입니다만, 숯을 사용하면 2.0~3.0ppm까지 정화되고 수도꼭지에서 나오는 수돗물과 비슷할 정도로 깨끗하게 된다.

숯의 다공체에 무수한 미생물이 붙어살아 오염물질을 분해시켜 정화해 주고 작은 돌과 같이 매년 정기적으로 청소할 필요도 없다. 숯을 정화재로 사용하는 방법은 지금으로부터 20년도 전에 앞에서 사례로 들은 후꾸오까시(市)久山마을에서 전마을 약 500개의 합병정화조를 대상으로 실용화되게 되었다.

작은 돌로 정화하는 것은 당시 영국이 양질의 숯을 생산할 수 없었던 시대의 발상이라 할 수 있다. 결론은 간단하다. 작은 돌을 숯으로 바꾸는 것 뿐만으로 놀라운 정화력을 발휘하는 방법이다.

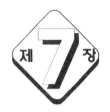

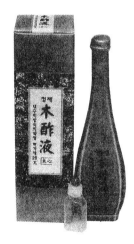

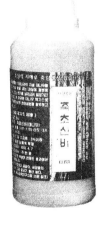

# 제7장

# 목초액, 목타르, 재(灰)

# 1. 목초액(죽초액)

① 목초액이란
② 목초액의 채취
③ 사용가마에 의한 목초액의 종류
④ 목초액의 주요성분
⑤ 목초액의 이용용도별분류
⑥ 목초액의 품질상 문제점
⑦ 목초액의 간이품질구별법
⑧ 목초액의 효능과 훌륭한 활용
   ㉠ 훈액식품가공에의 활용
   ㉡ 소취제
   ㉢ 농업과 원예에의 활용
   ㉣ 기피제(忌避劑)
   ㉤ 축산에 활용
   ㉥ 수산양식업의 활용
⑨ 목초액이 피부를 살리다
⑩ 음용목초액의 효능과 체험자의 증언

# 1. 목초액이란

숯을 구울 때 가마 속에서 나무가 열분해 되어 나오는 연기를 냉각시켜 채취한 나무의 혈액인 액체이다. 가마의 온도가 80℃이상부터 채취가 시작하여 130℃에서 채취를 마친 목초액이 가장 좋다.

가마 속에 탄재인 원목을 넣은 후 가마 속에 넣은 연료의 나무에 불을 지펴 가열하면 처음에는 수증기를 함유한 축축한 연기가 나는데 이 때의 연기는 너무 수분을 함유하기 때문에 온도가 80℃이상부터 채취하는 것이 적기이며, 너무 온도가 높을 때는 푸른 연기가 나오는데 끈끈한 유성(油性)의 타르성분이 많아서 질이 나빠지게 된다.

탄화과정에서 연기가 나오지만 이 연기를 냉각하면 기체와 액체로 나누어진다. 목재의 유기물이 열로 분해하여 여러 가지 물질이 생긴 액체를 조목초액이라 부른다.

이 액체는 시간이 지나면 물에 용해되는 성분의 수용성과 기름에 녹는 액체인 유용성(油溶性)으로 분리되고, 상층부에 뜨는 경유질(輕油質)과 하층에 침전된 목타르(木타르)성분을 분리한 중간층의 물에 녹는 액체를 유용한 「목초액」(wood vinergar : 열분해액)이라 한다.

# 2. 목초액의 채취

원액이라 부르는 조목초액(粗木酢液)은 숯의 재료가 되는 원목의 약 4분의 1이 숯이 되고, 그 숯 무게의 3~4할이 조목초액이 된다.

만일 100kg의 원목이 숯이 되면 약 20kg~25kg의 숯과 약 8kg의 조목초액을 채취하게 된다.

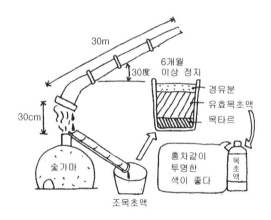

채취한 조목초액은 그대로 6개월 정도 안정된 곳에 정치해 두면 조목초액에 함유된 타르성분은 침전하고 조목초액은 3개 층으로 나뉘어진다.

가장 아래 부분에 타르성분이 가라앉아 침전하고 제일 위

부분에 경(輕)타르성분이 뜨게 된다.

가장 필요로 하는 중간의 홍차와 같은 맑은 빛깔의 부분이 목초액이 된다. 이 중간 목초액을 뽑아내어 정제를 하게 되면 조목초액의 6~7할이 정제목초액을 얻게 된다. 원목 100kg에서 보면 불가 4~5kg(약5ℓ)정도 채취할 수 있다.

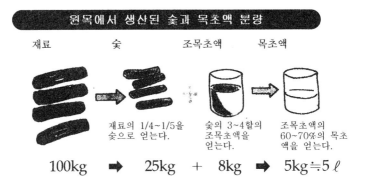

원목에서 생산된 숯과 목초액 분량

| 재료 | 숯 | 조목초액 | 목초액 |
|---|---|---|---|
| | 재료의 1/4~1/5을 숯으로 얻는다. | 숯의 3~4할의 조목초액을 얻는다. | 조목초액의 60~70%의 목초액을 얻는다. |
| 100kg ➡ | 25kg + | 8kg ➡ | 5kg≒5ℓ |

## 3. 사용가마에 의한 목초액의 종류

### (1) 숯가마목초액

숯가마 속의 재료인 원목이 자체 열로 탄화되는 경우의 목초액으로 비교적 저온일 때의 목초액이다. 검탄목초액과 백탄목초액이 있는데 모두 다른 목초액보다 타르성분이 적다.

백탄목초액은 산도가 약간 높은 것이지만, 숯가마의 온도의 상승이 급격해지기 때문에 채취시간이 짧아진다. 그 때문에 채취종료의 전환 굴뚝의 조작을 보다 주의 깊게 할 필요가 있다.

## (2) 평로(平爐)목초액

수목을 제재로 한 조각목에는 보통은 수피, 톱밥을 섞어서 동시에 탄화한다. 목재가공공장 등이 주로 대량공급 되어 저온에서 탄화할 경우가 많은데 목초액도 채취하기가 용이하지만 수분, 타르성분이 다량으로 함유되어 산도도 낮으므로 목초액의 가격도 낮은 편이다.

평로는 숯의 생산을 목적으로 하는 경우가 많고 목초액을 채취하는 설비도 미흡하여 단순히 굴뚝에서 흘러 내려오는 액체를 하부의 용기에 모아 저장통에 모으는 곳도 있다. 원재료에 각종 폐재를 사용하는 곳도 있으며 수목 이외의 것을 함유될 경우에는 목초액의 사용상 한계가 있게 된다.

## (3) 톱밥탄 목초액

톱밥의 압축성형체를 탄화하고 있는 공장으로부터의 채취되는 목초액으로 수분은 적지만 타르성분이 많은 목초액이다.

이 타르성분을 제거하기 위해 증류장치를 부설하여 타르성분을 제거하면 품질이 일정한 목초액을 생산할 수 있다.

대량으로 채취되는 타르성분은 의약품 등의 원료로서 이용되고 있다(정로환 : 설사약).

주로 소취제, 배설물처리제, 의약용, 동물사료첨가제, 농림용 등에 널리 사용되고 있다.

## (4) 건류(乾留)목초액

목재의 건류장치에서 채취한 목초액으로 타르성분이 현저히 많지만 농도가 높은 목초액이다.

건류법은 밖에서 열을 가하여 원재료를 탄화시키는 방법으로 숯가마에 의한 목초액과 비교하면 수량이 많이 채취된다.


# 4. 목초액의 주요성분


목초액은 200종류 이상의 천연성분을 함유한 액체로 주된 성분은 초산으로 약 50%나 함유하고 있다. 하지만 목초액은 90%이상이 수분이므로 전체 용액중의 초산비율은 약 3%정도 이다.

목초액은 pH3 전후의 산성액체로 식물이나 동물 등의 체내에의 침투성, 흡수성이 뛰어난 것도 커다란 특징의 하나이다. 이것은 메탄올, 프로페놀 등의 알코올류, 케톤류, 알데히드 등 스며들기 쉬운 각종 성분이 미량으로 함유되어 있기 때문이다. 목초액은 수분을 제외한 주된 성분을 정리해 보면 초산, 프로피온산, 의산(蟻酸)등의 유기산류, 메탄올, 프로판올, 에탄올 등의 알코올류, 에틸구아야콜, 구아야콜, 크레졸 등의 페놀류, 길초산(吉草酸)에스텔 등의 중성물질 그 외카르보니루화합물, 염기성성분 등으로 구성되어 있다.

☞토막상식 pH(폐하 : 수소이온 농도)
수소이온 농도는 물의 성질이 산성인가 알칼리성인가
또는 중성인가를 알기 쉽게 숫자로 나타낸 것으로서 그 범위는 1~14까지의 아라비아 숫자로 표시한다.

　pH 7을 중성, 그 이하를 산성이라 하고, 그 이상을 알칼리성이라고 한다.

　이러한 목초액의 뛰어난 특성을 잘 활용함으로서, 예를 들면, 농업용의 경우에는 비료흡수를 잘 돕고 병충해를 줄이거나 여러 가지 효과를 얻을 수 있다. 또한 뛰어난 소취작용을 활용해서 가축의 분뇨에 섞으면 악취가 없어져 양질의 퇴비를 만들 수 있고 물에 목초액을 첨가하면 물의 분자집단(크리스다)을 작게 하고 흡수되기 쉬운 수질로 변화시킨다.

　또한 목초액에는 호르몬적인 작용도 있어서 식물에 극히 미량의 용액을 주는 것만으로 발아, 발근(發根), 성장을 촉진시키거나 과일의 당도를 높인다거나 가축의 사료에 혼합하면 내장을 튼튼하게 하고 육질이 좋아지게도 한다.

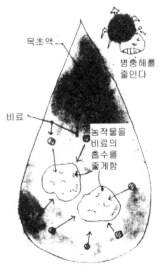

　또한 반면에 산성의 성분이 많이 함유하고 있어 시간이 경과하면 점차로 화학반응을 일으켜 타르성분을 형성하기가 쉽다. 예를 들면 포름알데히드류가 페놀성분과 화합하여 수지(樹脂)가 되고 용기의 표층에 뜨거나, 하층에 침전하기도 한다. 이들 화합물(타르성분)을 제거하면 남은 성분이 또 화합한다. 증류정제한 목초액에 미량의 타르성분이 함유되어 있는 것도 이 때문이다. 타르성분이 많이 함유한 목초액은 유효

성분이 적을 뿐만 아니라 흙이나 작물에도 유해함으로 농업에
는 적합지 않다.

타르성분에는 크레오소트와 같은 유해성분도 함유되어 있지
만, 크레졸과 같은 유해물질도 녹아 있으므로 기본적으로 타르
성분, 수지성분을 제외한 목초액의 선택사용이 중요하다. 우선
은 액체가 탁하지 않고 맑고 투명한 감이 있는 것을 선택하는
것이 좋다.

목초액은 이와 같이 200종류 이상의 유용한 성분을 함유하
고 있지만, 아직도 밝혀지지 않은 성분이 많이 있어 이를 밝히
려는 연구는 계속되고 있다.

목초액의 주요성분

| 종 류 | 주요 화합물 |
|---|---|
| 유기산류 | 개미산, 초산, 프로피온산, 유산, 이소유산, 발레리안산, 이소발레리안산, 크로톤산, 이소카부론산, 기타 |
| 페놀류 | 페놀, o.m.p-크레졸, 2.4 및 3.5키시레놀, 4-에칠 및 포로필렌페놀, 구아야콜, 크레오졸, 4-에칠 및 포로필-구아야콜,피로가롤, 기타 |
| 카보닐 화합물 | 포름알데히드, 아세트알데히드, 프로리온알데히드, 이소부틸알데히드, 바렐알데히드, 이소발렐알데히드, 구리오키살, 기타 |
| 알콜류 | 메탄올, 에탄올, 프로판올, 이소프로판올, 기타 |
| 중성성분 | 레보굴사콘, 아세톨, 알톨, 유기산메틸에스테르 |
| 염기성성분 | 암모니아, 메틸아민, 디메칠아민, 피로딘, 기타 |

어떤 학자는 현대과학의 합성기술이 발달하였다하여도 인간
의 기술로 합성할 수 없는 것은 아직도 혈액(血液)과 바닷물(海

水) 그리고 목초액이라고 한다.

　과히 자연에서 온 나무의 혈액이라 오묘한 신비를 품고 있는 것이 목초액인 것 같다.

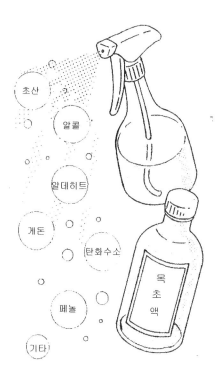

# 5. 목초액의 이용용도별 분류

목초액은 정치법, 증류법, 여과법, 활성탄법, 냉동농축법 등에 의한 정제한 목초액은 다음과 같은 많은 용도로 널리 활용되고 있음을 알 수 있다.

훈  액(燻液) ...... 액체훈제, 생선육가공품, 훈제식용유첨가통조림, 스모크

토 지 개 량 ....... 지력증진

토 양 소 독 ....... 입고병방제모판

미생물활성...... 유용미생물의 증식에 의한 토양개량

식 물 활 성 ...... 발근, 발아촉진, 쌀, 보리, 잡곡류

소      취....... 양돈, 생선, 분뇨, 내장악취, 소취

사 료 첨 가 ....... 육류, 계란, 생선의 육질향상과 영양향상

농  림  업........ 유기농업, 벼농사, 減농약, 減화학비료, 퇴비발효조제(堆肥醱酵助劑), 육묘(育苗)

제      초 ........ 잡초방제

방충·방균........ 노린내, 진드기, 바퀴벌레, 엽면살포, 곰팡이

방 부(防腐)........ 목제방부훈제가공

매 염(媒染)........ 목초산철(木酢酸鐵:목초에 철을 담가 목제제품에 이용), 주산틀 검정염색, 비단옷감염색

목초무두질 ....... 가죽무두질

기  피  제 ....... 지네, 거머리, 뱀, 모기, 벌레

항 산 화 제 ....... 유지(油脂)

의        료 ........ 정로환(설사약), 간장병, 당뇨병, 위장약, 피부약

공        업 ........ 초산석회, 아세톤, 목정(木精), 메탄올

그        외 ........ 동물용영양보조제, 동물치료용원료

◆ 목초액의 활용법 ◆

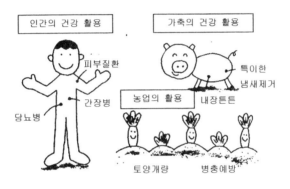

# 6. 목초액의 품질상 문제점

## (1) 원목으로서의 제품의 안정성

원목의 수종(樹種)이 확실하지 않는 목초액은 주의할 필요가 있다.

수종이 구별되어, 안전한 잡목만으로 탄재가 되어 구워지지 않기 때문이다.

목초액으로는 녹나무, 마취목(잎에 독이 있어 달여서 살충제로

씀) 그 외에 사람과 가축에 유해, 또는 유해할 우려가 있는 수목이 존재한다. 근래에는 동남아시아의 구석구석에서, 더욱이 현재로서는 멀리 브라질산인 분탄(粉炭)까지도 수입되고, 그 외의 남미에서도 수입준비가 시작되어지고 있다. 이러한 외국에서 채취된 목초액에 대해서는 수종마다 안전성을 체크하는 것도 중요한 조건이 되는 것이다.

특히 남미에서는 일찍이 화살독으로서 사용하고 있던 맹독의 크라레을 함유하는 수목이 있고, 지역마다 그것을 함유하는 수목의 종류도 다르므로 주의가 필요하다.

### (2) 건축폐재로 만든 제품

건축물 그 외 건물해체목을 재료로 한 경우, 그 목재에서 채취된 목초액은 수목에서 채취한 것과는 걸맞지 않게 섬유의 분해물이 주가 된다.

또 도료, 방충제, 각종 금속을 성분으로 갖는 못, 호치키스, 금속제품의 장식이 부착된 나무상자, 그 외에 물질이 섞여 있는 경우는, 그 목초액에는 사람과 가축 및 작물에 유해한 물질도 함유되어 있다. 목초액을 채취하는 숯가마를 이용하여 동시에 섬세한 탄화제품을 만들기 위하여 드럼통, 소형깡통에 봉해서 구울 적이 있지만 이때의 목초액도 금속이 용해되어 나올 수 있으므로 나쁠 수 있다.

### (3) 높은 온도에서 채취한 목초액

기름이 뜨고 흑색인 것의 대부분은 150℃이상의 높은 온도에서 채취한 것이 많다. 특히 숯가마내의 온도가 425℃이상에서는 발암성물질로서 알려진 4-벤조피렌, 1, 2, 5, 6-지벤즈안토라센 등이 검출될 수가 있으므로 주의가 필요하다.

**(4) 용기, 채취장치에 비내산(非耐酸) 자료를 사용한 것**

목초액채취설비, 저장조(槽), 용기로 목초액을 접촉한 부분에는 스텐레스탱크 등의 내산성의 용기를 사용할 필요가 있다.

드럼통에서는 철분이 녹아나와 목초액을 검은 색으로 변하게 할 뿐만아니라, 중금속류가 녹아, 농업용이라도 적합하지 않게 될 우려가 있다.

또, 목초액 제조장치나 주변용구 등에 종종 사용되어지는 스텐레스제품에 있어서도, 철 그 외에 함유금속이 용출될 우려가 있다. 스텐레스는 일정규격이상의 좋은 품질의 것을 사용할 필요가 있다.


# 7. 목초액의 간이품질구별법

(1) 목초액을 소량 유리용기에 옮겨 햇빛에 비추어봐서 불순물이 있거나 탁하거나 오염되어 보이는 것은 불량품이다. 양질의 목초액은 색채가 황갈색 내지 담적갈색이고, 게다가 투명할 필요가 있고, 예를 들면, 투명한 맥주, 또는 적포도주와 같은 색조이다. 또, 가마에서 채취 직후의 목초액, 및 정치시간이 짧은 것은 거의 탁하다. 또 낮은

온도에 정치되면 붉은 기운이 더해지는 것이 많다.

(2) pH는 3전후일 것, 80~130℃의 범위외의 온도에서도, 숯 가마내 의 탄화상황에 따라서는 pH는 3전후일 경우가 있다.

(3) 불유쾌한 냄새가 없는 목초액일 것, 또, 식초(食酢)와 같은 자극취가 현저한 것은 목초액 등을 혼합하여 pH를 조정한 목초액의 모조품이라는 의심이 갈 수 있다.

(4) 비중은 액온(液溫) 25℃로 1.015전후(검탄가마·졸참나무)이다. 너무 높은 온도에서 채취한 것은 높은 숫자가 된다. 단, 침엽수로는 1.030이 되는 등, 수종 외 가마의 종류에 따라서도 다소 차이가 있으므로, 그렇게 신경을 쓰지 않아도 좋다.

(5) 약품을 사용해서 구별하는 방법도 있다. 산도의 %는 목초액의 산성을 초산에 의한 것으로 가정하여 측정한다. 목초액 1cc의 100배 희석액에, 페놀프타레인액을 한 방울 떨어뜨려, 거기에 0.1N 가성소다액을 떨어뜨려 가면, 그 때까지 무색이었던 용액이 갑자기 적색이 된다(중화점). 이 중화점에서 탁하지 않고 투명하고, 당초의 목초액 희석액의 냄새 그대로 이물질 냄새가 없으면 합격이다.

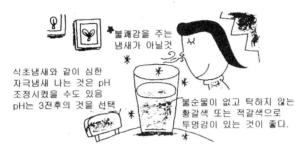

◆ 좋은 목초액을 선택하는 기준 ◆

불쾌감을 주는
냄새가 아닐것

식초냄새와 같이 심한
자극냄새 나는 것은 pH
조정시켰을 수도 있음
pH는 3전후의 것을 선택

불순물이 없고 탁하지 않는
황갈색 또는 적갈색으로
투명감이 있는 것이 좋다.

# 8. 목초액의 효능과 훌륭한 활용

## (1) 훈제액식품가공에의 활용

목초액의 특별한 향과 탈취력은 식품의 선도유지, 생선, 육류 등의 비린 냄새제거, 유지나 비타민 A의 산화방지, 식품의 방부, 살균, 방충 등의 작용이 있어 식품의 가공처리에 이제는 없어서는 안 될 존재가 되었다. 원래 생선이나 고기 등의 재료를 연기로 그슬려 굽는 식품가공법을 일반적으로 「훈제」라 부른다. 그러나 목초액이란 「훈제액」을 사용하는 식품가공법은 재료를 가열하기 전에 미리 희석한 액을 재료에 뿌리기도 하고 훈제액에 담그기도 함으로써 전 처리에 의해서 연기에 의한 훈제가공보다 가공시간이 단축되고 대량생산도 가능하게 되었다.

어육으로 만든 햄, 소세지의 경우도 가열하기 전에 원료육,

식염, 전분, 조미료 등과 함께 훈제액을 첨가하고 포장해 넣는 방법도 있다.

고래고기의 베이컨의 경우는 훈연(연기에 그을려 굽기)을 하지 않고, 그 전에 더운물에 끓임 공정으로 염수에 훈제액을 첨가 4~6시간 80℃에서 가열한 후 그늘에 말리는 방법을 하고 있다. 훈제액인 목초액은 23종류의 페놀류, 6종류의 유기산, 4종류의 프란카보닐 등의 물질이 함유되어 있지만 훈제액에 의해서 나는 풍기는 맛은 기본적으로는 페놀과 프란카보닐의 작용에 의한 것이라고 생각되어진다.

훈제액에 의한 풍기는 맛은 다른 훈제액처리에 손색이 없으며 증류정제기술의 진보에 의하여 목초액의 불순물제거 공정은 거의 완벽한 단계에 이르고 있다.

염려되는 벤조피렌 등의 발암성물질도 간단히 제거할 수 있는 기술의 바탕하에 훈제액식품가공법은 안전성이 보장되고 있다.

## (2) 소취제

① 최근 목초액이 여러 분야에서 주목받고 있지만 냄새를 없애는 소취제로서의 역할을 톡톡히 하고 있다. 소취역할은 숯도 목초액도 그 기능을 갖고 있지만, 숯은 그 자체가 다공질 구조로 되어 있어 그 다공질의 구멍이 악취의 근원이 되는 화학물질 등을 흡착해 주기 때문이고, 그러나 목초액은 숯과는 냄새를 없애는

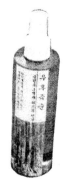

방법이 다르다. 목초액은 성분이 함유되어 있는 초산 등의 유기산류가 악취를 내고 있는 물질을 화학적으로 중화하거나 또는 독특한 스모크향이 악취를 싸고 감추어버리는(마스킹효과) 소취역할을 하는 것이다.

② 생선의 훈제에서 생선비린내는 거의 나지 않는다. 실험삼아 100배로 희석한 목초액에 생선이나 고기를 담가서 조리해 보면 담근 시간이 짧아도 놀랄 정도로 냄새가 없어짐을 알 수가 있다. 그리고 가정에서 냄새의 근원이 되는 주방이나 목욕탕, 화장실, 싱크대 밑, 하수구, 세면기, 음식쓰레기용기 등에 50~100배로 희석한 목초액을 분무해 주면 소취효과를 확실히 느끼게 된다. 특히 실내에 개 등 애완동물을 키우는 가정은 아주 엷게 목초액을 간혹 분무해 주면 동물냄새를 없애는 것은 물론이고, 곰팡이, 진드기 등의 살균력도 있으므로 실내에 약간 목초액을 분무해서 마루를 닦아주는 것도 위생적이다.

③ 목초액의 소취효과의 활용은 축산분야에서 닭똥냄새를 제거하기 위해서 10배 희석 목초액을 사용하여 효과를 보고 있으며, 가축사료에 섞어서 분뇨의 악취를 줄이고 있으며 사료에 목초액을 혼합한 사료의 배설물과 혼합하지 않은 경우에 비해 암모니아 농도는 20~40% 유화수소 농도는 85% 줄어든다는 것이다. 소의 경우도 같은 소취효과가 있다고 하여 돼지의 경우도 잔반에 섞어서 먹이면 식욕이 증가하고 생육상태도 향상하며 고기에도 불필요한 지방이 확실히 줄어든다고 본다. 목초액의 혼합비

율은 고작 사료의 0.1~1%를 넣은 것이다. 다만, 너무 냄새가 강한 목초액을 많이 첨가하면 오히려 강하게 타는 냄새 때문에 사료를 먹지 않으므로 적은 량의 혼합은 지켜야 한다.

## (3) 농업과 원예에의 활용

① 목초액을 농약에 섞어서 씀으로서 농약사용량을 줄이는 효과가 있다. 물론 목초액을 희석하여 잎면살포를 하면 잎사귀의 활력이 높아져 잎에 윤기를 나게 하고 잎의 색감도 진해지게 된다. 저항력도 강해져서 진드기 등의 병충도 감소되고 각종 질병에 잘 걸리지 않게 된다.

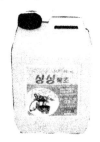

또, 일조량이 부족하여 식물의 광합성이 약해지면 비료 밸런스가 깨져서 과일의 단맛이 부족하게 되고 작황도 줄어들게 된다. 이런 경우에도 500~1000배 희석한 목초액을 살포함으로서 작물의 당도가 향상되고 맛도 좋아진다.

◆ 사용목적별 목초액의 희석 비율 ◆

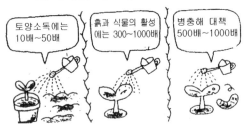

| 토양소독에는 10배~50배 | 흙과 식물의 활성에는 300~1000배 | 병충해 대책 500배~1000배 |

토양에 살포후 2주정도 방치해 두어야 한다.　비료와 함께 준다.　식물전체에 살포한다

가정의 화분이나 정원에 심은 채소에도 500배에서 1000배 사이로 희석해 2주에 한 번 정도 뿌려짐으로서 병충해를 막고 뿌리가 잘 내리게 되고 잎면도 싱싱한 화초나 채소를 기를 수 있다. 꼭 경험해 보면 목초액의 역할을 확실하게 느끼게 될 것이다.

② 목초액이 식물에 주는 역할을 정리해보면

1. 유용한 미생물의 번식을 도와서 좋은 땅을 만든다. 사람의 눈으로는 볼 수 없지만 흙에는 많은 미생물이 살고 있다. 이러한 미생물에도 식물에 해를 주는 것도 「서로 도움」을 주고 서로 좋은 영향을 주는 것도 있다. 이 식물에 건강을 지켜주는 미생물을 유용미생물이라고 하고 유용미생물이 많은 흙이 식물에 좋은 흙이 되는 것이다. 목초액은 이것들 유용미생물을 증가시켜 주는 흙을 만들어 주는 것이다.

2. 식물의 생리대사를 활발하게 한다
   식물은 뿌리로부터 수분이나 영양분을 흡수하고 태양의 빛을 받아서 녹색 잎으로 광합성을 하여 새로운 세포를 만들어내고 성장해 가는 것이다. 이러한 식물 속에 일어나는 여러 가지의 반응이 생리대사이다. 목초액은 이 반응을 활발하게 한다.

3. 유기성분(有機成分)의 역할을 돕는다
   부엽토 등이 함유하고 있는 유기성분은 식물의 성장에 빠질 수 없는 영양분이 된다. 단지, 성분을 응축해서 화학비료같이 즉효성은 없다. 목초액은 부엽토 등이

함유한 유기성분을 빠르게 용해시켜 **흡수**를 잘 되게
한다.

◆ 식물에 목초액의 **4가지 역할** ◆

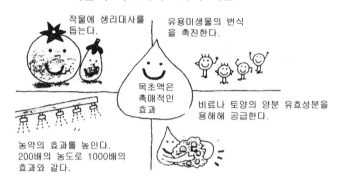

## 목초액의 농축산업에 희석사용비율

| 구 분 | 희석배(20 ℓ 당) | 사 용 성 과 |
|---|---|---|
| 종자소독 | 200배(100cc) | 20분간 침전후 파종하면 발아촉진과 병해예방 |
| 육묘시 | 700배(28cc) | 7~10일 간격으로 엽면살포하면 발근·생장촉진·질병예방효과가 크다 |
| 토양소독 | 50~100배<br>(200~400cc) | 평당 3 ℓ 정도의 목초희석액을 고루 살포후 갈아엎으면 염류직접해소·선충사멸·병균제거와 유효균증식·감자·당근 등 연작장해 해소 |
| 토양관주 | 200배(100cc) | 작물이 자라는 과정에서 질병발생시는 일차로 물을 충분히 관수한 후에 목초액을 재차 관주<br>(큰과수는 주당 4~5 ℓ 관주) |
| 잎면살포 | 600배(30cc) | 효소제와 혼용시 더욱 효과적<br>채소·과수·수도작 등 모든 작물에 10~15일 간격으로 살포하면 각종 병해의 예방·치료와 당도증진·착색효과 지대 |

| 구 분 | 회석배(20ℓ당) | 사 용 성 과 |
|---|---|---|
| 표피상처 | 원예 | 과채류중기 무름병, 만할병이나 과수류의 부란병과 같은 표피상처에는 목초원액을 붓으로 도포하면 신속히 치료됨 |
| 분뇨악취 제거 | 50배(400cc) | 축사나 애적된 축분위에 살포하면 악취가 제거되고 퇴비발효촉진 |
| 사료첨가 | 100배 | 쌀겨에 목초회석액을 흡수시킨 것을 전체사료의 1%씩 혼합급여하면 소화기계 질병·예방·치료와 육질개선·유량증대효과(비육우 큰 소는 2%까지 확대가능)와 음수에 타서 먹을 경우 물 1말당 평상시 30cc, 소화기 장애시 50cc를 혼합급여하면 더욱 효과적임 |

## 4. 농약의 효과를 높인다

농약을 사용할 때 목초액을 엷게 회석해 함께 사용하면 농약의 사용량을 반으로 줄일 수 있고 농약의 효과를 높인다.

### ◆ 목초액과 농약을 함께 사용할 때 ◆

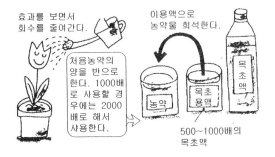

효과를 보면서 회수를 줄여간다.

이용액으로 농약물 희석한다.

처음농약의 양을 반으로 한다. 1000배로 사용할 경우에는 2000배로 해서 사용한다.

목초액

농약

목초용액

500~1000배의 목초액

● **목초액 적용대상의 지하부 토양병해**

청고병(풋마름병), 뿌리혹 선충, 바이러스병, 모자이크병, 눈
선충, 입고병, 위조병, 위축병

● **목초액 적용대상의 지상부 병해**

잿빛곰팡이, 탄저병, 흰가루병, 청가루병, 백녹병, 노균병(배또
병), 싹마름병, 벼도열병, 역병, 균핵병, 무름병, 응애, 진딧물

● **목초액을 농약비료와 혼용할 때**

(1) 희석량 - 농약과 비료의 량을 1/3이나 기존의 1/2섞어
    도 효과는 아주 높다

(2) 농 도 - 일반작물 병발생시: 200~300배액(고농도) 예방
    및 발아촉진제 : 500~1000배액(저농도) (농약, 비료(액
    비)를 줄여 희석 가능)

(3) 효 과 - 1) 비료, 농약의 효과를 3배 이상 증가

          2) 침투력이 매우 빠르다

          3) 병발생 주기가 늦어지며, 병해에 강해진다

          4) 농약, 비료가 1/2이상 줄어 경제적이고, 다
             수확이 예상된다 .

(4) 기피제(忌避劑)

목초액은 해충이나 소동물의 접근을 못하게 하는 역할도 하
고 있다. 우리는 식물의 냄새성분을 피톤(식물) 치드(죽이다)라
하여 벌레나 세균을 죽이기도 하고 쫓아내는 성질도 있으며
살균력도 있다는 것을 알고 있을 것이다. 목초액도 그 냄새와
성분에 치톤히드와 같은 효과와 역할이 있는 것 같다. 진드기

등 식물에 붙는 해충이나 들쥐, 두더지, 지네, 뱀, 들개, 도둑고양이 등이 자주 다니거나 해코지하러 나오는 곳에 목초액을 뿌려두면 불가사의하게 접근을 하지 않는다. 왜 접근하지 않을까? 그 이유는 타는 냄새 등도 영향을 받겠지만 명확한 해명은 되지 않고 있지만, 해충이나 작은 동물의 유전자가 본능적으로 불을 피하려고 하는 반응으로 해서 오는 현상은 아닐까 생각한다.

목초액의 독특한 타는 냄새는 결국 숯을 구울 때의 타는 냄새이므로 불을 연상시켜 순간적으로 직감적으로 회피반응이 오는데서 나타나는 기피현상이 아닐까 싶다. 기피용으로 사용되는 목초액은 정제할 필요는 없고 조목초액이라도 상관없이 쓸 수 있다.

일본에서는 까마귀나 도둑고양이, 개 등의 피해가 자주 발생하기 때문에 전문 기피제로서 상품화된 여러 종류의 제품이 판매되고 있다. 물론 목초액을 살포하면 기피제로서의 역할도 하지만 소취제로서의 역할도 훌륭히 하므로 일석이조의 효과를 볼 수 있다.

## (5) 축산에 활용

### ① 목초액은 가축의 육질을 좋게 한다

어떤 농가에서 목초액과 숯가루를 먹이에 적당한 량을 섞어서 돼지에 먹여보았더니 우선 먹이에 냄새가 없어지고 식욕이 왕성하며, 성장이 빠르고 내장 상태를 알 수 있는 분뇨의 형태나 냄새가 확실히 적어짐을 알게 되었다 한다.

돼지의 내장을 해체해 본 결과 내장의 색이 좋고 윤기가 있어 내장물의 식재 활용량이 훨씬 많아졌고 불필요한 지방이 없고 고기 전체가 육질이 좋아 매우 쫄깃쫄깃하고 특히 전문 수의사의 판단으로는 간장의 건강상태가 좋다는 것이 육안으로 알 수 있었다고 한다. 또한 동물의 위나 장에 많은 미생물이 살고 있는데 목초액은 체내의 미생물 활동을 돕는 역할을 하는 것 같다고 한다. 더욱이 돼지분뇨의 소취효과와 더불어 희석 목초액을 축사에 뿌림으로서 냄새를 없애는 역할도 하게 된다.

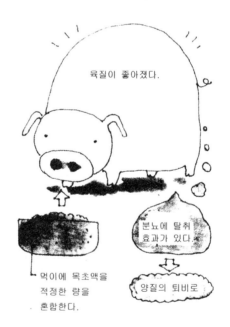

육질이 좋아졌다.

먹이에 목초액을
적정한 량을
혼합한다.

분뇨에 탈취
효과가 있다

양질의 퇴비로

② **1. 대량사육양계의 경우**(Broiler)

목초액을 사료에 혼합함으로서 육질을 쫄깃하게 하며, 살이
부드러워지고 포화지방산이 감소하고 불포화지방산이 증가하
기 때문에 맛이 좋고 닭고기 특유의 냄새도 없어진다.

**2. 계란의 경우**

계란의 껍질이 단단해지고 노른자의 탄력도 현저하게 높고
맛도 진하며 단맛이 증가하고 계란의 점착성이 강해진다.

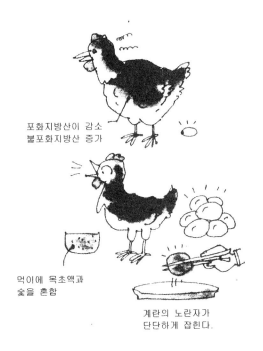

포화지방산이 감소
불포화지방산 증가

먹이에 목초액과
숯을 혼합

계란의 노란자가
단단하게 잡힌다.

일본기후대학교육대학의 연구보고서에 의하면 배합사료에
중량비 목초액을 1.5%를 혼합하면, 비타민A가 23%, 비티민 E

가 50% 비타민 B12가 14% 각각 증가하고 비타민 강화 계란으로서 차별화 할 수 있는 계란으로 판매할 수 있게 되었다고 한다. 또한 노란자 속의 콜레스테롤은 목초액 투여 후에 다음과 같이 감소했다고 한다. 투여 1개월 후에 16% 투여 3개월 후에 25% 이것은 저콜레스테롤계란으로서는 차별화할 수 있게 되었다고 한다.

### 3. 육류의 경우

육류의 사료 효율이 좋아지고 살이 잘 찌게 된다. 소의 스트레스가 줄어들고, 소의 털이 윤기가 뚜렷하고 홀스타인의 경우 흑백 반점의 경계가 확실해졌다. 분뇨의 악취에 대비해서 배합사료 중량의 1% 혼합함으로서 50%이상 악취가 감소되었다. 소화기내의 유용박테리아의 역할이 활발해지고, 소화기내의 가스 발생도 현저히 감소되고 내장 각부의 결석이 적어지는 것도 내장 해체시 조사결과에 나타났다. 고기의 육질이 옅은 적색에서 한층 진한색으로 변했고 황색기운을 띠는 지방부분에 백색이 되었다고 한다.

### (6) 수산양식업의 활용

양식어업에서도 특히 새우, 도미, 방어, 광어, 숭어, 은어 등의 양식어에 먹이량의 1%에 해당하는 목초액을 혼입한 경우 3년간 방어를 양식한 경우의 고기의 몸을 조사한 결과 물고기의 체중이나 신장 등에는 큰 차이가 없었고, 단지 목초액을 먹이에 첨가한 양식장과 무첨가 양식장과의 고기 몸의 내장 중량을 조사한 결과 무첨가 양식장에 비해 64.2% 간장체중은

50% 복강 내의 지방량은 54.5%로 현저하게 내장의 양이 적었다는 것이다. 즉 첨가양식장의 내장량이 적으므로 식재로 쓸 수 있는 고기량은 많아졌다는 것이다. 목초액을 혼합해도 전체의 무게는 줄지 않았기 때문에 식재량은 많았다는 것이다. 목초액의 먹이에 대한 혼합은 장어양식 장에서의 면관병(綿冠病)에 걸린 장어의 죽는 대책으로 사료 20kg에 대해서 50~180 cc 혼입하고 매회 먹이로 주무로서 죽는 장어의 수량을 현저히 감소시키는데도 효과가 있다고 한다.

## 9. 목초액이 피부를 살린다

(1) 수목이 품고 있던 생명의 물, 수액은 대자연의 에너지를 간직하고 있다. 이 에너지를 숲 속에서는 삼림욕으로 가정에서는 목초액으로 활용할 수 있다.

목초액이 다음에 열거한 여러 경우에 피부나 스킨케어에 활용해서 큰 개선을 기대할 수 있는 이유와 비결은 목초액이 약 200종류 이상의 천연성분을 함유한 불가사이한 물질로서 마법의 물이라고도 한다. 살균작용, 소염작용, 소독작용, 항균, 항산화작용, 유기물에 우수한 침투작용, 원적외선방사, 피부활성화, 피부각질형성작용, 피부수축작용 등을 한다는데 있다.

(2) 목초액이 가진 성분상의 피부를 살리는 효능과 작용을 정리해 본다면 초산성분은 피부표면의 각질을 부드럽게 하고

피부를 수축시키는 수렴(收斂)작용이라 할 것이며, 알코올류 성분은 피부를 청결하게 하고 살균, 소독소염 작용을 하게 된다.

알데히드류 성분은 피부 속으로 침투성이 우수하므로 화장 크림, 영양크림, 핸드크림에 첨가해 사용해 봄으로서 느끼게 된다.

즉, 목초액은 유기물질에 침투성이 좋다는 것은 알데히드성 분 때문이다. 이 특성을 활용한 스킨케어제품이 많이 시판되 고 있다. 목초액에 함유된 탄소(입자)는 피부세포를 활성화시 켜주므로 피부의 노화를 방지하게 한다. 그리고 항균, 항산화 작용도 피부를 살리는데 일조를 하고 있다.

### (3) 피부질환개선과 목초액, 죽초액의 역할

#### ▶ 피부가 가렵고, 몸에서 가루가 떨어지는 분

목초액과 물을 2분의 1씩 희석한 목초액(죽초액)으로 매일 자기전에 전신에 희석한 목초액으로 바르고 잔다든가, 항상 가 정욕실에 50cc정도 넣어서 목욕, 세숫물에는 약간의 목초액을 희석하여 씻으면 피부가 고와짐을 느낄 수 있다.

특히 노인성피부 건조증에 희석 목초액을 자주 바르고 목초 와 숯목욕을 하면 효과적이다.

#### ▶ 여드름도 목초액으로 개선된다

목초원액을 솜에 적셔서 하루에 2~3회 바르면 빨갛게 화농 한 환부가 살균 소독되어 피부가 서서히 아물어지면서 정상피

278

부로 되살아난다.

## ▶ 머리가 가렵고 비듬이 있으면 목초액으로 감는다

세면기에 목초액 5㎖(한 숟가락 정도)를 넣어서 희석한 물로 머리를 감으면서 마사지하면 머리도 가렵지 않고 비듬도 없어진다.

머리에 도포하기 편리한 스프레이 제품도 시판되고 있다.

## ▶ 탈모가 걱정되는 분

자기 전에 정제목초액 원액에 물을 3배 희석하여 며칠 계속 바르거나 머릿속을 스프레이하면 하수구에 빠져 모이는 머리의 량을 봄으로서 탈모방지효과를 알 수 있다. 물론 저녁에 바르고 아침에 샤워함으로서 약간의 목초액 냄새를 씻어 없애면 된다. 심한 탈모도 막을 수 있고 머리가 잘라지는 가지머리도 방지된다. 머리를 씻을 때 숯비누와 숯삼푸를 사용하면 머리의 모공에 쌓인 노폐물을 흡착 배출시켜 모공을 깨끗이 열리게 하여 발모적 효과도 기대할 수 있다.

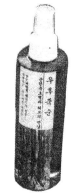

일본에서는 죽초액으로 육모, 탈모제로 특허등록도 되어 있기도 하다. 스프레이 제품이 사용하기에 편리하다.

- 얼굴에 뾰드라지가 나도 목초액을 바르면 개선된다
- 화상 입은 피부에 발라 흉터 없는 치유적 효과를 본다
- 항상 꺼칠꺼칠한 얼굴도 매일 세수할 때마다 목초액을 조금씩 희석해 사용하면 피부가 고아진다
- 충치도 잇몸이 부어서 아플 때 치약에 목초액을 무쳐 양

치하면 살균 소염 효과를 얻을 수 있다. 그러나 필자가 경험하고 회원들이 사용한 체험에서 확실한 효과를 보고 있는 양치숯은 뛰어난 효과를 발휘한다.

- 목이 붓거나 아플 때 목초액 가그린을 하면 효과가 있다
- 코막힘, 화분증에는 코 안에 아주 연한 희석목초액을 면봉으로 도포하면 효과를 본다
- 로션이나 화장크림 사용시도 목초액 1~2방울을 첨가해 쓴다
  피부가 촉촉하면서 매끈매끈함을 느낄 수 있다. 크림을 손바닥에 올려놓고 목초액 1~2방울을 떨어뜨려 사용한다.
  ① 가능한 증류 정제된 목초액·죽초액을 사용한다
  ② 보통 사용하시는 크림을 손바닥에 올려놓는다
  ③ 이 크림에 목초액을 1~2방울 떨어뜨린다
  ④ 손바닥에서 크림과 목초액을 잘 갠다.
  ⑤ 거친 살결이나 까칠까칠한 살결, 물일을 한 후에 사용한다
- 피부의 상처나 찰과상 베인 상처가 낫을 때 목초액을 바르면 효과가 있다. 목초액의 주성분 알코올은 살균소독 역할을 하고 탄소입자는 피부세포를 활성화 한다.
- 벌레에 물리면 즉시 목초액을 바르면 효과가 있다. 모기 등 각종 벌레 물린 곳에 바르면 효과가 있다.
- 치질에는 목초액 좌욕과 숯방석을 사용하면 효과적이다.
- 땀띠에 희석목초액을 바른다.

• 심한 무좀에 죽초액이 효과적이다. 원액을 솜에 묻혀 바르거나 약간 물에 희석하여 용기에 담아 발을 담그고 30분 이상 몇 회 계속하면 개선된다. 또는 다섯 발가락 양말에 죽초액을 적셔 신고 비닐장화나 은박지장화를 양말덮개로 신어 1시간 경과 후 벗는 방법으로 2, 3회 하면 심한 무좀도 없앨 수 있다.

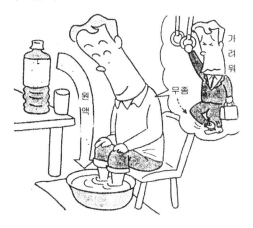

• 손과 발이 텄을 때 무명천에 목초액을 젖혀 밀착포를 붙이고 자면 확실한 효과를 본다.
• 아토피성 피부염은 죽초액 요법이 효과가 있다.
이 피부염은 피부를 긁으므로서 상처가 생기고 더욱 악화되는 악순환을 반복하기 때문에 어찌하였던 가려움을 중지시키는 것이 중요하다. 환부에 죽초액을 1일 2~3회 바르면서 숯과 죽초액을 넣은 목욕을 계속하면 체내 독소배출과 혈액순환을 촉진시키면서 피부세포의 활성화를 도와

서 개선되어 진다. 곁들어 숯가루 복용으로
체내의 해독, 정장작용과 부패가스제거, 숙
변제거 등으로 장내를 깨끗하게 하여 좋은
혈액을 공급하게 한다.

피부는 내장의 거울이라는 말이 있듯이 피
부와 내장을 동시에 다스려야 지독한 아토
피성 피부염을 정복할 것이다. 물론 식이요
법도 병행해야 한다.

현대의학도 해결하기 어려운 피부병이지만
증상억제제가 없는 것은 아니지만 스테로이드계의 바르는
약은 부작용이나 의존증이 문제가 되기 때문이다. 즉 스테
로이드계 피부약은 치료제가 아니고 억제시키는 역할밖에
없으므로 곧 재발하게 된다.

목초액보다 죽초액을 아토피에 쓰는 것은 살균, 소독, 소염,
효과가 목초액보다 훨씬 높기 때문이며, 일본에서는 죽초
액을 이용한 아토피 개선연구의 성과가 활발하고 있다.

• 발 냄새, 땀이 많이 나는 분은 목초액으로 자주 발을 씻으
면 효과적이다.

※ 피부적성 테스트

목초액을 피부에 활용할 경우 목초원액을 팔 안쪽 겨드
랑이의 약한 피부에 조금 발라 목초액의 피부적응성을
테스트하여 피부가 빨갛게 되거나 가려우면 중지하여야
한다.

▶ 목초액의 생활 속에 희석 활용법

목초액을 증류하여 1차 정제된 목초액은 희석비율을 다음과 같이 하면 훌륭한 효과를 볼 수 있다.

- 원액 : 제습 - 습기가 많은 곳이나 침구류에 분무한다

  벌레방제- 바퀴벌레 등을 도망가게 한다

  무좀 - 심한 무좀에 원액에 발을 담근다

  목욕 - 욕조에 약 50cc 넣는다

  　　　몸이 아주 따뜻해지고 몸이 가볍다

- 2배 희석: 머리, 피부에 스프레이 또는 바를 때

  (탈모, 비듬, 가려움 방지)

- 10배 희석: 습포(濕布) - 타박상, 화상, 벌레물림, 베인상처, 피부염, 부종, 어깨결림에 효과, 10배 희석액을 따뜻하게 해서 헝겊에 적셔서 환부에 댄다

- 100배 희석: 살균, 소취 - 부엌, 화장실, 목욕탕, 옷장, 거실 등에 분무

▶ 목초액과 숯을 넣은 목욕을 권한다

일반적으로 목욕의 효과 외에 목초액에 함유된 약 200종류 이상의 천연성분이 탕에서 전달되어 다음과 같은 플러스효과를 얻는다.

- 이런 점에 좋다 :

  피부염가려움, 거친피부, 알레르기성 피부염, 아토피성피부염, 부종, 루마치스, 어깨결림, 근육통, 요통, 냉증, 불면

증, 신경통, 스트레스, 피부미용, 혈액순환
- 이래서 좋은 목욕이다 :
  ① 탕의 물이 부드럽고 연한 물로 변한다

  처음 탕에 들어가면 약간 알리는 자극을 느끼지만 이
  것은 수돗물에 함유된 염소, 탄산가스, 공기 등이 용해
  되어 이 기체가 가스기포가 되어 피부에 붙기 때문에
  곧 숯의 뛰어난 흡착력으로 염소 등을 흡착하게 하고
  연한 물로 변한다.

  그리고 숯과 목초액이 탕 물의 물분자구조(그라스다)가
  가늘게 만들어 체내 침투을 빠르게 한다.

  ② 수질이 알칼리이온 온천으로 변한다

  보통의 수돗물이 산성에서 중성이나 목초액과 숯을 넣
  으면 알칼리성분이 용해되어 마치 약알칼리성 온천이
  된다.

  ③ 숯과 목초액에서 원적외선이 방출되어 몸 깊은 곳까지
  도 열이 침투하여 혈액순환을 촉진시켜 혈행을 원활히
  하고 노폐물을 배출시킨다.

  ④ 목초액은 살균, 소독, 소염,
  항균작용을 하여 피부의 활
  성화, 피부각질의 형성작용,
  피부수축작용 등을 하며 우
  리 인체에 침투력이 뛰어나다.

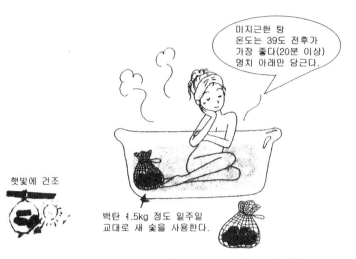

미지근한 탕
온도는 39도 전후가
가장 좋다(20분 이상)
명치 아래만 담근다.

햇빛에 건조

백탄 1.5kg 정도 일주일
교대로 새 숯을 사용한다.

▶ 숯을 욕조에 먼저 넣고 물을 받으면 미네랄이 용해되고 빨리 몸이 따뜻
해지고 탕도 빠르게 식지 않으며, 피부도 매끈매끈해진다.

- 숯은 백탄으로 단단하고 검정이 많이 나오지 않는 것 또
는 은빛 대나무숯 등을 부직포나 망주머니에 넣은 1~3kg
정도, 사용후에는 건조하여 2개월 정도 재사용, 목초액은
담갈색의 정제된 목초액 50~100cc 1회 첨가한다. 사용기
간이 끝난 숯은 화단, 화분에 뿌리고 목욕이 끝난 물은 화
분, 화초에 주면 화초의 성장촉진과 발근력을 높여 아주
화초가 잘 자라게 된다.
- 목욕은 명치 밑까지만 몸을 담그고 땀을 빼면서 15분씩
반복하고 수시로 탕물을 머리와 몸에 적신다. 탕 물의 온
도는 39℃정도가 적합하다. 적온의 반신욕을 함으로서 냉
증을 없애면서 노폐물을 배출하고 또한 심장을 더운물에
담그지 않으므로 입욕후 피로가 없는 상쾌한 목욕을 할

수 있다.

- 목초액과 숯목욕은 아토피성 피부병으로 고생하는 어린이들에게 환부의 살균, 소독, 소염, 효과와 체내 산독을 뽑는 방법으로 권하고자 한다.

### ▶ 목초액의 주성분의 특성을 활용한 스킨케어(Skin Care)상품

정제목초액의 새로운 이용법에 관심이 모아지고 성분의 특성을 응용한 건강, 미용에 관한 연구가 계속되면서 그 효용성이 인정받고 있다. 건강미용제품에서는 성분중 페놀류, 알코올류에 의한 살균작용 초산에 의한 피부수축작용과 알데히드성분의 피부 침투력을 활용한 비누, 크림, 로션, 입욕용, 무좀개선용, 탈모방지용, 헤어샴푸, 보디샴푸, 팩, 세안용, 발관리스프레이 등이 관심을 끌고 있다.

### ▶ 피부개선 목초액은 정제되어야 한다

피부와 환부에 직접 바르기도 하고 담그기도 함으로 품질의 안전성이 필요하다. 목초액은 채취할 때의 적합한 온도에 채취를 하고 정제하여 타르성분이 제거된 목초액으로 사용하여야 한다.

음용하지 않는다는 이유로 정제되지 않은 목초액은 사용하지 않아야 부작용 없는 천연성분으로서 진가를 발휘하게 된다.

# 10. 음용목초액의 효능과 체험자의 증언
## (목초액의 알려지지 않은 파워가 점점 해명)
## (일본건강잡지 主婦의 友社의 나의 건강)

▶목초액으로 간장 · 통풍 · 고혈압이 좋아졌다

　(후꾸오까현 福本 博씨 52세 · 회사원)

높았던 간의 기능과 혈압이 모두 정상으로, 머리에 발랐더니 놀랍게도 배냇머리도 나왔다.

식사제한도 하지 않고 약도 복용치 않고 목초액만 마셨다.

나는 간장병이었습니다만, 약은 일체 복용하지 않고 목초액만으로 개선되어 버린 듯합니다. 이 사실에는 주치의도 깜짝 놀랐다. 물론 나 자신도 기쁨과 동시에 대단히 놀라고 있었습니다.

목초액을 마시기 시작한 것은 1996년 지금으로부터 4년 전입니다. 5월의 검사로 간의 기능이 상당히 심각함을 알았고 곧 마시기 시작한 겁니다.

그 때의 검사수치는 GOT가 55(정상범위는 38이하). GPT가 55(정상범위는 35이하) yGTP는 60(정상범위는5~65) 담당의는 나의 동창생입니다만 검사결과를 보자「절대 술 마시지마. 식사에도 주의해 이대로라면 위험해」라고 엄하게 주의를 받았습니다.

아버지를 간장암으로 잃었기 때문에 나도 걱정이 되었습니다. 그러므로 정제목초액을 곧 주문해서 마시기 시작한 것입니다.

매일 차나 커피를 마실 때에는 필히 목초액을 5~6방울 넣도록 하여 계속 마셨습니다.

그러자, 4개월 후인 9월 말, 100㎖들이 병을 3병을 다 마셨을 때는 모든 검사수치가 내려갔습니다. GOT는 28. GPT가 27. y-GTP는 45. 완전히 정상이었죠!

담당의사는 내가 식사제한을 했다라고 생각한 겁니다. 「매우 열심히 했군」라고 칭찬해 주었습니다. 사실은 목초액을 성실히 마신 덕분이였는데

혈압강하제를 끊어도 140~90미리로 혈압이 안정 목초액은 혈압에도 좋을 것 같아요. 나는 고혈압으로 심할 때는 위가 200미리, 아래가 120미리 일 때도 있었습니다(정상치는 최대가 140미리미만, 최소가 90미리미만).

4년 전 부터 강하제를 복용하고 있습니다만, 목초액을 마시기 시작하여 2년 째 정도부터 약 없이도 140~90미리 전후로 안정되어 왔습니다. 지금까지는 완전히 약의 복용을 끊었습니다.

강하제는 일생 계속 복용해야만 한다고 합니다만 그런 것은 없겠군요. 목초액을 제대로 복용하면 혈압도 개선된다고 생각합니다.

그리고 대단한 발견이 있습니다. 목초액을 아침·저녁으로 머리에 발랐더니 반들반들 했던 부분에 배냇머리가 났어요. 그 부분에 육모제 보다 몇 배나 효과가 있습니다. 간장도 혈압도 좋아진데다가 설마 머리에도 효과가 있다니, 나

스스로 놀랐다.

▶ **3개월로 간의 기능의 GOT치가 70에서 40으로 혈당치도 220에서 140으로 개선되었다**
(쿠마모또현 山田信男씨 56세 · 회사원)

권태감이나 수족이 냉함 등으로 시달렸다

1년 365일, 하루도 저녁 반주를 거른 적이 없을 정도로 술을 좋아합니다. 맥주를 큰 병 2병, 음료에 칵텔한 소주 한 컵 정도 마십니다. 누가 뭐라고 해도 술을 좋아하기에 그만둘 수 없습니다.

그것이 화근이 된 것이겠죠. 10년 정도 전에 받은 검진으로 당뇨병과 간장병이 아닌가 라고 했습니다.

생각해 보면 그러한 증상이 나왔습니다. 푹 자고 휴식을 취할 생각이라도 하루 종일 몸이 무겁고 나른하다. 손발의 끝의 냉기도 느끼게 되었습니다. 그리고 자고 일어나기가 대단히 힘들다. 실은 이들이 모두 당뇨병 특유의 증상이었던 셈입니다.

다행히 약을 복용할 정도는 아니고 술과 식사를 제한하도록 되었습니다. 동시에 신문이나 잡지에서 당뇨와 간장에 좋다. 라고 소개되고 있는 건강식품을 시도해 보았습니다.

黑酢나 키토산도 먹어보았고, 매일 박과(科)에 속하는 여주 열매도 먹어보았습니다. 「몸을 위해서」라고 하면 참으면서 먹었습니다. 그러나 나의 경우는 어느 것도 효과가 없고 결과는 나오지 않았습니다.

간장이 나빴던 친지는 모두 목초로 건강해졌습니다.

목초액을 안 것은 병을 앓고 나서 약 2년 후, 어떤 건강식품도 반응이 없었던 가운데 놀랍게도 목초액을 마신 다음날에 효과를 실감할 수 있었습니다.

나른했던 몸이 개운하고 가벼워져서 아침에 일어나기도 상쾌했습니다. 이렇게 곧 변화가 확실하게 나타나다니 놀랐습니다.

이제까지 시도한 건강식품과는 명확히 다르다. 이것은 됐다! 그렇게 느껴서 1일 3회 차나 된장국, 물 등의 음료수에 약 5방울 넣어서 마시도록 했습니다. 그러자 검사수치도 서서히 내려갔습니다.

처음에 효과가 나타난 것은 간장이었습니다. 자세히 기억하고 있지는 않지만 GOT이었나. 60~70이었던 수치가 정상범위 내의 40이하로 내려갔습니다. 그것을 마시기 시작하고 나서 나를 해방시켜준 것이므로 이 정도로 행복한 일은 없습니다.

20인 가까운 친지에게 권했습니다만, 간장을 앓고 있던 사람은 모두 좋아졌습니다. 간장이 나쁜 사람, 술을 마시는 사람에게는 반드시 권합니다.

나는 지금도 매일 밤 술을 마시고 있습니다. 이 즐거움을 뺏기지 않을려고 목초액을 계속 마시고 있습니다.

물론 간의 기능도 혈당치도 정상, 몸은 매우 건강해요.

▶ 나무의 유효성분을 200종류 이상이나 함유함 목초액은 혈액을 깨끗한 상태로 하여 당뇨병·간기능·통풍·고혈압 등을 서서히 개선해 준다

(의학박사 草谷洋光씨 종합건강개발연구소사무국장 田村俊史康)

옛날부터 민간약으로서 대활약 지금 목초액이 주목을 받기 시작하고 있습니다. 생활습관병의 예방 개선효과가 대단히 높다는 사실을 알았기 때문입니다.

목초액이란 무엇인가?라는 의문을 갖고 있는 분도 계시겠지요. 목초액이라는 것은 나무를 구워서 숯으로 하는 과정에서 생기는 연기나 수증기를 냉각하여 거기에 함유된 수액을 모은 것. 수목의 엑기스라고 해도 좋을는지 모르겠습니다.

건강식품으로서의 목초액은 비교적 새로운 것입니다만, 산악지대에 사는 사람들 사이에는 옛날부터 생활 속에서 이용되고 있었습니다. 비료로서 사용하면 농작물의 성장이 좋아지고 수확량도 현격히 늘어난다고 하고 피부질환이나 순환기질환, 소화기질환의 민간요법 약으로서도 효과를 인정받고 있었습니다.

그러한 사실이 재평가되고, 연구나 실험, 분석이 행하여지게 됨에 따라서 여러 가지 효능이 있다는 사실을 알았습니다.

예를 들면 당뇨병을 발증시킨 쥐에게 목초액을 5%의 농도로 희석한 물을 주어서 사육한 실험에서는 증상이 개선, 정상적인 쥐와 같은 상태로 되돌아왔습니다. 또, 당뇨병인 쥐는 100%에 가까운 확률로 백내장을 합병합니다만, 목초액을 넣은 물로 사육한 쥐의 경우는 백내장이 되지 않습니다. 기후대학

농학부의 실험에서는 목초액을 가한 먹이로 사육한 양계닭의 피하지방이 감소, 그 양계닭이 낳은 계란은 날짜가 경과함에 따라 콜레스테톨치가 약 20%감소했다고 하는 결과를 얻었습니다.

자세한 연구는 시작한지 얼마 되지 않아서 목초액에는 미지의 부분이 많이 남아 있습니다만, 이들 실험결과를 보아도 생활습관병에 대한 개선효과에는 의심의 여지가 없습니다.

오염된 혈액이 깨끗해진다

나무를 탄화시켜 만든 목초액에는 원료인 수목의 미량성분이 200종류 이상이나 함유되어 있습니다. 각각 성분이 어떻게 인체에 작용하는가 하는 점은 유감스럽게도 해명되어 있지 않습니다만 많은 임상시험에서는 고혈압, 당뇨병, 통풍 등이 개선되었다고 하는 예를 많이 볼 수 있습니다. 이것은 주성분인 초산을 비롯한 유기산이 혈액을 산성에서 약알카리성으로 변화시키기 때문이라고 생각되어진다.

혈액은 본래, 어떤 것을 먹어도 약알카리성으로 유지되고 있는 것입니다. 그런데 몸의 기능이 쇠약해 있을 때는 산성으로 기울수가 있습니다. 혈액을 산성화시키는 물질에는 알코올이 변화해서 생긴 아세트알데히드도, 지방이 분해할 때 생기는 아세톤, 단백질이 아미노산으로 변화할 때에 부산물로서 발생하는 암모니아 등이 있습니다.

이들 물질이 혈액 중에 늘어나면 혈액이 산성으로 치우치는 셈입니다만 혈액의 산성화는 바로 혈액의 오염. 혈액의 밸런스가 약간 무너지게 되고 산소나 영양분이 장기나 세포에 미치지 않고 기능이 저하하거나 혈관이 동맥경화를 일으키거나 전신에 여러 가지 부조화가 생길 수가 있습니다.

목초액의 유기산은 산성화된 혈액을 본래의 약알카리성으로 되돌리고 깨끗한 상태가 되므로 통풍이나 당뇨병 등을 개선합니다. 또 혈액이 양호한 상태로 되는 것은 동맥경화, 혈중 콜레스톨이나 중성지방 등의 개선에 도움이 된다는 것은 말할 것도 없습니다.

목초액은 이와 같은 혈액을 깨끗이 하므로 생활습관병의 위험에서 몸을 지켜주는 셈입니다만 효과를 얻기 위해서는 계속 사용하는 것이 중요합니다. 목초액은 독한 자극이 없고 대단히 마시기 쉬운 것이 특징입니다. 컵 한 잔의 물이나 차에 5~10방울 넣어 하루에 2~3회를 기준으로 마시면 좋겠지요. 개인차가 있습니다만 3~4개월로 혈압이나 혈당치 등에 변화가 나타나는 예가 많이 있는 것 같습니다.

최근에는 목초액으로 아토피성 피부염이 개선된 케이스도 늘고있습니다. 이것은 살균작용과 보습작용을 위해서라고 생각됩니다. 목욕 후 세면기에 한 컵의 더운 물에 3~4방울 떨어뜨려서 씻으면 살결이 꺼칠거나 가려움의 증상이 진정되어 갑니다.

투명하고 탄 냄새가 적은 목초액이라면 높은 효과를 기대할 수 있다.(의학박사 草谷洋光)

목초액이라고 하는 것은 수목으로부터 추출된 엑기스로부터 만들어진 것, 의학적인 면에서의 작용은 아직 분명하지는 않습니다만, 최근의 물의 분석 등에 의해 서서히 그 비밀이 분명해져 왔습니다.

그러나, 한 마디로 목초액이다. 라고 해도 그 종류는 다양하다. 그 사용법이나 선별에는 주의할 것, 특히 음용하는 경우에는 무색투명하고 타는 냄새가 적은 것이 품질이 좋다. 라고 생각되어진다. 목초액은 음용수로서의 인가를 받았으므로 안심하고 마셔도 좋다.

▶음용목초액의 의학적 효능사례

음용목초액의 효능에 대한 전문 의료인 및 음용체험사례 그리고 외국의 의료인 등 효능에 대한 의견을 종합해 보면 다음과 같은 효능으로 정리할 수 있을 것 같다.

① 간질환치료효과 : 간염, 간경화, 황달의 개선과 검사수치로 본 효과

② 숙취해소효과와 혈중알코올지수저하

③ 당뇨병환자의 혈당치개선효과

④ 만성피로해소 및 권태감개선

⑤ 아토피, 천식 등의 알레르기의 개선효과

⑥ 통풍질환개선효과

⑦ 성기능강화

⑧ 약물중독에 따른 해독효과

⑨ 고혈압지수의 저하개선

⑩ 콜레스테롤과 중성지방수치개선

⑪ 세포내의 활성산소를 제거하는 능력이 우수하다

▶음용첨가 목초액의 음용상 주의

정제목초액은 pH2.5~3.0의 강산성이므로 공복시 고농도로 복용하면 위산의 과다로 속쓰림 현상이 오며 때론 급성위염을 일으킬 수 있으므로 음용수, 커피, 쥬스, 녹차 등에 3~5방울 정도 1일 3~4회 식후에 드는 것이 좋다.

그리고 우리나라에서는 식품의약품안전청에서 음용첨가 목초액(스모크향)에 대해서 엄격한 기준을 정하여 식품첨가물로서 제품 허가를 하고 있으나 일본에서는 청량음료로서 인정하고 있으며 성분에 대한 기준은 우리나라보다 엄격하지 않아서 메칠알콜의 경우 우리나라에서는 50ppm이하로 정하고 있으나 평균2000ppm 이상의 목초액이 음용으로 유통되고 있다. 물론 일본최고의 음용목초액 제조회사인 미도리제약의 삼림초(森林酢)는 제외한다.

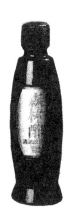
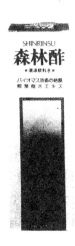

일본이나 우리나라에서도 목초액의 치료 효과적 임상사례가 있어도 모두 의약품으로서는 인정하고 있지 않다.

목초액의 200종류 이상의 성분에 대해서 분석과 임상의 사례 등 의약품으로서의 연구노력은 더 필요할 것으로 본다.


## 2. 숯의 부산물 목타르(木타르)

### ▶ 목초액에 함유되어 있는 목타르(木타르)

목타르는 탄화수소 리그린(나무의 木質素)의 열분해된 액체로 숯을 구을 때 나오는 푸른 연기에 함유되어 있다. 원목이 탄화할 때 나오는 푸른 연기를 냉각하면 기체와 액체로 나누어진다. 이 액체를 조목초액이라 부르고 이것을 1개월 이상 놓아두면 3개 층으로 분리되어 제일 밑 부분에 침전된 것이 목타르라 한다.

타르 속에는 발암성물질이 함유되어 있으므로 반드시 제거되고 중요한 부산물로서 이용된다. 다시 용해(溶解)타르와 침전(沈澱)타르 등으로 나누어진다.

용해타르는 목초액 속에 존재하고 경유(輕油)분이 적고 수지상(樹脂狀)의 물질과 피치(아스팔트같이 끈끈한 물질)가 많다. 목초액에 이것이 많이 포함되어 있으면 증류해서 제거해야 한다.

침전타르는 그대로 연료로 쓰던지 석유와 같이 증류장치로 수분과 유분으로 분리하여 경유 중질류 피치로 나눌 수 있게 된다.

▶ 여러 용도로 활용되는 목타르

타르성분중 양은 적지만 크러오소트는 마취제, 살균제, 치과 진통제 등의 원료로 이용되고 피치의 원료로서도 이용법이 연구되고 있다.

증류한 경유로서는 연료나 용재, 목타르 형태로 방부제, 구아야콜의 원료, 약용(정로환), 재생고무의 가소제, 선광유(選鑛油), 합성수지, 카본섬유원료, 윤활유, 기피제 등으로 쓰인다.

피치로서는 렌즈연마용, 연탄점결제, 절연재료, 전극, 항공기용 타이어 등 이용범위가 넓어지고 있다.

일상생활에서는 목초주택기둥뿌리에 도포하여 방부목적으로 이용하고 있으며 훈연목(燻煙木)이라 하여 공원, 골프장, 정원의 울타리목으로 또는 녹화지주목, 안내판 등의 목재에 활용되어지고 있는데 타르에 훈연된 목재는 방부, 방충, 방습, 내구성 등의 특징이 있어 이용되어 지고 있다.


# 3. 숯의 부산물 재(木灰)

▶ 숯과 재는 관계가 있다

숯불은 재로 덮어 주무로서 불씨를 장시간 보존할 수가 있게 해 준다.

인류가 불을 손에 넣었을 때 우선 불씨의 보존에 악전고투 했으리라 생각된다.

숯의 발명과 숯의 활용에 불씨의 보존이 가능하게 한 것은 재의 역할이 크다. 불씨를 묻어두는 방법의 연구가 문명사회를 이끄는 큰 역할을 했다. 화로에 불씨를 살려야 아침에 밥을 지을 수 있고, 대장간에 불씨가 꺼지지 않아야 문명발전의 도구를 만들 수 있는 것과 같이 "불씨를 꺼지지 않게 하라"는 장사번창을 기원하는 상혼도 옛날에는 있었다. 일본에서는 오뎅가마에 불씨가 50년간 꺼지지 않았다는 동경에 유명한 노포(老舗)가 있다고 한다.

숯과 재가 만난 것이 절묘한 궁합인 것 같다. 모래나 다른 것을 덮으면 바로 꺼진다. 역시 숯불과 재의 만남은 깊은 인연인 것 같다. 숯은 표면연소로 불꽃을 내지는 않는다. 그러나 재에는 조연성, 보온성 또 약간의 미세한 통기성이 있어 산소조절의 미묘한 밸런스를 이루어 불씨가 보존된다고 생각된다. 또한 칼륨성분에는 조연성(助煙性)이 있듯이 아마 재에는 칼륨성분이 함유되어 있어 조연제의 역할도 하는것 같다.

▶ 흔하게 눈에 띄지 않는 곳에 쓰여지는 재

재가 가지고 있는 과학적 성분에 의해서 식물의 떫은맛을 빼냄. 비료, 염색, 제지, 유약(釉藥) 등 여러 분야에 사용되고 있다. 일상적 생활용도에서 화로, 향(香)불의 재료, 농업관련으로서 비료용도, 건조제, 감균(減菌), 방균용도, 종자나 구근의 보존 등 식품가공분야에서는 미생물용 배지(培地)식품의 떫은맛빼기, 중화제 등 공업용도로는 도자기의 유약, 종이제조, 염색용, 세락믹원료, 촉매원료 등이 이용된다.

재가 도자기의 유약(釉藥)으로 쓰여지는 역할은 유리질의 액체로 도기가 수분이나 가스 등 흡수하지 않도록 표면을 덮기도 하고 그림을 넣거나 발색의 중요한 재료로서 쓰여지게 된다.

▶ 작물의 성장에 없어서는 안 될 카리비료

재의 주성분은 탄산칼슘과 탄산칼륨이라 알고 있으며, 이것은 농작물에 있어서 질소, 인산과 함께 3대 영양소의 하나로 유력한 비료역할로서 화학비료에서는 보충할 수 없는 미네랄(광물영양소) 그 자체이다.

성질이 알칼리성이므로 산성토양의 중화제로도 사용된다. 특히 최근에는 농약, 화학비료의 지나친 사용이나 산성비의 피해가 토양을 산성화시키므로 숯과 재는 유용한 토양개량제로서 다시 평가되어지고 있다.

옛날부터 재는 농가에서 자급할 수 있는 카리비료의 대표적인 것으로 집집마다 재간(재창고)이 있어 부엌의 재, 벼짚재, 풀잎재, 등겨재 등을 모아 두었다가 퇴비에 섞어서 사용하기도 하고 재 그대로를 부추밭, 고추밭 등에 뿌렸다.

▶ 재는 생명의 마지막을 의미하고 재생의 힘을 준다

일반적으로 사람의 생명이나 사물의 마지막 표현으로 쓰는 말이 "재"이다. 항간의 속된 말에 "다 된 밥에 재를 뿌리겠다"는 말이 있다. 이 "재"도 결국은 일의 끝을 의미한다. 죽어서 재가 되고 물질 이용도를 다하고 재가 되어 다시 새 생명의 밑거름이 된다.

최후를 다한 재를 뿌려서 고목에 꽃을 피우는 재생의 힘을 주고 있는 것이 재다. 향불의 재료가 되는 재는 향이 되어 자신을 불태우고 스스로 소사한다.

가을들판의 마른 풀잎이나 잔디에 불을 질러 재가 되게 하여 이듬해 봄에 힘찬 생명의 움을 트게 하기도 한다. 역시 재는 끝이면서도 시작을 의미한다.

# 환경오염과 식품에 위협받는 건강과 숯

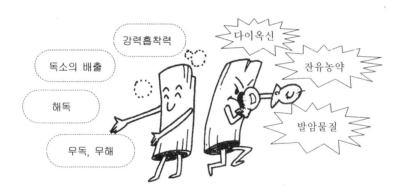

# 1. 환경호르몬 우리 몸에 쌓인다

### ▶ 환경호르몬이란

환경호르몬은 인체나 동물의 내분비계에 작용해 수컷의 정자수를 감소시키거나 수컷의 암컷화, 다음세대의 성장억제 등을 초래하는 물질, 인간이 쓰다 버리거나 사용 중인 각종 화학물질, 농약 등 먹이사슬을 통해 사람이나 동물의 체내로 들어와 진짜 호르몬처럼 내분비계에 영향을 미쳐 성기의 왜소화 등 생식작용을 일으킨다. 정확한 명칭은 "내분비계 교란물질"이지만 호르몬처럼 작용한다. 고 해서 환경호르몬이라 한다.

### ▶ 환경호르몬 피해연구 관찰사례

① 1997년 일본과 덴마크 연구기관에서 20대 남자의 정자수가 40대에 비해서 월등히 적다는 연구결과발표

② 미국 플로리다 아포프카 호수에 사는 악어의 수가 환경호르몬의 영향으로 절반으로 줄고 수컷악어가 암컷으로 바뀌고 수컷의 성기가 정상보다 2분의 1~3분의 1로 줄어서 왜소화된 것이 관찰

③ 개구리에 대한 연구결과 다이옥신이나 중금속 등 유해물질에 노출될 경우 부화율이 감소하고 기형이 크게 증가하는 것이 관찰

④ 80년대 후반 영국의 곳곳에 암수구별이 어려운 물고기가

다량 발견됐다. 원인은 합성세제와 유화제 성분인 비이온성 계면활성제의 분해물인 알킬페놀 때문으로 밝혀졌다.

▶ 국내환경호르몬 오염사례
① 경안천 5개 지점의 퇴적물을 조사한 결과 비스페놀A가 최고 0.04ppb 노닐페놀이 최고 0.76ppb 검출되었다고 밝혔다.
경안천은 수도권 2000만 명의 식수원인 팔당호로 유입하천이란 점에 문제가 있다.
② 부산시 보건환경연구원조사에 따르면 21종의 소독약품 중 9종에서 환경호르몬이 검출되었다(살충제, 제초제, 살균제 성분이 검출).
③ 국내 산모들의 초유(初乳)에서 다이옥신이 검출됐다는 식품의약품 안전청의 조사결과가 발표되어 충격을 주었다.
④ 경남 창원군 주남저수지와 경남 하동군 섬진강에서 채취한 물고기와 개구리에서 다이옥신과 헥사클로르벤젠 등이 검출되면서 성관련 이상이 관측되었다.
⑤ 지리산과 경남 남해, 부산가덕도 등 청정지역에 서식하는 들쥐의 생체에서 환경호르몬(유기주석화합물, 페놀 등)이 정상치보다 11~35배나 높게 검출된 것으로 나타났다.(경성대 생물학과 윤명희 교수)
⑥ 환경호르몬 없는 곳이 없다
포장용기, 장난감은 물론 농산물, 한약재에서도 검출되

었다고 한다. 한국소비자보호원은 소비생활과 밀접한 관계가 있는 농수산물, 식품, 생활용품 총 622개에 대한 조사결과 절반정도인 300개에서 환경호르몬이 검출되었다고 한다.(세계일보 1998. 7. 31)

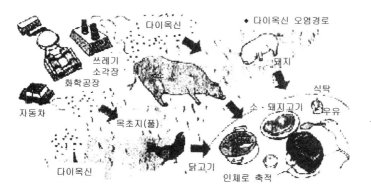

◆ 쓰레기소각장 배출 발암물질…소·닭 통해 인체로 ◆

⑦ 생수에서도 환경호르몬검출

환경부가 국내 9개 생수 제조업체의 원수와 생산 후 3, 6, 9개월이 지난 각 제품, 외국산 1개 제품을 대상으로 암 등을 유발하는 환경호르몬 물질의 포함정도를 처음으로 조사한 결과 일부제품에서 환경호르몬이 나오기는 했지만 심한 정도는 아니었다고 밝혔다(동아일보 2001.11.17).

⑧ 우리나라 전국해안에서 서식하는 고동류(소라일종)가 해수의 오염으로 발생한 환경호르몬이 원인이 되어 암컷이 수컷으로의 성전환현상을 보이고 있다고 한다(부경대학교 해양과학공동연구소허성희 교수 외 연구. 조선일보).

⑨ 식품 중에 다이옥신 농도가 어패류가 제일 많은 것으로 나타났다. 식약청의 연구조사보고서에 의하면 다소 비식품인 곡류(쌀, 콩), 육류(소, 돼지, 닭), 난류(계란), 어류(고등어, 갈치, 조기), 패류(굴, 고막, 바지락, 홍합) 등 5개품 13종의 식품의 다이옥신 잔류량 조사결과 어패류가 가장 높았던 것으로 조사되었다.

▶ 지하수에서 방사능물질이 검출

전국의 지하수중 일부에서 신장병, 폐암 등을 유발하는 우라늄, 라돈, 전알파 등 방사성 물질이 미국기준치를 초과한 것으로 나타났다.

체내에 침투하는 환경홀몬의 발생원

| 의약·치료약 | 대기 | 유아관련 |
|---|---|---|
| 합성호르몬<br>충치충진재 | 매연분진<br>대기가스 | 모유<br>젖병<br>완구 |

입과 코

| 물 | 식품 |
|---|---|
| 수돗물<br>우물<br>바다<br>호수<br>하천 | 식료품<br>(고기, 야채 등)<br>용기<br>(프라스틱, 캔)<br>포장재<br>세제<br>농약 |

국립환경연구원은 지난해 전국 180개 지점의 방사성물질 4
종의 함유실태를 조사한 결과 23곳에서 이같이 나타나 지하수
음용을 금지하는 조치를 취했다고 밝혔다(세계일보 2003. 1. 28).

## 2. 먹는 것에 위협받고 있는 밝혀진 사례

▶ 베트남산 수입 가리비에서 중금속 카트뮴이 대량검출

국립수산물 품질검사원은 .카트뮴이 검출된 가리비 전량 폐
기처분(2002. 11. 21. 동아일보)

▶ 건빵, 비스켓 등 고온가열식품 발암의심 물질검출

발암물질인 아크릴아마이드가 검출 식의약청 소량확인 공식
발표(2002. 12. 11. 문화일보)

▶ 시판 김밥, 순대에서 식중독균이 검출

서울시의 다소비식품검사에서 식중독을 일으키는 황색포도
상구균과 대장균 등이 검출되었다(2002. 11. 18. 문화일보).

중국산 홍새우살 금지된 붉은 색소 첨가하여 신선하게 보이
도록 하고 국산으로 둔갑하여 중국산이 두배 가격으로 판매
(2002. 11. 11. 동아일보)

▶중국, 북한산 수삼에 맹독성 농약 검출

인삼, 수삼, 샐러리 등 수입농수산물에서 기준치보다 많은
농약이 검출되어 국내 판매가 금지되었다.

식의약청은 수입업체에 문제의 농산물을 반품하거나 폐기토
록 통보(2003. 1. 15. 동아일보)

### ▶일부 감자튀김에 발암물질 검출

국내에 팔리고 있는 일부 감자튀김에서 암유발 매개물로 분
류되는 아크릴아마이드가 확인되었다(식의약청예비조사결과)
(2002. 11. 5. 한국경제)

### ▶못 먹을 두부, 묵 대량판매

식의약청 서울지방청은 서울과 수도권 일대의 단체급식 및
가정용 두부, 묵제조업체 29개소 중 15개 업소가 오염된 지하
수를 사용하거나 유통기간을 실제보다 늘려 표시한 것으로 나
타났다.(2002. 10. 30. 조선일보)

### ▶환경호르몬 농산물 식탁 위협한다

전남보건환경연구원이 광주, 목포, 순천지역 대형유통업체에
서 수거한 채소 과일 곡류 등 10종 240건의 농산물을 대상으
로 환경호르몬 잔류량 검사를 벌인 결과 23.8%인 57건에서 엔
도설판 등 환경호르몬이 검출됨(2000. 12. 7 동아일보).

### ▶양식장서 포르말린남용 "충격"

경북 연안 131곳의 양식장 중 상당수가 양식 물고기의 각종
질병예방과 축양장내의 세균번식억제를 위한 인체에 유해한
화공약품인 포르말린을 마구 사용하고 있으나 법적규제가 없
어 대책마련이 시급하다.(1998. 7. 31. 세계일보)

### ▶ 명태포, 쥐치포 등 건포류에 대장균 대량 발견

서울시 보건환경연구원은 시민다소비식품인 도시락, 순대, 냉면육수, 한과류, 건포류 등 총 1446건에 대해 규격기준 및 식중독균을 조사했다. 그 결과 상당한 품목에서 황색포도상구균과 대장균이 검출되었다.

(2002. 11. 14. 시정신문)


### ▶ 표백제 넣은 죽순

일부 식품업소들이 신선하게 보이도록 표백제를 과다 사용하다가 걸렸다. 이들 업소들은 소금에 절인 죽순이나 고구마 가공식품, 무말랭이, 황기 등을 중국에서 수입하거나 국내에서 제조 판매하면서 신선한 제품인 것처럼 위장하기 위하여 표백제인 이산화황을 기준치보다 최고 30배 이상 초과 사용했다는 것이다. 식의약청은 시판중인 죽순, 무말랭이, 연근 등의 색깔이 지나치게 선명하면 일단 주의를 당부했다(박광희 기자).


### ▶ 농약시금치, 상추 적발

농약 검출량이 허용치를 최고 900배까지 초과한 농산물을 서울가락동 농수산물시장에 출하해 온 농민들이 무더기로 경찰에 입건되었다. 이들이 출하한 시금치, 머위, 상추에는 인체에 유해한 클로르피 리포스가 초과 사용했으며 경찰은 이들 농산물은 시료채취 후 1주일 만에 검사결과가 나오므로 이미 모두 가정이나 식당 등에서 소비된 것으로 보인다고 한다.

(1998. 8. 1. 조선일보)

▶먹는 소금이 위험하다

소금 없이 사람은 살 수 없다. 그런 소금이 유해물질에 오염돼 있다면 참으로 불행하지만 우리는 이 사실을 인정하지 않으면 안 된다.

천일염은 염전에서 긁어낸 입자가 굵은 소금으로 김치 담글 때 간장, 고추장, 된장 담글 때 사용하는게 바로 천일염이다.

그러면 요즘 바다는 하천 못지않게 오염돼 있다. 당연히 그 오염이 원료(바닷물)로 만드는 소금 또한 유해물질이 섞여 있을 수밖에 없다. 우리는 천일염의 인체유해성 여부는 물론 규격을 따지거나 측정할수 조차없다.

현행법상 천일염은 식품이 아니라 광물로 분류돼 있기 때문에 관장 부서도 보건복지부가 아니라 산업자원부에 속해 있다.

더 큰 문제는 폐기물로 처리되어야 할 폐기물염을 식용으로 유출되어 먹고 있다니 심각한 일이다.

폐기물염은 피혁공장에서 가죽을 부드럽게 하기 위해 문지르는 무두질용 등으로만 쓰도록 사용범위가 극도로 제한되어 있고, 유해물질이 포함되어 먹어서는 절대 안되는 폐기물염이 식용으로 유출된다는 데에 심각성이 있다.(식생활안전시민운동본부. 김용덕 대표)

▶가축항생제 너무 많이 쓴다

수의정책개발 심포지움에서 강원대 수의과대학 김두교수는 가축의 사육 마리 수는 크게 늘지 않았는데도 동물성항생제 사용량은 큰 폭으로 늘고 있다는 것이다.

이런 약물의 오남용 문제가 우려되어 축산농가의 항생제사용에 주의가 요구된다는 것이다.

주로 항생제 판매량은 사료첨가제, 주사제로서 페니실린, 엠피실린, 테트라사이클린 등 주요 9개 항생제가 사용되어지고 있다.

가축항생제 사용량이 증가하면 가축의 질병에 대한 저항성이 약화될 뿐만 아니라 항생물질이 축산생산물에 잔류될 가능성이 높아 인체에까지 문제를 일으켜 축산식품을 섭취한 사람의 면역체계까지 위협할 수 있을 것이다(2001. 12. 21. 농민신문).

▶ 식약청감사에 들어난 식품유해실태
  • 불고기용 황동불판을 검사한 결과 맹독성물질인 납 성분이 허용기준치보다 429배 검출
  • 농약 묻은 수입 사료용 번데기를 원료로 한 신비의 영약 동충 하초로
  • 아이스크림, 쵸콜릿, 청정미역, 맛소금, 카레빵 등의 포장지에 유기용제인 톨루엔이 검출

▶ 국경 없는 오염 ― 뭘 먹어야 하나
1999년 인체에 치명적인 영향을 줄 수 있는 맹독성 발암물질 다이옥신에 오염된 벨기에 산 돼지고기가 수입되어 식품의 안전에 큰 불안감을 증폭시켜 주었고 농축산물 수입개방에 따라 유해한 물질까지 함께 수입되고 있다. 1997년 9월에는 미국산 쇠고기에 병원성 대장균 O-157이 검출되어 한 달간 수입

금지 조치 및 수입물량을 반송하는 소동이 일어났고, 또 그 해 1월에는 호주산 쇠고기에서 기준치 이상의 앤도셀판이라는 농약이 잔류한 사실이 밝혀졌다.

농축산물이나 식품을 오염시키는 주요 유해물질의 주된 것은 역시 항생물질 그리고 장기적으로 피해를 입고 암 등 심각한 질병을 유발할 수 있는 잔류농약, 산업화의 부산물이라 할 수 있는 맹독성 발암물질 다이옥신이 식품안전을 위협하는 최대의 적이 되었고, 그리고 화학비료사용이 늘면서 크롬, 납, 수은 등의 중금속 오염도 심각하다.

수입개방 후에 포장만 벗기고 나면 알 수 없는 식품들이 식탁을 점령한 가운데 검증되지 않은 식품에 대한 불안감은 더욱 커져 갔다.

해충이나 제초제에 잘 견디는 특성을 갖도록 다른 생물의 유전자를 기존 농작물의 유전자에 삽입시킨 유전자변형농산물이 바로 미국산콩, 옥수수, 감자, 토마토 등이 유전자변형농산물이며 감마선을 약하게 쪼여 해충을 죽이거나 멸균시킨 방사선조사식품 등이 유해성여부에 대한 검증도 없는 가운데 세계적으로 40개국에서 230여 종의 식품이 방사선을 쪼이고 있는 식품이 유통되고 있는 실정이다.

실로 국경 없이 밀려드는 식품의 오염을 생각하면 뭘 먹어야 좋을지 불안감이 끝이 없다.

# 구두약으로 색깔낸 고춧가루

발암추정물질 착색료 섞어
9만kg 유통시킨 3명 영장

고춧가루의 붉은 빛깔을 윤기나게 하기 위해 구두약 제조에 사용되는 공업용 착색료를 넣어 고춧가루를 제조 유통시킨 일당이 경찰에 붙잡혔다.

서울경찰청 기동수사대는 9일 구두약이나 인쇄용 잉크를 만들 때 쓰는 발암추정물질인 슈단 1.4호를 고춧가루에 혼합해 제조·판매한 혐의로 김모(32)씨 등 3명에 대해 구속영장을 신청하고, 이를 운반한 박모(42)씨 등 6명은 불구속 입건했다.

김씨 등은 지난해 10월 초부터 경기도 김포시에 있는 자신의 사무실에 고춧가루 재분기 7대를 설치한 뒤 슈단 1.4호와 고추씨, 국내산 및 중국산 고춧가루를 1:3:3의 비율로 섞어 제조, 농수산물 수입업자인 이모(42)씨에게 1kg당 4200원씩 받고 총 10만2400kg을 판매한 혐의다.

이씨는 중간판매업자 박모(42)씨 등을 통해 서울 영등포와 경기도 부천 등 방앗간 10여 곳에 판매한 혐의를 받고 있다.

방앗간들은 서울·경기 일대에 있는 음식점·소매상 등 50여 곳에 1kg당 8000원씩 받고 총 9만6000kg, 시가 7억3600만원어치를 판매한 것으로 드러났다. 고춧가루 9만6000kg은 2만명이 1년간 소비하는 양이다.

식품의약품안전청 식품첨가물과 윤혜정 연구관은 "슈단 1.4호는 발암추정물질로 식용(食用)색소가 아니며 소량이라도 장기간 섭취하면 안면마비나 구토 등 신체에 큰 부작용을 일으킬 수 있다"고 말했다.

이경은 기자 diva@chosun.com
2003. 5.10 조선일보

# 3. 유해물질체내흡수와 숯의 해독작용

앞에서 사실로 들어난 환경호르몬의 체내흡수가 사람이나 동물에 내분비계를 교란하는 공포의 유해물질임을 알 수 있었다.

또한 우리가 먹고 마시고 호흡하는 것이 위협받고 있는 시대에 산다고 해도 과언이 아니다. 국경 없이 유입되는 식품의 유해성은 어느 것 하나 마음놓고 먹을 것이 없다할 정도로 심각한 지경에 이르렀음을 앞에서 밝혀진 사례에서 지적했듯이 이것이 현실인 것이다. 심지어 고춧가루의 빛깔을 내기 위해서 발암추정물질인 구두약제조에 사용되어지는 공업용색소를 사용해 유통한다니 가공할 현실이 아닐 수 없다. 일상으로 우리가 섭취하는 야채 과일의 잔유농약이나 식재(食材)에서의 인공조미료, 첨가제, 방부제, 보존제 등 그리고 수입농산물의 유독성 그뿐이겠는가 약물 오남용에서 오는 체내잔유하는 축적약물들 그리고 자신도 모르는 사이에 섭취되어지는 발암물질, 환경호르몬 등 그야말로 건강위협의 유해물질에 포위되어 있는 것이나 다를 바 없는 현실이다.

이와 같이 체내 외에 쌓여지는 생존을 위협하는 독을 어떻게 하면 배출시켜 독 없는 건강을 유지할 것인가는 참으로 지대한 관심사라 아니할 수 없다. 물론 제일 좋은 방법은 독을 체내에 넣지 않는 방법이 더 없는 방책일 것이다. 그러나 그와 같은 노력도 한계가 있을 수밖에 없는 시점까지 왔다는데 문제가 있다. 여러 경로에서 자신도 모르게 체내에 투입되기 때문이다. 이렇게 쌓이는 독을 해독하는 대책으로서 숯의 훌륭한 흡착력을 활용하는 지혜가 필수적이라 아니할 수 없다. 독자들도 앞에서 숯이 가진 엄청난 다공체가 1g당(엄지손가락 끝만 한 크기) 약 90평의 표면적을 갖고 있다는 사실을 알았을 것이다. 그 표면적이 흡착의 비결이다. 이 흡착해독력을 실험하기 위하여 1813년에 불란서의 화학자 베르낭(Bertrand)이 대중 앞에서 숯가루와 5g의 비소를 섞어서 먹고 해독됨을 보여 주었고 1830년 약사 Towery이 불란서 의학회 앞에서 자신을 실험대상으로 숯의 해독작용을 실험하기 위하여 사람의 치사량 10배에 해당하는 쥐약을 숯가루 10g과 함께 섞어서 먹는 시범을 보여 그도 죽지 않고 살고 숯이 해독제임을 입증시킨 사실은 숯이 독의 해독작용에 대한 실증적 증명이 되고도 충분하다 할 것이다. 그리고 우리가 흔히 볼 수 있는 독가스방제를 위해 쓰게되는 방독면 속에도 숯이 넣어져 독가스를 방제하는 숯의 역할을 알고 있을 것이다. 또 간단한 실험의 예로 잉크를 활성탄 숯층을 통과시켜 보면 맑게 정화된 물로 변하게 된다. 이런 체내에 유해물질흡착에 관련한 해독사례증명은 이미 유럽에서는 오래 전에 확인된 바 있는 숯의 해독력이다.

우리나라, 일본, 미국 등의 약전에도 위급한 의료현장에서 해독약으로서 인정한 약인 것이다. 이와 같이 공인된 숯의 흡착력을 이용하여 우리체내에 알게 모르게 섭취되는 유해식품 유해물질의 독에 대하여 앞 항목에서 지적된 바와같이 먹고 마시는 것이 건강에 위협받는 시대에 우리를 구하는 대책으로 숯의 복용을 통한 해독법은 더 한층 설득력을 갖는 대책이 될 것이다. 지금도 국내에 숯가루 해독력을 신봉하고 먹고 있는 인구는 생각 외로 많으며 더욱이 중병을 앓고 있는 환자들 중에 숯해독 요법으로 질병회복 사례도 많다. 이미 일본에서는 체내 유입되는 독을 흡착 배설시키는 용도의 식용탄(숯)이 식품으로 인정되어 판매되고 있다. 즉 먹은 것에 대한 해독식품이 나왔으니 참으로 아이러니한 세상에 산다고나 할까.

▶ 이런 점이 걱정될 때 숯가루복용을 권한다
- 음식물의 유해성분 습취가 걱정될 때
- 과일, 야채의 잔유농약이 걱정될 때

- 늘 장의 기능이 좋지 않을 경우
- 약물의 체내 축적이 걱정될 때
- 술을 자주 마셔 간이 걱정되는 애주가
- 발암물질 습취가 늘 신경 쓰일 때
- 숙변제거와 변비의 개선을 바랄 때
- 환경호르몬의 잔유가 걱정될 때
- 고운피부를 갖고 싶을 때
- 배설물의 냄새가 신경 쓰일 때
- 식품첨가물 습취가 우려될 때
- 마시는 물의 오염이 걱정될 때

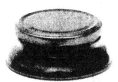

민간요법숯(과립)

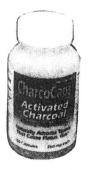

캅셀(미제)
건강보조식품

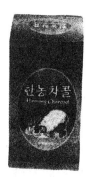

민간요법숯
(과립)

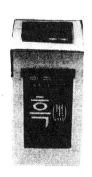

한국약용탄

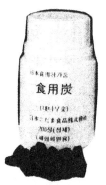

일본식용탄
(대나무숯)

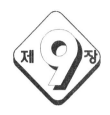

# 숯가루 요법

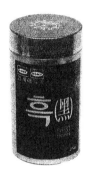

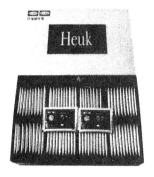

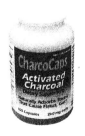

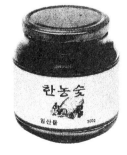

# 1. 숯가루 요법의 역사

▶ 우리나라의 민간요법으로서 숯가루

우리조상들은 오늘날과 같이 약품이 없던 시대에 숯가루를 복용하여 질병의 치료나 처방으로서 사용해 온 역사는 오래다. 너무나 훌륭한 의서(醫書) 동의보감(東醫寶鑑)에서 여러 종류의 초목이나 구근류, 동물, 어패류 등 희귀한 소재를 숯(재, 灰)으로 만들어 처방에 쓰여 졌다. 지사, 정장, 해독제로 여러 가지 풀이나 나무를 태워 솥부뚜막에 앉은 검정(百草霜)을 먹게 하였다든가 소나무를 태운 그을음과 아교로 만든 숯먹인 송인묵(松烟墨)도 가정의 상비약으로 썼던 예는 잘 알려져있다.

민간요법으로 각종 소재의 숯가루요법은 꽤 즉효성을 갖고 있었다고 한다. 예를 들어 참외 먹고 체 했을 때 참외껍질을 태운가루를 먹었고 또 고기 먹고 체 할 때는 그 고기의 태운가루를 먹었다 한다. 즉 동양의학의 동종요법(同種療法)인 것이다.

치조농루에 가지숯가루, 천식에 다시마 숯가루, 유자씨 숯가루의 관절염에 그리고 소재의 성질에 따라 효과가 다르므로 미꾸라지 숯가루, 풋감 숯가루, 마늘 숯가루, 뽕나무 숯가루 등 많은 질병에 쓰여지고 있음을 알 수 있다. 이런 숯요법들을 서양의학의 등장과 화학약품 등이 의료체계를 확실히 잡으므로서 자취를 감추게 되었다.

그러나 천연요법의 우수성을 아는 사람들은 지금도 생각 외로 많은 사람들이 복용하고 있다. 그리고 그 탁월한 효과와 확실성, 안정성을 믿고 있기 때문이다.

▶ 서양의 숯가루요법의 역사와 사례연구

① B.C. 1550년경 이집트 파피루스 기록에 여러 종류의 숯이 의약품으로 사용되었다.

② 헬라의 Hippocrates가 숯을 치료목적으로 사용하였다(간질·현기증·탄저병).

③ 1785년 독일계 러시아 약사 Tobias Lowits가 표백 및 악취제거로 숯가루를 사용하였다.

④ 1793년 Karl Hagan이 숯의 흡착성을 최초로 설명하였다(썩은 내장의 나쁜 냄새제거).

⑤ 1811년 불란서의 화학자 Bertrand가 최초로 숯에 대한 조직적 연구를 하였다(동물의 비소중독에 숯가루가 독을 막아내는 효과적인연구). 1813년에 그는 대중 앞에서 숯가루와 5g의 비소를 섞어서 먹고 해독됨을 보여 주었다.

⑥ 1830년 프랑스 약학자 타우어리(Towery)가 불란서의학회 회원들 앞에서 자신을 실험. 대상으로 해독작용을 실험 입증하였다(사람의 치사량의 10배에 해당하는 strychnine(스트리키닌 : 쥐약)을 숯가루 10g과 함께 섞어서 먹는 시범을 보였는데 그도 죽지 않고 살고 숯이 해독제임을 입증시켰다).

⑦ 1834년 미국의 Hort 의사가 염화제2수은 중독증에 걸린 환자를 다량의 숯가루를 복용시켜 생명을 구하였다 한다.

⑧ 1845년 미국의 약품해설서에 "숯가루는 방부성과 **흡착성이 있다**". 몇 가지 처방과 숯가루 만드는 법을 함께 소개하였다.

⑨ 1846년 Garrod는 영국에서 동물실험으로 숯가루 해독작용을 입증하였다(개 · 고양이 · 토끼 등).

⑩ 1848년 Rand가 Garrod의 동물실험을 인체실험으로 전향, 입증하였다(독극물이 감소되는 독극물과 차콜량의 비율을 결정).

⑪ 1857년 Bird가 소화불량의 가스 흡수제로 추천하였다(소화제).

⑫ 1909년 습진이나 암의 치료제로 활용되었다.

⑬ 1915년 제1차 세계대전 당시 독일군이 염소가스(독가스)를 무기로 사용하자 연합군측이 숯을 이용한 방독면을 만들어 이를 무력화시켰다.

⑭ 1868년 약중독에 의한 세포염 치료(눈, 얼굴, 귀 등)

⑮ 1972년 Yatzidis가 매일 20~50g의 활성탄 사용으로 요독 환자를 치료하였음. 그러나 20개월 후에도 후유증이 없었다.

⑯ 1800년 말 1900년도 초에 유럽에 해독제로써 흡착력에 대한 연구논문 발표 자료가 나왔다.

⑰ 위장과 장의 질환, 소화불량, 위산과다, 위장가스제거 입냄새제거 등을 위한 Willow 차콜정의 소개가 시어즈리 박사의 광고에 1969년에 실렸다.

⑱ 1980년 이후 숯가루의 안정성, 유효성, 해독성 등의 모

든 것이 확보되어, 독극물과 약물 공해물질 농약의 흡착성에 대한 연구논문과 인체에미치는 영향 등 연구성과에 의하여 많은 숯가루사용이 되고 있다.


## 2. 약으로 공인된 숯(藥用炭)

▶우리나라 대한약전에 **"약용탄"**
　(숯의 흡착력을 이용해서 과산증 및 소화관내의 이상 발효에 의한 생성되는 가스를 흡착하고 약물 및 화학품에 의한 중독시에 흡착 제로 사용)

▶미국약전(usp X X 11) **"활성탄"** (Activatedcharcoal)
　(위장질환의 치료보조제 등)

▶일본약전(日本藥局方 : JP Ⅴ 11) **"약용탄"**
　(흡착제 약물중독이나 자가중독 그리고 장의 이상 발효에 의한 독소해독에 씀)


## 3. 숯가루의 특성

(1) 복용숯가루는 고온에 구워 불순물이 완전히 제거되고 미세분말화되어 무취, 무미, 무해의 분말이다. 질병에 따라서 처방도는 각종 약재 숯이 아닌 활성탄 및 목질계 소나무 숯 등의

경우는 숯 자체는 아무런 약성이 있는것은 아니지만 무수한 다공성에 따른 흡착성이 탁월함을 활용하는 것이다. 어떠한 항생제보다도 염증제거나 해독작용은 특효성을 띄고있다. 숯가루요법에서 흡착성과 해독성의 역할은 숯의 질병치료의 주된 역할을 하게 됨을 알게 된다.

(2) 또한 숯의 재료인 나무에서 볼 수 없었던 탄화과정에서 원자의 변환에 따른 소재성분이 활성화되어지고 탄소성분의 증가와 원적외선 온열효과의 기능은 숯가루의 요법상 상승효과를 주리라 생각되어진다. 물론 숯이 농축된 미네랄의 역할도 일조할 것이다. 복용에 있어서 어느 정도의 복용과다에서 오는 부작용이 없다는 점에서 양약을 복용했을 경우와는 다르며 또한 양약은 복용하였을 경우 체내에 잔유 부작용 걱정이 있지만 숯가루의 복용은 잔유하지 않고 배설되는 특성도 있다.

(3) 이장(9장)의 숯가루 용법의 숯은 흡착성과 해독력이 탁월한 활성탄과 목질계 소나무 숯 등을 중심으로 설명되는 것이며 숯 소재의 약성을 고려한 약재숯을 포함한 요법이 아님을 밝혀둔다.

# 4. 숯가루요법 주된 약효

▶소화관 기능을 조정한다

위장관의 발효 이상에 의한 가스가 포만한 경우 위염, 장염, 소화불량, 설사에 응용한다. 설사는 아니더라도 악취가 심한 배변을 하는 경우에도 좋다. 입에서 구취가 나는 데도 좋으며 입안에 염증이 생겨 잘 낫지 않고 조금만 피곤해도 잘 허는 경우에도 좋다.

▶간 기능을 조절한다.

간 기능을 원활케 해주고 간염, 간경변, 황달에 응용한다. 심지어 신생아 황달에도 쓸 수 있다. 간 기능 쇠약으로 체내 해독기능이 저하된 때도 좋다.

▶각종 염증과 그에 따른 발열에 효과가 있다.

폐렴, 방광염, 신장염을 비롯해 자궁염, 유선염, 임파선염과 기타 화농성 질환에 응용할 수 있다. 물론 안과 이비인후과의 염증성 질환에도 좋다.

▶체내, 체외적 독소의 해독작용을 한다.

예를 들면 신부전증 등으로 대사 장애가 와서 체내에 독소가 축적될 때 또는 체내 독소 때문에 관절이나 국소에 동통이 있거나 피부질환을 야기할 때도 좋으며 농약과 각종 공해에 따른 중금속 독버섯중독 옻오른데 독충에 물린상처 등에도 좋다.

▶**지혈, 진통 작용이 있다.**

각종 출혈성 질환에 응용하여 지혈효과를 높인다. 자궁출혈, 위장 관출혈 국소 출혈 등 모두 응용된다. 그리고 출혈에 따른 빈혈과 동통에도 좋다(참조 : 숯가루요법 이정림 저).

## 5. 숯가루요법상의 작용

▶진통작용 · 해열작용 공해물질인 니코틴제거 자동차배기 가스제거 농약성분(파리치온)제거에 탁월한 효과가 있으며 위염 · 위궤양 · 간 염치료와 간염예방에 유효하다.(DAVID Coony박사 "Activatedcharcoal" 저서)

▶숯가루는 미세한 다공체로 되어 있어 그의 특성인 강력한 흡착력에 의하여 장내의 부패한 단백질찌꺼기나 지방알갱이를 흡착하며 과일야채의 잔유농약 중금속 식품이 색소 첨가제 조미료 등을 흡착하여 장내를 깨끗이 청소하는 역할을 한다.

▶장내의 청결로 혈액과 체액을 깨끗하게 하여 인체의 저항력을 높인다.

▶체내의 독성성분을 제거해 주므로 몸의 해독작용을 담당

하는 간장 신장의 부담을 덜어주어 몸의 피로회복과 간장 신장의 기능을 회복시켜준다.

▸ 숯가루의 대표적 작용은 복용 후 1분 이내에 체내의 유독물질, 불순물, 농약성분, 발암물질 등을 빠른 속도로 흡착한다. 그러나 끈적한 액체들은 약간 지체되는 경향이 있으며 체온상태에서 흡착 성이 빠르며 고온상태에서는 흡착성이 떨어진다.

▸ 체내에 유해한 물질은 잘 흡수하지만 몸에 유익한 영양분은 흡수되지 않는다는 사실이 의학 잡지에 보고 되었다 (6개월간 실험용 쥐로 2그룹으로 나누어 실험한 결과).

▸ 냄새와 가스를 흡착하는 작용이 있어 밀폐된 잠수함에도 이용되며 유독가스의 제거를 위한 방독마스크에도 이용된다.

▸ 장내의 가스와 세균이 번식하면서 생성된 독소와 분비물을 흡착한다.

▸ 노화와 생활습관병의 원인이 되는 활성산소의 제거.

▸ 외상과 염증부위에서 세균, 분비물, 고름, 진물을 흡착한다 (등창, 욕창에 활용).

▸ 약과 함께 복용하면 약 성분을 모두 흡착한다(시간의 차이를 두고 복용한다).

▸ 자살목적으로 독약을 먹은 경우 즉시 숯가루를 먹이면 해독이 된다.

▸ 치사량이 10배가 넘는 비상과 같은 양의 숯가루를 함께 복용시키는 실험에서 비상이 숯가루에 흡착되어 무사했다

고 한다.

▸ 식탁염, 황산철에 대한 흡착력은 약하다고 한다.

▸ 동물실험에서 전체사료의 5%의 숯가루를 함께 먹이고 혈액과 소변중의 칼슘, 구리, 철분, 마그네슘, 인, 칼륨, 소듐, 아연, 크레아틴, 요산, 질소, 전체 단백질의 양을 측정해 본 결과 정상동물과 비교해서 아무런 변동이 없었다고 한다.

▸ 실험결과 알콜, 암페타민, 가솔린, 파라치온, 페놀, 페놀바티탈, 니코틴, 몰핀 등 80여개 화학약품이 흡착가능하다는 것이 증명되었다.

▸ 약효성작용을 정리해 보면
소화관기능을 정돈하여 위장관의 이상발효, 위염, 위궤양, 장염, 소화불량, 설사, 악취배변, 구취제거에 유용하며 간기능을 정돈하여 간염, 간경변, 황달, 간해독, 기능저하 등에 이용하며 각종 염증과 그에 따른 발열효과에서는 폐렴, 방광염, 신장염, 자궁염, 유선염, 인파선염 그리고 기타 부위의 화농성 질환에 유용하며 안과  또는 이비인후과 염증질환에도 유효하다.
체내, 체외 해독작용은 특히 뛰어나며 또한 지혈 진통작용에도  유효하다.

# 6. 숯가루 복용으로 치료되는 질병

### ▶ 위궤양

숯가루를 매 식전 30분에 물 한 컵과 복용하면 위를 부드럽게 감싸주고 속이 쓰리고 아플 때는 숯가루는 위산을 **흡착**하여 위벽을 자극하는 것을 막는다. 위산중화제나 제산제를 먹는 것보다 효과적이다.

### ▶ 식중독

부패되었거나 오염된 음식물을 먹고 심한 복통이나 구토가 날 때는 숯가루를 2 수저와 물 두 컵 정도 먹고 나면 얼마 있지 않아 복통이 가라앉는 것을 경험할 수 있으며 구토 후에도 숯가루를 먹어두면 속이 편안해지고 설사도 멎게 된다.

### ▶ 설사, 장염

음식을 금하고 2수저의 숯가루를 먹되 따뜻한 물로 2컵 정도 마신다. 그리고 복부에 숯가루찜팩 1일 3회 교체해 붙이면 치유가 빠르다.

헛배부르고 가스 찰 때 숯가루는 효과가 좋으며 또한 장내 세균번식에서 생기는 분비물을 숯이 **흡착**하므로 뱃속이 편안해진다.

▶ 맹장염

금식하면서 깨끗이 관장하고 숯가루를 1일 3회 복용하면 염증부위의 세균과 세균의 분비물과 염증독소를 숯가루가 흡착한다. 이때는 냉찜질을 30분씩 1일 3~4회 하면 통증도 가라앉고 염증도 해소된다.

▶ 변비

오랜 기간 변비가 계속되면 체내 독이 쌓인다. 심한 변비는 자기전에 숯가루 2수저와 물 2컵 정도의 량을 복용하고 자게 되면 장의 연동운동 효과도 촉진하고 변이 단단하게 덩어리지는 것도 방지하며 부드러운 변을 보게 되는데 가급적 물은 조금 많이 먹는 편이 좋다.

▶ 고열

음식을 금하고 좀 물을 많이 마시고 관장하여 숯가루를 복용하면 열이 쉽게 내린다. 대장에서 혈류를 통하여 세포조직으로 흡수되는 독소를 제거해 주기 때문이다.

▶ 간염, 황달, 담석증, 담낭염

3일 정도 금식하며 물을 많이 마시고 관장한 다음에 숯가루를 복용하면 치유가 빠르고 황달이 쉽게 없어진다.

간에서 만들어진 담즙이 담낭에 모여서 소장으로 분비된다. 이렇게해서 들어 온 담즙을 숯가루가 흡착해서 대변으로 배설시키기 때문에 담즙색소의 잘못된 유출로 생긴 황달이 치유된다. 이때 1일 3회 식후에 숯가루찜팩을 간이 있는 복부에 올려 놓는다. 그리고 화학적으로 합성된 약은 절대 복용치 말아야 한다. 오히려 간에 부담을 주게 된다.

또 간 기능이 나쁜 사람은 땀이 잘 나지 않는데 숯가루 목욕을 통해서 간에서 제독치 못한 독을 피부를 통해서 배독시켜 준다.

### ▶ 뱀에 물렸을 때

뱀에 물리고 10분 이내에 숯가루 2수저 이상을 물 2컵 정도와 재빨리 복용하면 뱀독이 혈류로 흘러들어 장벽을 타고 장 내로 들어왔을 때 숯가루가 빠르게 흡착해서 대변으로 배설시켜 버린다. 이것을 소장투석이라 하여 해독작용이 크다.

물린 곳에는 숯가루를 물에 적셔서 거즈에 싼 숯가루습포를 널찍하게 부착한다. 그리고 물린 곳의 10㎝ 위에 끈으로 꼭 묶어 뱀독이 혈액을 타고 퍼지지 못하게 하고 물린 곳을 나뭇가지나 칼 등으로 더크게 상처를 내어 출혈과 함께 뱀독이 흘러나오게 한다. 입으로 피를 빨아내는 것도 좋은 방법이다.

만일 뱀독이 혈관으로 들어가게 되면 적혈구를 파괴하여 용혈작용(溶血作用)을 일으키기 때문에 치명적이다. 급히 많은 물을 마시는 것이 좋다.

야외에서 작업할 때나 등산 등을 할 때는 응급비상약으로 숯가루를 지참하면 위급상황에 대처할 수 있다.

### ▶ 신장기능저하

식생법을 실천하면서(단식, 과식, 야식, 속식, 육식 등을 금하며 짠음식도 물론 삼간다) 어성초 달인 물 또는 옥수수수염 달인 물을 마시면서 매일 숯가루 갈탕(葛湯 : 숯가루, 칡, 설탕)을 하여 땀을 내면서 무즙에 숯가루 2수저 타서 자고 아침에 일어나서 오후 3시경 자기 전에 이렇게 하여 3번 마신다.

옆구리 양쪽 신장이 있는 부위에 숯가루 떡을 해 붙이고 고정시킨다.

### ▶ 당뇨병

식사요법을 실천하면서 경중에 따라서 아침에 일어났을 때와 자기전에 숯가루 2수저와 물 2컵을 마신다. 그리고 합병증으로 시력장애, 발이 저리고 하여 말단 혈액순환장애가 있을 시 숯가루갈탕을 한다.

### ▶ 약물중독

아스피린 약물중독이나 약물에 의한 중독의 경우 거의 빠른 숯가루복용으로 해독할 수 있다.

### ▶ 잔류농약의 습취

식재의 농약이 잔류하여 체내 흡착된 경우 거의 숯가루 복용으로 흡착 배설시켜 해독할 수 있다.

### ▶독약을 마셨을 때

자살의 목적이거나 자칫 실수로 먹은 경우, 아이들이 모르고 농약을 마신 경우 발견한 즉시 응급처치를 하게 되면 영구적 장애는 막을 수 있다.

쥐약, 청산가리, 본드, 수면제, 각종 농약 등 생명에 위험한 약물을 먹었다고 판단될 때 먼저 물부터 마시면서 숯가루를 마신 약물의 2배 이상을 빠르게 마시게 하여야 한다.

의식이 불명확한 경우에는 숯가루를 물에 타서 숟가락으로 떠 넣어준다거나 옆으로 뉘이거나 하여 또는 상반신을 일으켜서 떠 넣는다. 이때 숯가루의 양이 초과하여도 해나 부작용은 없다.

물은 마실 수 있는 한 많이 마시게 한다. 이런 위급환자를 아무런 응급처치 없이 병원으로 이동하게 되면 병원 도착 전에 목숨을 잃을 수도 있다.

그리고 뒤늦게 처치하게 되면 약물이 위장관을 손상하여 회복불가능한 장애자가 될 수도 있다. 숯가루가 먹은 독약의 2배 이상 마시게 한다는 데 정확한 계산은 불필요하며 숯가루의 해독작용은 어떠한 종류의 약물에도 `독성물질 흡착해독 효과는 탁월하다.

### ▶과음했을 때

술을 과하게 마신 뒤에 숯가루 한 숟가락과 물 한 컵을 마시고 자면 아침에 일어나면 숙취도 해소되고 속이 쓰린 현상도 없어진다.

332

# 7. 숯가루의 외용요법

▶뱀, 벌, 모기, 불개미에 물렸거나 쏘였을 때

즉시 숯가루떡(습포)을 붙이면 숯가루의 강력한 흡착력이 피부 속의 독을 빨아내어 붓지 않고 통증도 해소시켜준다. 특히 뱀에 물린 경우는 10~15분 간격으로 교체해 붙여야 하고 물린 윗부분에 고무 끈 등으로 묶어 혈액의 흐름을 막는 조치를 하여야 한다.

숯가루복용도 계속하면 혈관 속을 흐르고 있는 독소도 장내를 지날 때 장내 모세혈관속의 독소를 투석하여 대변으로 배설되게 한다.

▶불 또는 물에 데었을 경우

습진, 타박상, 피부염, 주마담, 골수염 각종 염증치료.

숯가루떡(습포)을 환부에 좀 넓게 붙이고 고정시키고 몇 차례 교체해 붙이면 염증도 나아지며 붓기도 빠진다.

각종 염증에 따른 고통, 발열, 빠른 맥박상태 등은 숯찜팩으로 밀착 부착시키며 거의 거짓말같이 빠른 시간에 해소된다.

▶중이염

숯가루습포(떡)을 귀 바퀴부분을 제외하고 목 부분까지 내려오도록 부착시키고 그 위에 털모자를 쓴다. 귀속의 염증부분을 돌던 피가혈관을 타고 얼굴과 목 부분으로 흘러들었을 때 숯가루가 염증독소를 빨아드려 치유된다.

- 설사, 소화불량, 가스, 복통, 복부 전면에 숯찜팩을 밀착시켜 두면 격심한 복통도 30분에서 1시간 사이면 가라앉는다. 이때 복용숯가루 2수저와 물 2컵 정도로 복용을 1일 2~3회 식간에 복용하는데 식사를 금하는 것이 좋다.

### ▶ 눈의 염증
눈에 염증이 생긴 경우 잠자리에 들기 전에 눈을 감은 위에 숯가루습포(떡)를 붙이기를 계속하면 낫는다.

### ▶ 축농증
수술을 해야 할 정도의 심한 축농증에도 잠들기 전에 숯가루 습포를 코와 코언저리에 넓게 붙이면 코 속의 염증, 화농물질을 흡착제거하여 낫게된다. 목초희석액을 콧속에 분무하는 것도 상승효과를 본다.

### ▶ 기관지염, 신부전
신장이 있는 허리부분에 숯가루습포(떡)를 붙인다.

### ▶ 부인병(출산후처치법)과 자궁청결구
자연유산, 인공유산시 자궁의 심한 출혈을 막는데 숯알갱이의 자궁내 삽입으로 지혈과 출혈에 따른 고열을 내릴 수 있는 처치로서 임상에서 밝혀지고 임신중절시의 악취제거방법으로 그리고 출산 후의 발열에도 효과적으로 자궁내 청결성 유지나 자궁내 염증치료에도 효과적인 임상예가 있다. 요즘은 금속같이 단단한 비장탄숯으로 만든 자궁청결구를 질 속에 일정한 시간동안 넣었다 빼는 방식의 반복으로 각종 자궁관련 질병에 오염물질을 흡착하는 역할을 하므로 관련 질병치유와 개선에 효과가 크다.

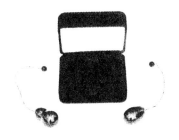

▶ 피부암

피부암의 확장요인물질 및 환부의 발암물질을 숯가루 습포를 붙여두면 강한 흡착력으로 피부로부터 뽑아서 배독한다. 8시간 간격으로 습포(숯가루떡)를 갈아서 붙인다.

▶ 치통

치과질병에 대하여 근본적인 치료는 치과병원이 해결할 문제지만밤새 아픈 통증, 염증은 항생제, 진통제를 복용하는 대신에 숯가루를거즈에 싸서 아픈 치아에 물고 입을 벌리지 않는 방법이다.

숯가루가 염증과 통증을 동시에 완화시켜 주는 역할을 하게 된다.

▶ 편도선염

편도선이 있는 목 위치에 숯가루 습포를 붙이고 하루 4회 교체하여 붙여둔다. 또 거즈에 촉촉한 숯가루를 싸서 입안에 깊이 물고 있으면 염증이 가라앉는다.

혹시 숯가루 물이 목에 넘어가도 신경쓰지 않아도 된다.


## 8. 숯가루복용법과 주의사항

(1) 제품별 1회 복용용량
　① 분말숯가루 : 1스푼 물 한 컵에 넣어 희석하여 1일 1~2회 식전 30분전에 또는 취침전에
　② 과립 : 1스푼을 먼저 입에 넣고 물 한 컵으로 복용하되 식전 30분 이전에 1일 1~2회 또는 취침전에
　③ 정제 : 8정을 물 한 컵에 1일 1~2회 식전에 30분 이전에 또는 취침전에
　④ 캡슐 : 4캡슐을 물 한 컵에 1일 1~2회 식전 30분 이전에 복용하나 식중독, 독물해독, 다이어트, 소화불량으로 트림이 계속나거나 방귀가 자주 나올 경우에는 식후에도 복용한다.
　⑤ 분말, 과립정제의 복용숯은 병의 뚜껑을 열어둔다든가 외부의 노출상태가 오래가면 주위의 오염된 물질, 기체 등을 흡착하게 됨으로 복용 후 즉시 뚜껑을 닫고 밀봉상태에 두어야 한다.

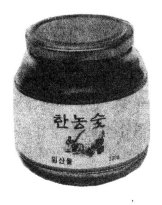
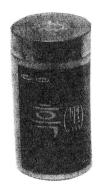

(2) 장기간 복용하여도 부작용은 없으나 특별한 질병이 없을 경우 장기간 복용할 필요는 없으며 일정한 기간경과 후에는 2일에 1회 정도 복용한다. 질병치료목적이라면 1일 3회 정도 복용한다.

(3) 독소제거의 경우에는 흡수한 독소량의 2배 이상 복용하는 것이 안전하다 할 것이다.

(4) 극약을 마신 뒤에 해독작용을 위한 경우에는 빠르면 빠를수록 효과가 크기 때문에 즉시 복용케 한다.

(5) 현재 복용하고 있는 약과 같이 복용하면 그 약 성분을 흡착하게 되므로 2시간 이상의 시차를 두고 복용한다.

(6) 분말의 복용은 반드시 물에 사전 희석하여 복용하여야 하며 만일 분말을 먼저 입에 넣고 마실 경우 미세분말이 목의 기도를 막을 수도 있으므로 반드시 먼저 물에 희석하여 마신다. 이를 지키지 않아위험한 사고가 있을 수 있다.

(7) 복용숯가루는 분말보다는 과립이나 정제, 캡슐로 된 것
이 복용하기가 편리하다.

(8) 탄 것은 발암물질이라고도 하는데 숯가루의 복용으로 그
런 문제에 대한 걱정과 질문이 많이 있다. 지방(돼지갈비
구이 등)이 산소와 결합하여 탄 것은 발암물질이 될 수
있다. 그러나 숯은 산소와 결합하여 탄 것이 아니고 산소
가 제한된 가마 속에서 스스로의 열에 의하여 탄화가 된
것이므로 산소와 결합하여 지방분이 탄 것과는 다르다.
그리고 1000℃이상 고온에 탄화된 숯은 불순물은 완전히
제거된 상태로 탄화된 것이다. 지방분이 공기 중에 탄 것
과 식물이 공기가 제한된 곳에서 탄화된 것이니 숯은 공
기 중에 탄 것이 아니다. 이렇게 구워진 숯은 약으로서
인정된 약용탄 그리고 식용으로 인정된 식용탄으로 또는
건강보조식품으로 각 국가에서 인정되어 복용하고 있으
며 지방분이 탄 것과 같은 발암물질을 약으로 식품으로
인정하지 않는 것이다. 그리고 식품첨가물로 허용되고
있는 활성탄도 식품의 가공공정상에 사용하여 식품제조
에 쓰여 지고 있다. 고온에 구운 숯 또는 법정규격에 인
정받는 숯가루 등은 발암성과 관계가 없는 것이다.

(9) 아무리 숯가루가 좋다고 해도 복용할 수 있는 제대로 된
숯가루를 구입하는 것이 중요하다. 완전히 탄화되지 않
은 저온에 굽은 숯으로 만든 것이나 불순물이 완전히 배
출되지 않은 숯으로 만든 것과 비위생적으로 가공된 것
그리고 미세하게 분말화 되지 않은 숯가루는 절대로 복

용하지 말 것이며 참숯백탄, 비장탄 등은 강도가 대단히 강하여 미세분말화가 되지 않을 경우 그 결정이 칼날같이 유리조각같이 되어서 복용시 위와 장의 내벽에 손상을 줄 수 있음을 유의하기 바라며 국가기관의 허가제품이거나 또는 미국, 일본 등의 식용탄이나 건강보조식품의 숯, 약용숯으로 인가된 제품, 그리고 적어도 믿을 만한 제조업자가 만든 것만을 복용해야 한다. 복용숯으로는 고온 탄화된 소나무 숯이나 의약, 식용으로 인정된 숯이 좋다.

(10) 현재 우리나라에서는 숯가루를 식품공전에서 식품으로 인정하고 있지 않으므로 식품으로 복용할 수 있는 허가제품은 없다.

그러나 의약품으로서의 약용탄은 의료현장에서 구급약으로 사용되고 있으며 식품첨가물로 허가하고 있는 숯가루는 식품의 제조공정상의 여과과정에 사용할 수 있게 인정한 것이며 식품에 첨가해 먹게끔 허가된 것이 아니다. 그러므로 현재 대부분 절대적 민간요법으로 먹고 있는 숯가루는 허가와 관계없이 숯의 효능을 아는 사람들만이 먹고 있는 민간요법 숯가루이다.

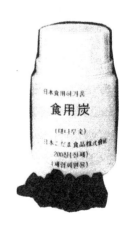

미국에서는 활성탄을 건강보조식품으로 인정되어 캡슐, 정제 등을 쉽게 구입할 수 있으며 일본에서는

의약품으로서의 약용탄과 식용탄을 식품으로 인정하여
판매되고 있다.


## 9. 숯가루요법의 효과에 대한 배경의 연구

숯가루요법이 과학적 근거가 있는가 또는 다 타버린 소재에
무슨영양이나 약성이 남아 있겠는가 생각할 수도 있을 것이다.
그리고 과학적 검증데이터도 없을 것인데 하는 우려 속에 복
용하고 있으면서 효과를 보고 있는 사람 또는 좋다는데 복용
하고 싶지만 꺼리고 있는 사람도 많을 것이다.

물론 그렇다. 숯가루를 분석한다면 분석담당관도  골칫거리
의 산물일 것이다.

분석을 해도 탄화된 후의 성분변화를 정확히 판단하기 어렵
기 때문이다. 성분이 무엇이 줄어들고 무엇이 늘었기 때문에
효과가 있는것인지 현대첨단과학으로도 판단이 어렵기 때문
이다.

다만 이유는 분명치 않지만 어떤 어떤 소재의 숯가루가 어
떤 증상에 효과가 있더라는 것을 오랜 세월과 역사 속에 경험
적으로 입증되고 어느 정도 특정되어져 있는 것도 있다. 평범
한 일반나무 숯가루가 설사에 좋다든가 다시마숯이 천식에 감
자숯이 위궤양에 가지꼭지숯이 치주농루에 사과숯이 심장병에
등은 동양의약 상으로 중국, 일본 등의 한의서, 동의보감 등은
물론 모두 잘 알려진 효능이다. 숯요법은 부작용없이 뛰어난

340

효과만으로도 과학적 분석결과 만에 의존하지 않아도 요법으로서 충분하다고 생각한다. 다만 복용하게 됨으로 안전성은 확보되어야 하겠지만 오랜 세월에 경험적으로 입증되어 왔으므로 모든 전통요법을 과학이란 필터를 걸러 낼 수는 없을 것이다.

한방의학이 과학화에 점진적 노력을 계속하듯이 숯요법도 점차적 연구노력의 결과로 여러 가지 숯의 힘을 밝혀가고 있어 저자는 다음과 같은 요법의 작용을 해명해 보고자 한다.

### (1) 원자전환효과(탄화에 의한 물질의 변환과 활성화)

어떤 약재를 탄화시키면 효능이 남아있을까 생각하겠지만 어떤 성분이 숯요법용으로 탄화되면 본래의 지닌 성분보다 활성화 되게 변환한다고 보는 것이다.

즉, 인체에 유효하게 작용하는 새로운 활성화물질로 변화하는 것이다. 원자단위의 전환이 되는 것이다.

예를 들어보면 표고버섯이 마른표고버섯이 되면 영양이 변화되는 것과 같다. 표고버섯은 태양에 말리면 태양의 힘으로 단백질도 미네랄도 놀랄 정도로 늘어나고 비타민 D도 늘어나서 활성화되는 것과 같은 것이다.

이 숯요법의 경우도 불의 힘에 의해서 전환된 힘이 생긴다고 생각한다.

### (2) 원적외선효과

숯으로 탄화됨으로서 유해성분은 없어지고 무해화되므로 숯가루를 복용하게 되면 원적외선을 방사하는 방사체가 되어 세포의 분자단을 진동시켜 온열효과를 내어 혈액의 순환을 돕게 된다고 본다.

### (3) 음이온 발생적 효과와 숯의 체내환원작용

숯은 고온에 구우면 탄소덩어리가 되어 자유공간의 무수한 전자를 모으고 부족한 곳이 생기면 공급하는 역할을 하며 세포의 환원작용을 돕고 세포를 활성화시킨다.

축적된 전자에 의한 음이온이 증가하면서 병자의 체내의 산성화에따른 양이온 우세환경을 음이온 우위환경을 만든다. 그러므로 위, 장내의 부패를 방지한다.

### (4) 미네랄의 역할

숯은 칼슘, 칼륨, 마그네슘 등 미네랄을 함유하고 있어 인체에 부족한 미네랄을 밸런스 좋게 보충할 수 있는 역할을 한다고 본다.

### (5) 숯의 다공질이 체내 쌓인 독소를 흡착 배출시키는 역할

숯의 무수한 다공체가 우리가 알게 모르게 습취한 체내 유해한 물질이나 독소(농약, 식품첨가물, 환경호르몬 등)들을 흡착하여 변과 함께 배출하는 역할을 한다. 그러므로 간장의 해독기능과 신장의 여과기능을 돕고 장을 깨끗하게 하여 혈액을 맑게하는 작용을 한다.

**(6) 체내활성산소의 제거작용**

노화와 생활습관병의 원인이 되는 활성산소를 제거해준다.

**(7) 숯은 체내에서 항균·항바이러스작용**

**(8) 항염작용**

**(9) 항산화작용**

**(10) 체내양성에너지의 공급**

숯요법의 위에서 열거한 역할과 힘의 뒷받침으로 충분히 숯의 요법적 역활은 입증되겠지만 숯요법은 아직도 미지의 힘이 많이 숨어 있는 것으로 보고 더욱 그 효능의 근원을 밝히는데 노력하여야  할 것이다.


## 10. 숯가루요법의 체험사례보고

▶ 자극성 있는 음식물을 먹고 속이 계속 쓰린 데는 숯가루 1수저 먹으면 싹없어진다. 위궤양통증이 심할 때 숯가루를 먹었더니 통증이 없어졌다.

▶ 안과 치료를 받고 통증이 가시지 않아서 숯가루 습포(떡)를 붙였으니 신기하게 사라졌다.

▶ 나뭇가지에 찔린 눈의 통증에 역시 숯가루패드를 붙였으니 진통이 멎었다.

▶ 한 밤중에 내내 치통이 심해서 숯가루를 거즈에 싸서 물

고 잤더니 통증이 멎었다.
▶ 늦은 봄에 생선조림을 먹고 복통이 났는데 숯가루 2수저와 물 3컵을 마셨더니 30분 내에 복통이 멎었다.
▶ "아프리카" 오지에 나간 선교사가 신도가 뱀에 물려서 급히 가지고 다니던 비상용 숯가루를 붙이고 먹이여서 해독시켜 낫게 했던 일도 있었다.
▶ 기름진 육식안주에 과음을 했는데 하도 속이 더부룩해서 숯가루를 1수저 먹고 잤더니 아침에 속도 편해지고 숙취도 없어지고 상쾌했다.
▶ 영국선급협회에서 거제도의 D조선소에 파견된 영국인 여성이 숯이 사람을 살린다는 책을 읽고 숯가루를 먹으니 속이 편하고 장내 가스 차는 것도 없어졌다고 한다.
▶ 나는 매일 술을 먹는데 몸이 항상 나른하고 피로가 쌓여서 숯가루를 먹고 나서부터 몸의 피로가 적어졌다.
▶ 만성변비로 고생했는데 아침공복시와 저녁 자기 전에 하루 2번씩 숯가루 1순가락과 물 한 컵을 먹고 변비가 없어졌다.
▶ 숯가루를 아침저녁 1순가락씩 먹고부터 늘 배가 차고 설사를 자주했던 몸이 배도 따뜻해지고 설사를 모르고 살고 있다.
▶ 술 마실 때마다 숯가루를 먹고 잤더니 아침에 속이 편안하고 물론 숙취가 없어지고 또 술을 계속마시니까 나왔던 치질도 좋아졌다.
▶ 숯가루떡(습포)을 무릎통증이 있는 곳에 붙이니 통증이 진

정되었다.

▶ 숯가루 복용하기 시작 후부터 감기가 들지 않는다.

▶ 오랫동안 천식으로 여러 약을 먹어도 효과가 일시적이었는데 숯가루를 먹고 가슴에 숯가루 떡을 붙이기 시작하여 일주일 지나니 가래도 훨씬 줄어들고 점점 기침도 줄어들기 시작했다.

▶ 유방암 적출수술을 받고 항암제치료로 기진맥진했으나 생식, 숯가루 목욕, 찜질, 숯가루를 먹고 기력을 찾게 되었다.

▶ 만성피로, 잦은 설사, 배 아픔도 숯가루를 복용하고부터 잊어버렸다.

▶ 아침저녁 1숟가락씩 숯가루를 먹었더니 허리도 줄어들고 다이어트 효과를 볼 수 있었다.

▶ 교통사고후유증으로 발에 통증과 염증이 계속되어 숯가루 떡을 붙였더니 통증부위의 독소가 빠졌는지 염증도 가라앉고 통증도 곧 사라졌다.

▶ 간경화초기였는데 숯가루를 계속 먹고 숯가루 떡을 붙이기를 계속하였더니 완치는 되지 않았지만 GOT, GPT수치는 정상화되어 일상생활에는 지장이 없게 되었다.

▶ 알콜성 간염에 숯가루를 1일 3회와 목초액을 먹고부터 탁월한 효과를 보았다.

▶ 치질과 치루로 고생했는데 1일 2회 공복시 숯가루복용과 숯가루 떡을 거즈에 싸서 항문에 붙여 이를 계속하니 고름이 나오고 망울이 풀리면서 상처가 아물기 시작하면서 나았다.

▶ 만성위궤양에 1일 3회 숯가루를 먹고 완전히 치유되었다.

▶ 감기몸살로 두통, 콧물, 목 통증, 기침에 숯가루를 복용하니 해열, 진통, 해독효과가 있었다.

▶ 위암말기의 할머니가 아침저녁 활성탄 숯가루 한 사발씩 마시고 45일 만에 신기한 효과를 보았다고 한다. 물론 현미잡곡식과 과일 채소로 식생활을 했다고 한다.

▶ 위암수술 후 식도가 소장에 바로 연결되어 있어 먼저 음식을 먹은 후 위 부위의 심한 통증, 소장에서 생긴 가스 계속되는 설사가 숯을 먹고 안정되었고 항암제투약으로 몸 안에 남아있던 독소를 없애는 큰 효과가 있었다.

▶ 직장암수술 않고 숯가루를 복용하면서 숯찜질을 뜨겁게 하여 깔고 앉아있으면서 일하고 숯가루좌욕과 생식하니 어느새 암 덩어리가 사라져버렸다.

▶ 가정상비약으로 그리고 공해에 대한 해독제로서 우리가족은 속이 쓰리거나 설사가 나거나 감기예방으로 그리고 음식의 유해물질 배출을 위해 숯가루를 먹고 있다.


## 11. 혈류속의 배독 메커니즘

음식물에 섞여 들어간 독이든 또는 음독목적으로 마신 독이든 습취한 음식물의 부패에서 생긴 독이든 간에 숯가루를 복용하게 되면 위와 장에서 흡착하여 대장으로 해서 배출하게 된다.

이와 같이 위, 소장, 대장에서 독성물질을 흡착하는 것뿐만이 아니고 위와 장에서 **흡수**하여 혈류에 유입되어진 독도 숯가루가 장내를 통과할 때 장내의 무수히 뻗어있는 융털사이에 나와 있는 모세혈관에 부딪힐 때 혈관내의 독성물질이 숯가루에 투석되어 빨리 흡착되어져 배출되게 된다.

혈액은 전신을 반복적으로 계속 돌고 있기 때문에 숯가루가 통과하는 혈관부분에서 계속적으로 투석되어 지는 것이다. 일명 위장관투석이라고도 한다.(월간 시조 참조)

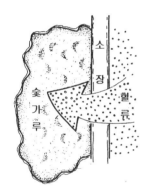

창자조직의 모세혈관을 통과하고 있는 독성물질을 창자안을 지나가고 있는 숯가루가 투석해내어 대변으로 배설시킨다.

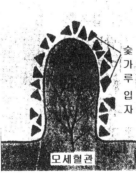

창자안을 덮고 있는 융털에는 머리카락 같은 모세혈관들이 촘촘하게 뻗어 있는데 염증요소니 유독성분이 혈류를 타고 들어왔을 때 맞추어 통과하고 있는 숯가루가 유해물질을 투석 흡착하여 대변으로 배설시킨다.

## 12. 숯가루 습포(떡)의 사용법

### (1) 습포의 적용질병

①모든 염증에 직접 또는 간접적으로 붙이면 큰 효과를 얻는다.

특히 간암, 장암, 위암, 폐암, 유방암, 자궁암의 통증에 습포를 사용하여 통증을 제거할 수 있다.

② 피부에 생기는 염증, 수술 후 봉합자리, 짐승에 물린 상처, 뽀루지 종기 등은 환부에 직접 붙이되 환부보다 넓게 붙인다.

③ 몸의 내부에 생긴 염증도 염증이 생긴 밖의 피부에 넓게 붙인다.

편도선염, 기관지염, 장염, 폐렴, 간염, 뇌막염, 안질, 신장염, 간의 복수, 축농증, 췌장염, 방광염, 자궁염, 맹장염, 담낭염, 복박염 등의 경우

예를 들면 뇌 속의 염증은 머리를 깎고 붙이며 편도선염, 인후염은 전체에 둘러서 붙이고 기관지염, 폐렴은 가슴 전체에, 간염, 담 낭염, 신장염, 대장염, 맹장염, 방광염 등에는 복부와 허리전체의 피부에 밀착해 붙이며 복대를 두른다.

축농증의 경우는 숯가루를 복용하면서 코와 코의 언저리를 전부 덮어서 습포를 붙인다.

### (2) 습포에 붙이는 시간

습포는 여섯시간 정도 붙이고 새것으로 갈아 붙이되 한시간 정도 환부를 환기시키고 새것으로 붙인다.

독사나 개에 물린 상처에는 30분내지 한시간만에 새것으로 갈아 붙이면서 숯가루 복용을 동시에 한다.

## (3) 습포가 하는 역할

피부에 붙인 숯습포는 피부의 표면에 까지 촘촘히 뻗어 나온 모세혈관을 흐르는 염증물질을 뽑아내어 간, 신장, 담낭, 창자, 맹장, 방광, 자궁 등의 염증을 없애준다.

물론 염증물질의 흡착제거 효과와 더불어 숯이 방사하는 원적외선 효과와 음이온의 발생효과 등이 상승적인 효과를 얻고 있다할 것이다.

## (4) 습포의 효과를 높이는 법

습포를 붙인 위에 주위를 넓게 헝겊 천을 깔고 그 위에 은박지를 덮어서 붙여 두면 보온효과가 크게 상승하여 습포의 효능을 높인다.

## (5) 숯가루 습포 만드는 법

① 준비재료 및 숯가루의 조건

고온에 탄화된 백탄, 대나무숯, 활성탄으로 불순물이 완전제거되고 원적외선방사률이 높으면서 탄소함유량이 많으며 다공체가 많아 흡착력이 높은 미세분말숯가루와 아마씨가루 또는 녹말가루, 물, 거즈, 비닐 또는 은박지, 반죽그릇

② 습포만들기

• 냄비에 아마씨가루 또는 녹말가루를 물과 함께 넣어 묽게 풀을 쑤되 농도는 보통 도배풀을 쑬 때와 같이 묽은 풀로 쑨다.

- 만들어진 묽은 풀에 숯가루를 넣어 반죽하는데 반죽의 찰기는 귓밥 같이 말랑말랑 하게 한다.
- 그림의 모양과 같이 거즈를 펴고 반죽된 숯가루를 두께 3~4 미리 정도의 거즈천위에 고루 편다. 그 위에 비닐조각 또는 은박지를 자기가 붙이고자 하는 부위의 크기에 맞게 잘라서 숯반죽 위에 놓고 사방에 거즈를 비닐이나 은박지 위에 접어 올려 사각이 된 습포를 만든다.

| | ← 접는선 → | |
|---|---|---|
| ↑<br>접는선<br>↓ | 숯가루 반죽을 깔고 비닐을 이 위에 붙여 수분 증발을 막는다. | 숯가루 반죽의 크기를 환부의 크기에 따라 조정한다. |
| | 환부 크기에 따라 조정한다. | |

1. 비닐이나 쟁반위에 가제를 펴놓고 9등분으로 나눈 중앙에 숯가루 반죽 2~3mm 두께로 고루 펴서 깐다.
2. 비닐을 숯가루 반죽위에 꼭 맞게 오려 덮어서 수분 증발을 방지한다.
3. 점선 부분을 숯가루 반죽위로 접어 두껍게 싼다.

• 완성된 습포를 비닐이나 은박지가 위로 오게 하고 거
즈만 붙은부분이 환부에 닿게 하여 그 위에 고정시키
기 위한 외과용 테이프(실크테이프, 공기가 통하는 테이
프 밀착포 등)를 붙인다.

이런 테이프를 사용하여야 장기간 붙일 때 피부에 가
렴증이 생기는 것을 막을 수가 있다.

③ 습포의 보관

필요한 때마다 만들기는 상당히 번거로운 일이므로 미
리 여러장을 만들어 둘 경우에는 냉장고의 냉장실에
보관하되 오랜 기간 보관한 후에는 사용할 수 없다.
3~4일 정도의 보관이 좋을 것이고 보관된 습포에 가장
가리 부분에 물기가 생기면 버려야 한다.

냉장실에 차게 보관된 습포는 사용하기 한 시간 정도
미리 냉장고에서 내놓아서 찬 기운이 없을 때 붙인다.
실은 가장 효과적인 방법은 필요할 때마다 만들어 붙
이는 방법이 제일 효과적이다.


# 13. 아토피를 개선하는 숯배독요법
## (산성 독을 빼면 아토피는 개선)


▶ 현대의학도 해결 못하는 난병

식생활이 급속히 서구화되면서 과다한 육식의 습취가 주요
한 원인을 제공하고 있다. 채식이 중심이 되었던 시대에는 볼

수 없었던 아토피성 피부염으로 고생하는 아이들이 늘어나면서 학교생활에서도 놀림감이 되고 있다. 본인은 물론 부모들의 걱정이 커지고 있는 현실이다. 병원에 가서 부신피질 호르몬제의 치료 등을 받아보아야 증세를 일시적으로 억제시키는 역할은 하지만 호전되거나 낫지는 않는다. 민간요법을 다 해보지만 결국은 잘 낫지 않는 것이 아토피성피부염이다. 그래서 현대의학으로 해결법이 없다는 "난병"이라고도 하며 그 치료법도 명확치 않는 것이 특징이라면 특징이다.

아토피란 원래 그리스語로 「분류해야 할 곳이 없다」라는 어원이고 보면 명확한 의학적 분류도 되지 않는 듯하다.

### ▶ 체내외의 대청소가 치료의 열쇠

잘못된 식생활로 몸속에 독이 쌓이는 것이 큰 원인이고 주거공간이나 호흡공간의 오염과 특히 육류식품, 식품첨가물, 농약에 오염된 식품, 반복 재사용되는 기름에 튀긴 식품 등으로 몸이 산성화되어서 독이 쌓이기 때문이다. 아토피에 고민하는 가정은 대부분 산성식품의 편중 습취가 계속된 식생활의 가정이다.

몸에 산독이 쌓여 피부로 배어나오는 현상이며 바른 식생활의 개선이 반드시 있어야 한다. 몸속에 싸인 동물성단백질의 독이 원인이라면 그 산독을 체외로 배설하면 치료의 길로 들어서게 된다. 몸에 독이 쌓이지 않는 식생활을 실행하고 독이 쉽게 쌓이지 않는 체질로만드는 것이다.

즉 변비를 치유하고 숙변을 배설시켜야 독이 쌓이지 않는 실천이다. 현미식, 잡곡식, 근채류, 식이섬유, 알레르기의 원인물질인 알레루겐을 함유하지 않는 식품, 항산화식품을 섭취하고, 숯가루의 복용으로 만병의 원인이라고 하는 체내 활성산소를 제거하며 숯가루관장 장청소를 하면 효과적 산독의 배출법이라 할 것이다.

바로 숯의 탁월한 해독력과 강력한 흡착력을 이용하는 것이다.

### ▶ 숯과 죽초액의 목욕이 체외배독 효과 발군

좀처럼 개선되지 않는 아토피성 피부염에 숯과 죽초액을 넣은 목욕이 가벼운 아토피에 자연요법으로서 효과가 좋다.

숯과 죽초액의 알칼리성 온천욕으로 원적외선방사에 의한 혈액순환의 원활로 노폐물과 독소가 피부로 배출되어 나오는 효과를 얻을 수 있다.

▶ 주거공간의 공기정화를 위한 숯을 놓는다

▶ 의류 침구 등의 기능성제품으로 바꾼다

▶ 숯가루복용으로 활성산소의 제거와 체내 배독요법을 한다

▶ 죽초액의 환부에 1일 수회 도포와 죽초액시트의 노폐물, 수독의 배독요법을 한다

「아토피성피부염치료에 세계적 권위자 니와유끼에 박사의 아토피성피부염에 대한 강연소개」

### ▶ 1970년을 기준으로 심해진 아토피성 피부염

아토피성피부염은 1970년대를 기준으로 해서 심각한 양상을 보이기 시작했습니다. 이것은 1970년대를 기준으로 각종 환경

오염으로 인한 질병들이 나타난 것과도 일맥상통하는 것으로 환경오염이 아토피성피부염의 원인이 되는 활성산소의 증가를 가져왔기 때문입니다. 1970년대를 기준으로 심각해진 환경오염은 지구에 막대한 양의 활성산소를 증가시켰고 이로 인해 인체는 그 이전까지 보다 엄청나게 많은 활성산소의 피해를 입기 시작했습니다. 저는 1970년대부터 활성산소에 대한 연구를 하면서 이것이 각종 난치병인 암과 아토피성피부염 등을 증가시키는 원인이 될 것이라고 생각했지만 당시에는 아무도 이에 대한 연구를 하지 않았습니다. 현재는 TV에서도 각종 난치병의 원인으로 활성산소가 중요한 역할을 한다는 것을 알리고 있는 실정입니다.

### ▶ 활성산소를 증가시키는 원인이 되는 질소화합물

활성산소를 증가시키는 가장 큰 원인은 질소화합물입니다. 질소화합물은 석유 및 자동차연료를 태울 때 대량으로 발생하기 때문에 자동차의 배기가스나 석유화학단지에서 나오는 매연 등이 현재 활성산소를 증가시키는 가장 큰 원인입니다. 특히 자동차의 배기가스가 가장 중요한 원인이라고 말할 수 있다. 아토피환자가 생기는 빈도를 조사해 봐도 그 도시에 자동차의 숫자가 많을수록 아토피환자가 증가하는 것으로 나타났습니다. 또한 강한 자외선도 몸 안에서 활성산소를 증가시키는 중요한 원인입니다. 에어컨의 냉매로 쓰이는 프레온가스로 인해 오존층이 파괴되면서 지구에는 점점 더 자외선이 강해지고 있다.

▶ 아토피성 피부염의 원인 ─ 활성산소, 과산화지질

▶ 아토피체질은 각질층의 보습기능저하에서 온다

〈그림〉에서 보듯이 피부 구조는 엷으면서 굳은 막(膜)같은 층이 표면에 있는데 이것을 각질층이라고 하며, 그 밑에 기저막(基底膜)이 있습니다. 각질층의 역할은 피부의 보호입니다. 게다가 피부의 습도를 유지하는 이른바 보습작용(保濕作用)까지 합니다.

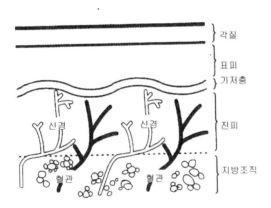

아토피체질이란 이 각질층의 보습작용이 선천적으로 저하되어 있는 것을 말합니다. 이 체질의 사람은 피부가 건조하면서 건조성피부염을 되풀이함으로써 아토피성피부염으로 발전합니다. 아토피성피부염 환자가 왜 피부의 보습작용이 저하되느냐 하면, 최근의 학설로는 각질층에 있는 효소가 부족하든지 또는 어떤 종류의 지방이 부족하기 때문이라고 합니다. 물론 이러한 견해도 옳기는 하지만, 아직 아토피성피부염 환자의 각질층 보습작용이 왜 저하되는지는 모르는 일입니다.

### ① 활성산소

인간을 비롯한 동식물의 체내에 침입한 이물질의 처리를 담당하는 식세포(食細胞)에서 생성되어 세균이나 바이러스 등을 녹여 없애는 역할을 하는 중요한 물질이 활성산소이다. 그런데 각종 화학 물질, 식품첨가물 등에 의한 환경오염이나 자외선 등의 작용으로 활성산소가 필요이상 생기면 자체의 세포나 조직을 공격하여 손상시킬 뿐만 아니라, 체내의 불포화지방산(不飽和脂肪酸)과 반응해서 만병의 원흉이 되는 과산화지질(過酸化脂質)을 만들어낸다.

### ② 과산화지질

몸속의 지방이 활성산소와 반응하여 형성되는 물질이다. 활성산소는 생성되고 나서 비교적 빨리 소멸하는 데 비해 과산화지질은 언제까지나 체내에 머무르면서 질병을 유도한다. 예를 들어 이물질이 뇌혈관을 막으면 혈류가 정지되어 뇌혈전이 되고, 혈관벽으로 스며들면 혈관이 약해져 뇌출혈을 일으키게 한다. 또, 수정체에 달라붙어 막을 형성하면 백내장을 일으키는 것이다.

### ③ SOD

SOD(super oxide dismutase)는 체내에 필요 이상으로 생긴 활성산소를 제거하여 건강을 지켜주는 효소의 일종으로, 체내에 SOD수치가 낮을수록 각종 질병이 생길 확률이 높다. SOD는 각자의 체질과 특성에 따라서 체내에 존재하는 분량이 다소 차이가 있으며, 재생되지 않기 때문에 보통 40세를 고비로 그 기능이 점차 저하된다. 체내의 SOD와 똑같은 물질을 만들수는 없지만 'SOD와 같은 작용을 하는 물질(SOD-like products)'을 통해 SOD의 효율을 높여 준다면 질병예방과 치료에 많은 도움이 된다(비타민C, E, 녹차잎, 베타카르틴, 무의 눈, 보리의 새싹, 후라노보이드, 알파 토코페롤, 탄닌, 니와나(니와유끼에 박사특허품)

## 14. 숯과 죽염의 환원수 장 청소-숙변제거, 다이어트특효

숯가루와 죽염을 이용하여 숙변, 장 청소, 다이어트에 탁월한 효과가 있고, 체질개선을 할 수 있는 방법으로도 숯은 제 몫을 단단히 한다. 우리는 지금 먹고 마시고 호흡하는 것이 오염된 환경에 살고 있다. 특히 먹는 음식물을 통한 잔유농약, 항생제, 중금속, 방 부제, 인공조미료, 향신료, 착색료 등의 섭취와 생활습관의 잘못이 원인이 되어 과음, 과식, 과도한 육류의 편식 등으로 체내에 쌓이는 독을 피하기 어려운 환경에 살고 있다. 이러한 오염과 유독한 물질에서 몸을 구하는 데는 숯의 배독역할을 십분 활용하는 지혜가 있어야 한다.

숯의 특성은 뛰어난 흡착작용에 있다. 체내의 독성성분을 흡착하여 독을 배출시킴으로써 우리가 일상에서 습취한 음식물의 여러 가지 독성을 해독해 주는 역할을 숯이 하게 된다. 그러므로서 간이나 신장기능이 활성화되게 하고 깨끗한 장을 만들 수 있다.

더욱이 숯가루는 장 속에 있는 부패한 단백질이나 지방분의 찌꺼기, 장에 붙은 오래된 산성 부패변, 부패가스 등을 흡착하여 배설 함으로써 숙변제거와 장을 청소하여 장의 기능을 되찾게 한다. 그러므로서 좋은 영양을 공급하고 혈액이 깨끗해져 체질이 개선되고 비만해소는 물론 활동적인 건강체가 된다.

피부는 내장의 거울이라는 말이 있듯이 내장이 깨끗해지면 피부도 윤기가 나고 좋아지는 것이다. 즉 장 속에 부패한 변과 가스가 차면 유독가스나 발암물질이 생기고 혈액이 나빠져서 병을 일으키는 원인이 된다. 그래서 「장은 만병의 근원」이라는 말도 있는 것이다. 장을 깨끗이 하는 것이 얼마나 중요한가를 말해 주는 것이다.

죽염은 먼 옛날부터 조상들이 대나무 속에 소금을 넣어 구워서 소화제 등으로 써 왔던 민속약이다. 죽염은 조수(潮水)와 바다 밑에 있는 광석물질의 영향을 받아 특이한 약 성분이 다량 함유하고 있는 서해안의 굵은 소금 속의 핵비소(核砒素)와 대나무 속에 깃든 약성의 정기를 추출, 합성해 만든다.

눈에는 눈약, 귀에는 귀약, 위에는 위장약, 암에는 암약 등 가벼운 외상으로부터 심화된 암에 이르기까지 인체의 거의 모든 질병에 주로 불가사의한 효능을 발휘하는 이상적인 식품의 약이다. 핵 비소는 우리나라의 서해안에서만 만들어내는 천일염에서만 유일하게 그 성분이 들어 있다고 한다.

비상과 같은 무서운 독을 가진 물질로서 핵비소는 양이 지나치면 살인물이 되고 적당한 양을 섭취하면 사람을 살리는 만병의 신약이 된다.

이런 천일염을 대나무통에 넣어 절묘하게 열처리를 통해서 9회를 구워서 독성분을 제거하고 약성을 살려 죽염이 된다. <仁山 金仁 勳>지음 <神藥>중에서 핵비소의 두 얼굴을 보니 비상도 잘 쓰면 약이 된다는 속담이 생각난다. 일반적으로 죽염은 해독작용, 정혈작용, 염증치료(위, 장 치료효과), 지혈, 이뇨, 해열, 구충작용, 근골강화, 피로제거, 염분 부족보충, 노폐물제거 등 효능이 많다.

### ▶복용방법

숯가루 3g, 죽염 3g을 물 맥주잔 한 컵에 회석하여 아침 공복에 5분 간격으로 3회 계속 마시면 변통이 있게 된다.(모두 숯가루 9g, 죽염 9g, 물 3컵이다. 3회분)양은 체질에 따라서 증감할 수 있다.

물은 많이 마시는 편이 좋고 마신 뒤 변통이 있을 때까지 절대로 의자나 방바닥에 앉지 말고 무릎 꾸부리기 운동이나 가벼운 체조를 하거나 배꼽 3㎝ 밑 단전을 두드려 주면 좋다.(단전강타법)

사람에 따라 다르지만 이렇게 하면 5~8분 뒤에는 3회 정도 변통이 있어 화장실에 가서 변을 보게 되면 시커먼 물변이 시원하게 터져 나오게 된다. 일반 설사 때와는 달리 몸에 힘이 빠져 나른한 현상은 없고 더욱 정신이 맑아진다. 아침은 한끼 거른다. 견디기가 어려우면 사과만 먹는다. 이렇게 1주일 정도 계속하면 확실한 효과를 보게 된다. 죽염은 될수 있으면 앞에서 설명한대로 9회 구운 서해안 천일염으로 만든 죽염이 좋으며 일반 소금을 사용하면 신장염, 방광염이 있는 사람은 몸이 붓는 수가 있으므로, 중금속이 함유되고 불순물이 많은 일반 소금은 절대 사용하지 말아야 한다. 이렇게 하여 숙변이 재거되고, 장청소가 되면 혈액도 깨끗해지고 피부가 투명하고 맑아지며 두통현상, 배에 가스 차는 일도, 피부 알레르기도, 변비도 자연 해소된다. 물론 체중도 감소되어 다이어트가 된다.

비만도 일종의 체내의 독이 원인이므로 해독하고 숙변제거와 장청소로 만병의 근원을 제거하는 것이다. 더욱이 지방이 쌓여 비만이 되는 것도 체액이 산화되어 산성체질이 되는 현상이므로 알칼리성인 숯가루와 죽염으로 장청소를 함으로서 체질의 개선에 일조한다. 숯가루와 죽염을 희석한 물을 ORP 측정기로 측정해보면 강력한 환원수로 바뀌는 것을 알 수 있다. 이런 현상이 숯과 죽염의 힘을 이해하는 지수가 될 것이다.

장청소 과정이 끝난 후 항산화식품과 섬유질식품중심으로 식생활을 개선함으로써 장의 연동작용으로 숙변없는 건강생활을 유지할 수 있다.

▶ 숙변을 제거하여 해소되는 증상

비만, 아토피성피부염, 습진, 두드러기, 천식, 당뇨병, 고혈압, 심근경색, 뇌경색, 두통, 간장병, 만성신염, 암, 노인성치매, 류머티스, 요통, 어깨결림 등.

# 15. 양치숯이 잇몸질환을 막는다

우리들의 치아는 참으로 엄청난 역할을 할뿐 만아니라 그 작은 이빨 하나가 아프면 전신에 몸살까지 나면서 밤잠을 설치게 된다. 그래서 치아를 오복에 하나로 넣는 것도 그 중요성을 감안한 표현인 것 같다. 평생을 질긴 것 딱딱한 것 심지어 뼈에 이르기까지 그 많은 음식물의 유형 모두를 씹어서 위장으로 내려 보내야 하니 오죽이나 이빨의 역할이 힘들 수밖에 없는 것이다. 그러나 잠시나마 치아관리를 부실하게 하면 치석이 끼이고 각종 잇몸질환이 생기게 된다. 이런 치아질병의 예방과 치유에 대해서 고전적 약재 숯요법의 지혜를 활용하고 약초를 첨가한 양치숯을 연구개발하여 저자가 직접 2년 이상 사용해 보고 또 숯 동호인 100명 이상에게 쓰게하여 그 효과가 우수함을 확인하게 되어 소개하게 된 것이다. 단지 사용상의 문제로 꺼려하는 사람들이 다소 있었던 것은 기존 시판 양치튜브액체를 칫솔에 묻히고 그 위에 양치숯을 찍어서 사용하는 과정에 숯이 들어있으므로 약간 검은색 즉 회색빛을 띄는 양치액체로 이빨을 닦게 됨으로 색상에 대한 거부반응을 느끼는 사람도 있었다. 그러나 이런 점을 극복하고 계속 사용한 분들에게는 효과가 좋다는 찬사를 받았다. 재료로서는 가지꼭지 숯 또는 활성탄, 죽염, 감잎가루 등으로 배합되어 있으며 소재가 갖는 효능의 원리는 다음과 같다.

▶ 양치숯 잇몸질환예방과 치유의 원리

잇몸의 유해세균과 부패물질을 숯의 무수한 다공체의 뛰어난 흡착력으로 제거한다.

숯이 양치 중의 치약의 액체분자를 미세하게 하여 치아 구석구석 닦는 기능을 탁월하게 한다.

치아나 잇몸, 입속의 악취나 니코틴을 흡착제거하고 구강을 청결 정화한다.

숯에서 방사되는 원적외선이 잇몸 속 깊이 침투하여 원활한 혈행을 촉진한다.

숯의 음이온발생으로 잇몸질환과 부패물질의 양이온을 중화시켜 세포를 활성화 한다. 숯에서 용해되는 미네랄성분이 잇몸치아의 산화방지작용을 한다.

모든 물질의 부패를 방지하는 죽염은 잇몸과 치아의 살균적 작용을 한다.

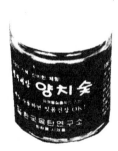

숯의 연마기능이 치아를 미백화시킨다. (재로 그릇을 닦으면 희게 되는 원리와 같다. 이빨이 검어질까 걱정은 놓아도 좋다.)

약초분의 탄닌성분이 잇몸세포의 산화방지와 세포를 활성화시켜 회복이 빠르다.

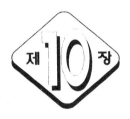

# 약재(藥材)숯 요법

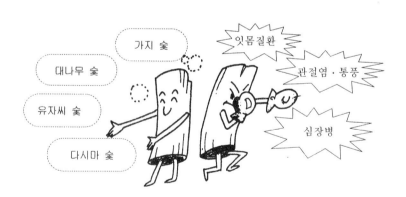

# 1. 약재 숯의 이해

제9장의 숯가루요법상의 숯소재는 오늘날까지도 우리나라의 민간요법으로 복용하고 있는 목질계의 소나무 숯가루 등과 유럽이나 미국 등에서의 활성탄계의 약용탄 또는 식용 가능한 활성탄분말 중심의 소재로 한 요법임을 밝혀두며 본 장의 약재 숯 요법은 주로 소재의 약성에 근거한 경험적으로 반복사용에 따른 효과의 입증에 근거한 수백 종류의 희귀한 소재로 숯으로 또는 재로 또는 검게 볶은 상태로 사용했던 것인데 중국에서는 숯(炭)이란 표현으로 동의보감에서는 재(灰), 일본한방민간의약서에는 검게 태운(黑燒)라 표현하고 있으나 이를 편의상 약재 숯이라 정리하였다.

이 장에서는 동의보감 속에 수록된 숯(재)요법의 종류 그리고 중국현대실용의약서에 나오는 여러 종류의 약재숯을 소개하였다. 그리고 일본한방민간의약서 중에서 아주 권위 있는 민간의서인 약 100년 전의 小泉榮次郎著 "黑燒의 研究"속에는 약초, 초목뿌리, 짐승의 뼈, 조류, 곤충, 어류, 조개류, 채소류, 과실류, 열매의 씨, 해조류, 대나무, 사람의 머리카락 등 수백 종류의 약재 숯 요법이 수록되어 있음을 알 수 있다.

이러한 약재 숯 요법은 한국이나 일본에서는 항생제 등 뛰어난 신약이 쏟아져 나오므로서 서서히 자취를 감추었고 일본에서는 단지 몇몇 의학자들이 옛날의 약재 숯 요법이 천연요법으로서 오늘날 화학약품의 폐해를 감안할 때 이 요법을 다시 연구해서 우수성을 연구발표하고 있을 정도이며, 목질계 숯가루나 활성탄을 복용하는 민간요법조차 거의 없어진 것 같다.

그러나 한국에서는 약재 숯 요법은 거의 찾아볼 수가 없으나 전 장의 소나무 숯과 활성탄계 숯요법은 점차적으로 복용 인구가 늘어나고 있는 실정이다. 이는 오래 계승된 전통요법으로서 자리 잡은지 오래이며 또한 먹고 마시는 것이 독인 시대의 반영인 것도 같다.

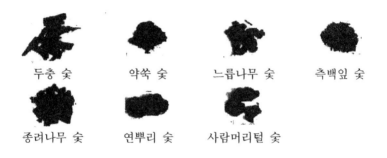

두충 숯          약쑥 숯          느릅나무 숯          측백잎 숯

종려나무 숯          연뿌리 숯          사람머리털 숯

중국에서는 아직도 처방의약상에 숯이 들어가는 처방을 자주 볼 수가 있으며, 심지어 하나의 처방에 2종류의 숯이 들어가는 경우도 볼 수가 있었다.

이 장에서 소개하는 일부의 약재 숯 요법은 소재의 구입이나 숯으로 만들거나 질병에 활용에도 그렇게 어렵지 않는 약재숯을 소개함과 동시에 독자는 무턱대고 질병에 처방한다든가 하는 것은 용이하지 않다는 것을 알아야 하며 이는 소재의 채취시기, 건조상태, 탄화온도, 탄화상태, 복용량 등이 문제가 될 수 있으므로 이 점을 명심하여야 함을 첨언한다.

## 2. 동의보감속의 약재 숯 요법

1613년, 許浚(허준)에 의해 저술된 『동의보감』은 한방의학의 총서로서 명저이다.

여기에 나오는 약의 원료는 대부분이 식물중심입니다만, 일부 동물이나 광물원료도 그 배합처방전으로 되고 있다. 그 중에는 灰(숯)의 자를 가진 신기한 한방약이나, 놀랄것 같은 원료로재를 만들어 복용하는 방법 등, 장기간에 걸친 전통이 계승된 대단히 흥미 있는 처방을 볼 수 있으므로 여기에 싣게 되었다.

<血:혈>

▶ 側栢散(측백산)

심장과 폐가 내부 상처로 吐血(토혈)·下血(하혈)하며 샘솟듯이 입과코로 나오는데 빨리 손을 쓰지 않으면 위험하지만 이것을 복용하면곧 편안해진다.

側栢葉(측백엽)을 쪄서 말린 것 2.5兩, 荊介穗燒灰(형개수소회)·인삼 각1兩을 분말로 해서, 每三錢에 白麪(백면) 2錢을 넣고 묽은 죽처럼 만들어서 복용한다.

▶ 髮灰散(발회산)

血尿(혈뇨)를 다스린다

머리카락을 태워서 분말로 한 것의 每二錢을 醋(초)二合에 더운 물을 조금 석어서 복용한다.

▶ 髮灰丸(발회환 : 血尿를 다스린다)

髮灰에 側栢葉(측백엽)즙과 糯米粉(나미분)을 같은 분량으로 넣어서 梧子大(오자대)로 뭉쳐서 白湯(백탕)으로 50丸 복용한다.

▶ 鹿角膠丸(녹각교환 : 성교 후 과로와 小便出血을 다스린다)

鹿角膠炒(녹각교환) 作珠(작주) 1兩 沒藥(몰약) 油髮灰(유발회) 6 作末하고 白茅根汁(백모근즙)에 풀을 조금 타서 和丸 梧子大하여 空心 鹽湯(염탕)에 70丸 吞下한다.

▶ 血衄(혈뉵)

피가 혀에서 나오는 증상을 다스린다.

髮灰(발회) 2錢, 醋(초) 2合을 調合하여 복용하든지, 또는 바르면 좋다.

▶ 五灰散(오회산)

모든 失血(실혈) 및 血崩(혈붕)을 다스린다.

蓮蓬殼(연봉각), 黃絹(황연), 亂髮(난발), 百草霜(백초상), 棕櫚皮(종려피)를 각 燒存性(소존성) 等分하고 梔子(치자) 炒黑(초흑) 蒲黃炒(포황초) 松燃墨(송연묵) 血竭(혈갈)을 가하고 細末하여 三錢씩 生蘿汁(생우즙)이나 生蘿蒼汁(생우창즙)에 調服하고 혹은 蜜丸(밀환) 梧子大(오대자)하여 米飮(미음)에 50丸 吞下해도 좋다.

▶ 十灰散(십회산)

嘔吐咯嗽血(구토객수혈)과 피로로 大吐血(대토혈)한 等症을 다스린다.

大 小 荷葉(하엽) 柏葉(백엽) 芽根(모근) 根(근) 大黃(대황)

枪子(초자) 棕櫚皮(종려피) 牧丹皮(목단피)를 等分 燒存性 (소존성) 火毒(화독)을 除去하고 細末한 것을 生藕汁(생우 즙) 生蘿菖汁(생우창즙)에 松煙墨(송연묵) 半椀薊(반완계) 를 갈아서 五錢을 調服하면 곧 멎는다.

▸十灰丸(십회환)

血崩(혈붕) 및 모든 失血(실혈)을 다스린다.

黃絹(황연) 馬尾(마미) 藕節(우정) 艾葉(애엽) 蒲黃(포황) 油髮(유발)蓮蓬(연봉) 棕櫚(종려) 赤松皮(적송피) 新綿(신 면)을 各 等分 燒存作末(소존작말)하고 醋(초)에 糯米糊(나 미호)을 끓여서 和丸 梧子大(오대자)하여 米飮(미음)에 100丸을 呑下한다.

▸亂髮灰(난발회)

모든 失血(실혈)과 吐衄便尿(토뉵변뇨) 出血(출혈)을 다스 린다.

作末하여 醋湯(초탕) 혹은 井華水(정화수)에 二錢을 調服 하고 丸服도 可하다.


<虫>

▸追虫丸(추충환)

虫積(충적)을 내린다.

黑牽牛子頭末(흑견우자두말) 一兩 大黃(대황) 3 使君子肉 (사군자육) 2 木香(목향) 檳(빈) 蕪荑(무이) 錫灰(석회) 1, 2 作末하고 角과 苦 根皮(고근피)를 2大椀(대완)의 물에 濃 煎 膏(농전고)를 만들어 和丸 梧子大하여 沈香末(침향말)

로 옷을 하고 또 雷九末(뇌구말)로 옷을 하여 每 59丸을 空心 砂糖水(사탕수) 呑下한다.

▶ 妙應丸(묘응환)

蟲(충)이 쌓인 症을 다스린다.

檳(빈) 1, 2 黑牽牛頭末(흑견우두말) 三 大黃(대황) 雷丸(뇌환) 錫灰(석회)無荑(무이) 木香(목향) 使君子(사군자) 1 作末하고 白煎湯(백전탕)을 하룻밤 이슬 맞힌 것으로 和丸梧子大하여 每 4錢을 五更(오경)에 蔥湯(총탕)에 呑下한다. 寸白蟲(촌백충)은 石榴根皮煎湯(석류근피전탕)에 呑下하고 小兒(소아)는 1錢 혹은 5分을 먹이면 날샐 무렵에 蟲이 다 내린다. 이 方은眞氣(진기)를 조금도 損傷(손상)하지 않고 蟲(충)과 積(적)과 氣를 다스리니 1服에 效驗(효험)을 본다.

<目・耳・鼻>

▶ 木賊散(목적산)

눈에 冷淚(냉루)가 많은 症을 다스린다.

木賊(목적) 木耳(목이) 燒存性(소존성)을 等分 作末하여 每 二錢을 뜨거운 米에 調下한다.

▶ 黃龍散(황룡산)

목욕할 때 물이 귀에 들어가서 膿(농)이 생긴 症과 小兒(소아)의 耳를 다스린다.

枯白礬龍骨(고백반용골) 黃丹水飛(황단수비) 脂燒灰(지소회) 海 1 麝香(사향) 약간을 作末하여 耳內를 脫脂綿(탈지면)으로 닦아내고 역시 脫脂綿에 藥臁(약연)을 묻혀서 耳

內에 넣은데 매일 바꾸어야 한다.

▶ 瓜礬散(과반산)

鼻痔(비치)를 고친다

瓜(과) 4 甘遂(감수) 枯白(고백) 螺角灰(나각회) 草烏尖(초
오첨) 0.5作末하고 麻油(마유)에 丸을 만들어 鼻孔(비공)에
매일 1차 씩 넣는데 痔肉上(치육상)에 닿도록 하면 痔(치)
가 물이 되어서 나오고 곧 낫는다.

＜口＞

▶ 白灰散(백회산)

緊脣(긴순)을 다스린다.

白布(백포)를 燈心(등심)처럼 만들어서 손가락같이 크게
하고 도끼날위에 놓고 사르면 汁(즙)이 약간 나는데 그것
을 닦아서 脣(순)상에바른다.

故 靑布(창포)도 上法과 같이 바르고 燒灰(소회)하여 猪脂
(저지)에 調付해도 좋다.

＜齒＞

▶ 麝香散(사향산)

疳(감)으로 牙(아)에서 냄새가 惡古(악고)하고 膿(농)이 나
오는데 바른다.

枯白礬(고백반) 靑黛(청대) 胡黃蓮(호황련) 蘆(노) 2.5 蝦
(하) 0.5 麝香(사향) 0.25 作末하여 每 0.5錢을 患處(환처)에
뿌려서 바르면 卽效(즉효)하고 胡桐淚(호동루) 2.5를 加
(가)하면 더욱 좋다.

▶ 細辛散(세신산)

大寒(대한)이 腦(뇌)를 犯(범)하여 머리와 이가 連痛(연통)하는데 쓴다.

麻黃(마황) 3 桂皮(계피) 半脛骨灰(반경골회) 2.5 羌活(강활) 草豆(초두)1.5 當歸(당귀) 0.4 藁本(고본) 蒼朮(창출) 0.3 防風(방풍) 柴胡(시호) 升麻(승마) 白芷(백지) 0.2 細辛(세신) 0.1 作末하여 먼저 溫水(온수)로서 양치하고 藥(약)을 바른다.

&lt;乳&gt;

▶ 皂蛤散(흡합산)

吹(취)와 妬乳(투유)를 다스린다.

角灰(각회) 蛤粉(합분) 各 等分하고 乳香(유향) 조금을 넣어 作末하여 每 2錢을 熱酒(열주)에 調下한다.

노래로 표현하면 婦人의 吹 란 治法이 어떠한가 角燒灰(각소회)에 蛤粉(합분)을 和하여 熱酒(열주) 1盃(배)에 八字를 調하여 雙手(쌍수)로 비벼 散하니 웃음이 呵呵(하하) 저절로 나돈다.

&lt;腹痛&gt;

▶ 下向脾

食積 氣滯 胸滿 腹痛에 쓴다.

三稜 蓮求 靑皮 3.5 良薑醋煮 丁香 木香 巴豆霜 1.7 莢 1片 燒灰百草霜 一匙를 作末하고 糊丸 麻子大하여 白湯에 20~30丸 呑下한다.

<皮膚>

▶ 爐灰膏(노회고)

黑에 點하면 가장 妙하다. 響糖爐(향당노) 속의 灰 1升半(승반) 風化石灰(풍화석회) 一升(일승)을 炒紅(초홍)해서 竹箕(죽기)에 담아서 섞어가지고 3椀(완)을 滾湯(곤탕)에 넣어 천천히 自然汁(자연즙) 1椀을 淋取(임취)하여 냄비에 끓여 膏(고)를 稀粥(희죽)처럼 만든 뒤에 먼저 巴豆末(파두말) 2錢 넣고 다음 蟾(담) 2錢과 白丁香末炒(백정향말초) 石灰末(석회말) 1錢을 넣어서 다시 끓여 재차 乾麪糊(건면호)와같이 되거든 磁罐(자관)에 담아 두고 泄氣(설기)를 시키지 말며 쓸때에는 蠶頭(잠두)로서 조금 찍어서 손톱위에 놓고 口氣(구기)로서짓이긴 후 患處(환처)를 針末(침말)로서 조금 헤지치고 바르면 卽效(즉효)한다.

<腸>

▶ 香殼丸(향각환 : 포식에 의한 장의 상태가 나쁠 때 치유한다) 黃連一兩(황련일냥), 枳殼(지각 : 탱자나무껍질), 厚朴各五錢(후박각오전), 당귀四錢(사전), 荊芥穗(형개수), 木香(목향), 黃柏各三錢(황백각삼전), 猬皮一箇(위피일개)를 구워서 숯으로 한 것을 作末하고, 麵糊(면호)로 梧子大로 뭉쳐, 온수로 50~70丸을 하루 2회 복용한다.

<痔>

▶ 五痔散(오치산)

五痔(오치) 및 諸痔(제치)를 다스린다.

猪(저)의 左蹄甲(좌제갑:腸痔(장치)를 다스림) 鱉甲(별갑:牡痔(목치)를다스림) 皮(피:牡痔를 다스림) 露蜂房(노봉방:脈痔(맥치)를 다스림)蛇退(사퇴:氣痔(기치)를 다스림)를 각 燃存性(소존성) 作末하고 같이 和匀(화균)하여 每 2錢에 麝香(사향)을 조금 넣어 空心 井水에 調下한다.

一名 五灰散(오회산)이라고 하는데 上의 5味를 등분한 것이다.

▶ 血竭散(혈갈산)

痔漏(치루)의 痛을 견디지 못하는데 쓴다.

血竭(혈갈) 牡蠣紛(모려분) 髮灰(발회) 各 等分 作末하여 麝香(사향)을 조금 넣어 침으로 調해 붙이고 혹은 杏仁泥(행인니)에 調付하기도 한다.

▶ 痔藥膏子(치약고자)

外痔(외치) 및 反花痔(반화치) 脫肛(탈홍) 膿病(농병) 膿水(농수)가그치지 않는데 쓴다.

柴灰淋濃汁(자회임농즙) 兩椀(양완)를 달여서 1椀이 되거든 草烏片(조오편) 大黃片(대황편) 各 2錢을 넣어 慢火(만화)에 달여 半椀(반완)로 만들어 甘草(감초) 1錢을 다시 넣고 두어번 끓인 뒤에 淨石灰末(청석회말) 半匙(반시)을 또 넣고 膽礬(담반) 5分을 細末하여 瓦器(용기)에 담아 두고 쓸 때마다 龍腦末(용뇌말)을 조금 넣어 和匀(화균)하여 조금씩 1日 1次 重症은 3~5次를 먼저 藥水로 洗乾(세건)하고 바르면 좋다.

▶ 獵皮丸(엽피환)

痔漏(치루)를 다스린다.

槐花(괴화) 艾葉炒黃(애엽초황) 枳殼(지각) 地楡(지유) 當歸(당규) 川芎(천궁) 黃 白芍藥(백작약) 白礬枯(백반고) 貫衆(관중) 5皮燒(피소)1 兩 髮灰(발회) 3 猪蹄甲(저제갑)10매 炙焦(자초) 角 1挺(연) 醋炙초자)를 作末 蜜丸(밀환) 梧子大하여 空心 米飮(미음)에 50~70丸呑下한다.

## <嘔吐>

▶ 聖灰散(성회산)

食病(식병) 및 回食病(회식병:回食이란 것은 食物이 내려가면 곧 吐하는 일이다)를 다스린다.

처음 窯(요)에서 나온 石灰(석회)를 鍋中(와중)의 滾水(곤수)에 透入(투입)하여 녹거든 去渣(거사)하고 澄淸水(등청수)를 취하여 달여서물이 다 말라 黃色이 되는 것을 度로 하여 (黃色이 되기는 어려운것인데 赤色이 되어도 좋다)磁罐(자관)에 收貯하고 封口하여 氣가 泄(설)하지 못하도록 하여 쓴다.

무릇 사람이 40여세에 壯健(장건)한 者는 4分을 쓰고 年老(연로)하여 氣가 弱한 者는 2分 내지 3分을 쓰는데 好燒酒(호소주) 1~2種子(종자)에 조금씩 따서 마시는 데 酒量이 넉넉한 자는 量대로 마시고或 蟲(충)을 吐하든지 下하면 곧 낫고 만약 吐下가 안되면 再服하면 저절로 낫는다.

## <出産>

▶ 三退散(삼퇴산)

難産(난산) 橫産(횡산) 逆産(역산) 혹은 아이가 腹中에서 죽은 症을다스린다.

蛇退(사퇴) 온전한 것 1條 蟬退(선퇴) 온전한 것 14枚 남자 頭髮(두발) 鷄卵(계란)만큼을 燒存性(소존성)하고 作末하여 2分服으로 溫酒(온주)에 調下한다. 一名 催生散(최생산)이라 한다.又名 蛇散(사산)이라 한다.

▶ 霹靂丹(역벽산)

臨産(임산)에 문득 氣가 스러지고 눈이 뒤집어지며 입을 다물고 얼굴이 검고 입술이 푸르며 口中에 涎沫(연말)이 나오고 子母가 함께죽게 된데 두 볼이 微紅(미홍)하면 아이는 죽고 어미는 사는 것이니急히 이 藥벽을 써서 救援(구원)한다.

蛇退(사퇴) 1條 蠶退紙(잠퇴지) 燒存性하여 各 2錢 男子頭髮燒灰(남자두발소회) 路上의 왼쪽 草鞋(초혜)燒存性하여 各 1錢 乳香(유향) 0.5錢 黑鉛(흑선) 2.5錢 水銀(수은) 7.5錢 鉛(납) 銀(은) 은 냄비에 넣어 불에 녹여서 모래알같이 되거든 細硏(세연)해서 猪(저)의 心血에 和丸 梧子大(오자대)하여 金箔(금박)으로 옷을 하고 每 2~3丸사을 取하되 倒流水(도류수)에 送下하여 넘어가지 않게 灌入(관입)시킨다. 一名 霹靂奪命丹(벽력탈명탄)이라 한다.

▶ 龜殼散(구각산)

難産(난산)이 오래되어 죽게 된 症과 矮石女子(왜석여자)가 交骨(교괄)이 열리지 않는 症을 다스린다.

龜殼(구각) 1個 生男女婦人(생남여부인)의 頭髮(두발) 1握을 燒存性(소존성)하고 川芎(천궁) 當歸(당귀)1兩을 作末하여 每 3錢을 水煎服(수건복)하면 조금 지난 뒤에 生胎(생태)나 死胎間(사태간)에 다 나온다.

<止血·治血>
油髮灰(우발회), 新綿灰(신면회), 棕櫚灰(종려회), 梔子灰(치자회), 乾柿灰(건시회), 荊芥灰(형개회, 蓮房灰(연방회), 蝟皮散(위피산), 牛角腮灰(우각시회), 亂髮灰(난발회), 狗頭骨灰(구두골회)

<痰>
海蛤燒灰(해합소회), 蜆殼灰(현각회)

<부인병 특히 血崩, 帶下>
鹿茸灰(녹용회), 雀肉灰(작육회), 牛角腮灰(우각시회), 黃狗頭骨灰(황구두골회)

<赤痢·白痢>
酸石榴殼灰(산석류각회), 薺葉灰(제엽회), 亂髮灰(난발회)

<顔의 기미, 죽은 깨>
藜灰(려회), 白茯苓灰(백복령회), 桑柴灰(상자회), 鹿茸灰(녹용회)

<口吻의 병, 입이 부르틈, 口瘡>
檳榔灰(변랑회), 蛇세灰(사세회), 西瓜皮灰(서과피해), 亂髮灰(난발회)

<痔와 瘻瘡>

鰻鱺魚灰(만려어회), 全線蛙灰(전선와회), 鷄骨灰(계골회), 啄木鳥灰(탁목조회), 諸懸蹄灰(제현제회)

<發毛, 脫毛>

洋糞灰(양분회)

<熱疳病>

蝦蟆灰(하마회), 油髮灰(유발회), 乾蟾燒灰(건섬소회)

<腸滿>

桑柴灰(상자회)


## 3. 중국실용의약속의 약재 숯 요법 사례

중국의 현대실용중국의약집(中國醫藥集)에서 쓰여지고 있는 대표적 약재숯을 다음과 같이 소개한다.

小薊炭(小薊) 조방가새의 뿌리(지혈제, 해독제로 씀)
大薊炭(大薊) 엉겅퀴의 뿌리(지혈제 또는 외과약으로 많이 씀)
大黃炭(大黃) 마디풀과의 다년초. 뿌리는 비대하고 황색인데
　　　　　　 약용임
山楂炭(山楂)
丹皮炭(牡丹炭) 모란뿌리의 껍질. 월경을 고르게 하며 혈증
　　　　　　　 과 울노증을 고치는데 씀

烏梅炭(烏梅) 매실의 껍질을 벗기고 짚불연기를 씌어서 말린
          것(설사, 해수 등에 씀)
石榴皮炭(石榴皮) 석류껍질
生地炭(生地黃)
防風炭(防風) 방풍나무의 묵은 뿌리
地骨皮炭(地骨皮)
地楡炭(地楡) 느릅나무
血餘炭(人髮) 사람의 머리털
杜仲炭(杜仲) 두충과의 낙엽교목
陳棕炭(棕櫚炭)야자과의 상목교목종려나무
貫衆炭(貫衆) 고사리과에 딸린 고등은화식물, 깊은 산 개울
          에 절로 남
側柏炭(側柏叶) 측백나무 잎 - 보혈, 지혈, 수렴제로 씀
茜草炭(茜草) 꼭두서니 풀
荊芥炭(荊草) 정가의 잎, 줄기 산후에 약으로 씀(명아주과의
          1년초)
神曲炭(神曲)
桔梗炭(桔梗) 도라지
黃芩炭(黃芩)
黃柏炭(黃柏) 황백나무
蒲黃炭(蒲黃) 창포
槐米炭(槐花) 회화나무
槐花炭(槐花) 홰나무의 꽃
藕節炭(藕節) 연꽃뿌리

# 4. 대나무약재 숯 요법

▶ **통풍, 류마치스에 탁월한 효과**

대나무는 옛날부터 불가사의한 에너지가 깃들어 있다고 한다. 한방에서는 竹茹(죽여)라고 하여 푸른 대나무의 녹색 껍질을 제거하고 내부의 살을 얇게 깎아낸 것을 불면증이나 야뇨증 치질 등의 치료에 사용하고 있다.

약재 숯만들기는 식물, 동물 등을 내화성의 용기에 넣어 산소의 유입을 막으면서 연기가 나오지 않을 때까지 굽어 탄화시켜 숯으로 한 것이다. 한방에서는 병이나 상처 치료법의 하나로서 약재 숯을 그대로 물에 타서 마시거나 피부에 바르기도 하여 유용하게 쓰여졌다. 약숯으로 만들게 되면 원래의 소재의 물질에 있던 나쁜 성분이 없어지고, 좋은 성분만이 남아서 한층 더 새로운 유효성분이 나타나는 것은 아닌가 하고 생각되지만 역시 마디식물인 대나무가 인체의 마디인 관절을 치유할 수 있다는 것은 동양의학의 동종요법이 그 진가를 발휘하는 것 일 수도 있다.

대나무약재 숯에도 많은 효과가 있다고 보도되어지고 있다. 특히 통풍을 일으키는 요산의 체외배출을 촉진하여 통풍의 발작을 개선한다.

혈액순환을 높여 몸을 따뜻하게 하여 류마치스의 통증을 억누르는 등 만성병의 개선에 도움이 되는 효과가 나타나고 있다.

▶ 재료

대나무… 길이 5㎝정도를 한 줌

▶ 만드는 법

① 대나무를 소독저정도의 굵기로 가늘게 자른다. 竹茹(죽여)
라면 그대로 사용한다.

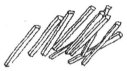

② 요리용인 알루미늄 호일을 3~5겹쳐서 중앙에 ①을 놓
고 둘둘 단단히 말아서 양 끝을 꺾어 구부려서 대나무
를 밀봉한다.

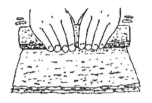

③ 가스 불 위에 철망(떡 굽는 망 등이 좋다)을 놓고 ②를
올려놓고 약한 불로 굽는다.

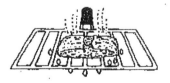

④ 잠시 있으면 알루미늄 호일 사이에서 연기가 나고 작
은 불꽃이 나올 경우도 간혹 있다. 이대로 연기가 나오
지 않을 때까지 약 30분 굽는다.

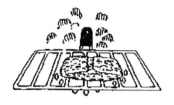

⑤ 불을 끄고 식을 때까지 기다려 충분히 식었을 때 알루미늄 호일을 연다. 뜨거우면 불길이 솟아오를 수가 있으므로 주의해서 한다.

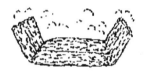

⑥ 식은 대나무약재 숯을 숟가락 등으로 으깨어 분말로 합니다. 그것을 다시 믹셔기에 넣어 아주 곱게 미세한 분말로 만든다.

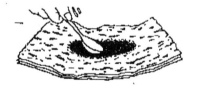

▶ 마시는 법

약재 숯은 하루에 귀이개 1, 2잔 정도의 량을 물에 넣어서 희석하여 반드시 마십니다. 약재 숯을 먼저 입에 넣고 물을 마시지 않는다. 나머지는 밀봉 가능한 용기에 넣어 냉장고에 보관한다.

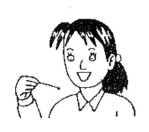
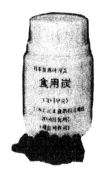

▶일본식품허가 대나무숯 정제

# 5. 가지약재 숯 요법

## ▶ 치조농루, 구내염

치조농루나 구내염이라는 입안의 염증에 가지꼭지를 숯으로
한 분말이 대단히 효과가 있다. 이것은 옛날부터 알려진 요법
으로 가지꼭지에 함유되어 있는 색소에 소염작용(염증을 진정
시키는 작용)이 있기 때문이라 한다. 여러 가지 미네랄이나 약재
숯 요법에 의해 생기는 탄소성분 등의 작용도 종합적으로 작
용하여 의외라고도 말 할 수 있는 정도의 약효가 있는 것이다.

## ▶ 재료

가지꼭지 … 5~10개

## ▶ 만드는 법

① 가지꼭지를 깨끗하게 씻어서 햇빛에 바짝 마를 때까지
   건조시킨다. 요리에서 가지를 사용할 때 꼭지를 떼어

놓으면 좋겠지요.

② 건조시킨 꼭지를 알루미늄 호일로 여러 겹으로 잘 쌉니다. 안에 공기가 들어가지 않도록 잘 밀봉을 한다.

③ 석쇠에 열을 가해 그 위에 ②를 올려놓는다. 불의 세기는 약한 불에서 중불정도로 한다.

④ 잠시 지나면 냄새와 연기가 나오므로 그대로 계속 구워서 연기가 거의 나오지 않으면 불을 끈다. 완전히 식을 때까지 그대로 둔다. 알루미늄 호일이 뜨거울 때 열면 안에 있는 것이 타서 재가 되어 버리기 때문이다.

⑤ ④는 믹서기 등으로 잘 빻아서 미세한 분말로 해서 사용할 때 같은 양의 천연소금이나 죽염을 섞는다.

▶ 사용법

치조농루의 경우는 가지약재 숯의 분말에 같은 량의 소금을 섞은 것을 칫솔에 묻혀 이빨과 잇몸을 맛사지 하듯이 잘 닦는다.

잇몸이 충혈되거나 조금 아픈 가벼운 증상이라면 2, 3회 닦는 것만으로 꽤 개선될 것이다. 치조농루가 상당히 진행된 사람이라도 아침, 낮,저녁 하루에 3 번 닦으면 부드러워져 있던 잇몸이 서서히 단단해 지고, 일주일 전후로 증상이 조금씩 나아지게 된다. 구내염도 이와 같이 하루에 2, 3회 이

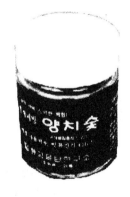

빨을 닦으면 통증이 진정되고 염증이 없어지게 된다. 붓기가 심할 때는 약재 숯에 섞은 소금이 스며들지도 모르므로, 좀 참아야 한다. 천연소금에 포함되어 있는 미네랄이 약재 숯의 효과를 강하게 한다.

## 6. 유자씨약재 숯 요법

관절의 통증이 곧 가시고 염증이나 부종을 가라앉혀 괴로운 관절의 통증을 뿌리째 제거하는 묘약이었다

重野哲寬진료소장 · 의학박사　重野哲寬

세계최고의 약학서에도 유자의 효능이 쓰여져 있다. 풍부한 방향과 산미를 갖고 있어 요리에 향기를 더하는 유자. 그 유자가 약이 된다면 의아해 할 것이다. 유자의 효능에 대해서는 고대의 약학서에도 많은 기술이 남겨져 있다.

세계최고의 중국의 약학서 『신농본초경』에는 유자 등의 감귤류는 上藥이라 해서 계속 먹으면 심신의 기능을 증진하는 식품류로 분류된다.

또, 명나라 시대의 약학서 『본초강목』에는 「유자는 좋은 향기로 대뇌를 자극하여 기분을 좋게 하고, 혈행을 촉진하여 냉증이나 신경통, 위통, 숙취를 치유한다」고 되어있다. 「동지에 유자탕에 들어가면 감기가 걸리지 않는다」라는 습관이 전해져 온 것은 유자가 건강에 도움이 된다는 것이 오랫동안 사람들 사이에 중시되어 온 증거이기도 하다.

유자씨에는 염증을 억제하고 통증을 멈추게 하는 많은 성분이 있다. 유자에는 껍질에도 열매에도 약효가 있지만 그 중에서도 높은 효과가 있다고 하여 주목받고 있는 것이 씨 부분이다.

유자씨는 옛날부터 요통, 무릎통, 류마치, 신경통, 냉증, 빈뇨증, 설사, 변비, 불면을 치료하는 것으로 민간요법에서도 널리 이용되어 왔었다.

현대의학의 연구로도 유자씨가 건강에 도움이 되는 여러 가지 성분이 함유되어 있다는 사실이 밝혀졌다.

여러 가지 통증에 효과를 주는 성분에 대해서 분석해 보면

① 리모닌·노미린

유자씨 중에는 유자의 향기의 근원인 리모닌과 노미린이라고 하는 성분이 함유되어 있다.

리모닌, 노미린은 리모노이드 화합물이라고 하는 정유성분의 일종으로 살균, 항염증, 진통, 항종양 등의 작용을 갖고 있다.

유자씨를 복용하면 류마치나 신경통이 치유된다고 하는 것은 이 리모닌, 노미린이 통증을 억제하고 종양이나 염증을 가라앉혀서 환부를 치유하는 작용을 하기 때문이다.

② 후라보노이도

유자씨에는 강한 항산화작용을 갖는 후라보노이도가 함유되어 있다.

항산화작용이란 병이나 노화의 원인이 되는 활성산소를 제거하는 작용인 것이다. 이 활성탄소는 실은 통증의 발생에도 깊게 관계하고 있다. 활성탄소는 염증이 일어난 부분

의 면역반응을 혼란시켜버린다. 그러면 백혈구가 환부에 쓸데없이 불러들여 염증이 악화할 수가 있게 된다.

항산화작용을 갖는 후라보노이드는 이것을 막고, 염증을 진정시키는작용을 하게 된다.

③ 비넨, 리모넨, 헤스페리진

유자의 쓴 성분「리모노이드」의 근원이 되는 성분이다. 비넨, 리모넨은 혈액을 끈적끈적하지 않게 하는 작용을 갖고 있다. 헤스페리진은 모세혈관을 강하고 유연하게 한다. 유자씨는 이 혈류촉진효과에 의해서 환부를 따뜻하게 하고 관절 등의 통증을 부드럽게 한다.

약재 숯으로 하면 유자효능에 숯의 파워가 플러스 된다

이 씨의 약효를 한층 더 높여 주는 방법이「약재 숯 요법」이다. 실제로「유자씨의 약재 숯 요법을 복용하면 류마치나 신경통의 통증이 곧 가신다」라고 하는 사례도 적지 않다고 한다.

약재 숯을 함으로서 유자씨 속의 성분이 손상당하거나 변화하는 일은 없다.

오히려 유자씨의 약효에 숯의 힘이 플러스되어 효과가 한층 더 좋아지는 것이다. 숯은 산화를 방지하는 작용이 있어, 통증이나 염증의 원인이 되는 물질을 억제하는 효과가 있다.

또, 유자씨를 그대로 복용해도 소화할 수 없지만, 약재 숯으로 해서 분말로 하면 체내에서 소화되기 쉬워져 효율성 좋게 흡수할 수 있게 된다. 약재 숯 요법은 유자씨의 약효를 한층 증강시키는 훌륭한 방법이라 할 수 있다.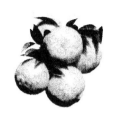

변비나 생활습관병에도 효과가 있는 유자는 천연의 만병통치약 또, 유자에는 씨, 열매, 껍질모두 혈액을 맑게 흐르게 하는 성분이 풍부하게 함유되어 있다.

유자씨의 약재 숯과 함께 껍질이나 열매도 섭취하면 통증만이 아니라 고혈압이나 당뇨병 등의 혈액계의 질환 등 폭넓은 증상의 개선에 효과를 발휘할 수 있다.

여러분도 유자가 비교적 싸게 살 수 있는 시기에 꼭 약재 숯이나 약용술을 만들어 놓아서 병의 개선에 도움이 되게 해보면 어떨까?

### ▶ 체험사례

관절의 통증이 곧 가시고  27년간 괴로운 인생도 바뀐 류마치 유자씨약재 숯으로 단지 반년으로 통증에서 해방되었다.

愛媛縣 藤原미네꼬(70세 · 주부)

심한 통증으로 설수 없게 되어 일도  그만둘 지경이었다

27년 전 류마치 증상이 나타나고 나서 나의 인생은 실로 통증과의 투쟁이었습니다.

1974년 당시 나는 봉제공장에서 일하고 있었습니다. 어느 날 무릎관절에 냉기와 통증을 느꼈습니다. 가볍게 저릴 정도의 통증이었으므로 재봉일이 많았던 탓으로 인한 건초(腱鞘)염이겠지 하고 생각했습니다.

그런데, 병원에서 검사를 한 결과, 류마치라는 사실이 판명 되었습니다. 그리고 그 후 팔, 다리, 수족의 손·발가락 순으로 냉기와 통증이 펴져, 자꾸자꾸 악화되어 갔습니다.

증상이 특히 심했던 것은 다리의 발가락이 붙은 부분입니다. 이 부분이 아프면, 몸을 지탱할 힘을 잃어버려 발에 힘을 주어 버틸 수가 없었습니다.

그래도 무리를 해서 일을 계속하고 있었습니다만, 몇 년 후 에는 서 있는 것이 참을 수없을 정도로 아팠습니다. 그래서 1978년에는 회사를 그만두게 되었습니다.

그 후 발병에서 7년으로 류마치 특유의 발이나 손가락이 형 태가 변하게 되었습니다. 우선 손가락의 관절이 유리구슬정도 의 크기로 부어오르고, 관절이 엉키듯이 손가락 전체가 굽어져 갔습니다.

발쪽은 엄지발가락이 붙은 뼈가 밖으로 튀어 나오기 시작했 습니다. 연골이 뛰어나와 발 등이 스스로 보기에도 소름이 끼 칠 것 같은 형태로 변해버렸습니다.

관절의 변형과 함께 통증도 심해질 뿐이었습니다. 류마치는 곧잘 추운시기에 아프다고 합니다만, 나의 경우는 벌써 1년 내 내 아팠다.

병원에는 매일 통원치료 받고 주사를 맞았습니다만, 돌아오 는 길에는 이미 약효가 떨어져 통증이 도져 버립니다. 게다가 몇 년이나 지팡이를 의지한 무리한 자세로 걷고 있었기 때문 에, 요통까지 일어나게 되었습니다.

아침에 일어나도, 몸이 굳어서 자리에서 일어날 수가 없습니다. 그래서 침대로 바꿔서 매일 아침 침대에서 홀러내리듯이 하여 일어섰습니다.

손가락을 구부리기도 곤란하게 되고 단추도 채울 수가 없게 된 것입니다. 가사는 커녕, 자신의 주변의 것조차 할 수 없으므로 아프다는 것 뿐만 아니라 심히 비참한 기분이었습니다.

그렇지만 류마치의 탓으로 누워만 있게 된 것은 아무래도 싫었습니다. 매일 필사적으로 통증에 견디며 병원에 다니는 생활을 나는 몇 년이나 계속하고 있었습니다.

복용하기 시작해서 이틀에 관절의 붇기가 빠졌다 그런 통증에 종지부를 찍어 준 것이 유자씨의 약재 숯 요법 입니다.

소문에 그 효과를 알아 반년 정도 전부터 분말상의 것을 주문해서 복용하게 되었습니다.

가루 상태로 복용하기 힘들었기 때문에, 설탕 등을 조금 섞어서 매일 밤 작은 스푼 한 개의 량을 복용했습니다.

그러자 놀랍게도 복용하기 시작하고 2~3일로 빨리도 효과가 나타났던 것입니다. 얼마나 그때까지 부풀어 올라 딱딱해 있던 손가락의 관절의 부기가 조금씩 빠지는 것이 아니겠습니까?

이 때는 아직 통증쪽은 계속되고 있었습니다만, 붇기가 빠졌다는 것으로 유자씨의 약재 숯 요법의 효과가 높음을 확신했습니다. 그리고 그 후 계속 복용하고 있는 사이에 통증도 점점 부드러워져 갔습니다.

반년 지난 지금은 통증도 붇기도 완전히 가시고 주사도 맞지 않게 되었습니다. 걸을 수도 있게 되고 아침, 저녁으로 개를 데리고 산책하러 즐겁게 나가고 있습니다.

몇 십 년이나 계속되었던 통증이 단지 수개월로 없어졌기 때문에 유자씨의 약재 숯 요법에 대단히 감사하고 있습니다. 더 빨리 알았더라면… 라고 생각합니다. 그러므로 예전의 나와 같이 지금 류마치로 고민하고 있는 사람이 있다면 유자씨의 약재 숯 요법을 빨리 가르쳐주고 싶습니다.

▶ 의학박사 重野哲寬박사의 어드바이스

류마치는 하나의 병명이 아니라, 관절에 염증과 통증을 동반하는 증상의 통칭입니다. 원인이 불분명한 것이 많고 현대의학으로도 명확한 치료법이 확립되어 있지 않습니다.

유자씨의 약재 숯 요법은 이 류마치의 민간요법으로서 옛날부터 이용되고 있습니다. 藤原씨 만이 아니라 실제로 유자씨를 복용하고 붙기가 가셨다, 통증이 가셨다. 라고 하는 사람의 예는 많이 있습니다.

또, 유자씨는 천연의 것으로 부작용이 없고, 병원약과 병용할 수가 있습니다. 류마치로 고민하시는 분은 꼭 한 번 복용해 보면 어떨까요.

▶ 유자씨 약재 숯 요법
질문과 답 의학박사 重野哲寬

질문 : 유자씨의 약재 숯을 복용해서는 안 되는 사람은 있습니까?
답 : 식품이므로 누구라도 복용할 수가 있습니다.

질문 : 하루에 어느 정도의 량을 복용하면 좋습니까?
답 : 아침, 점심, 저녁 식전에 작은 숟가락 한 개씩 복용하면 좋겠지요. 통증을 멎게 하고 싶을 때 추가해서 복용해도 상관없습니다. 또, 차 등에 섞어서 복용해도 효과는 변하지 않습니다.

질문 : 유자씨의 약재 숯에 부작용은 있습니까?
답 : 천연의 식품이므로 부작용의 걱정은 없습니다. 단지, 한 번에 대량으로 몇 숟가락이나 복용하는 것은 금함. 체질에 따라서는 작용이 너무 세서 冥眩(명현)반응『너무 잘 들어서 증상이 악화하는 것』이 나올 경우가 있기 때문입니다.

질문 : 구운 식품에는 발암성물질이 함유되어 있다고 들었습니다. 「약재 숯 요법」 문제가 없습니까?
답 : 약재 숯 요법이란 찌듯이 산소를 제한해서 구어 숯 상태로 하는 것으로 직접 구워서 타는 것과는 다릅니다. 발암물질이 발생하는 일은 없습니다. 또, 유자씨에는 발암성물질이 되는 단백질도 함유되어 있지 않습니다.

질문 : 효과는 어느 정도로 나타납니까?
답 : 효력에는 개인차가 있으므로 「며칠간 복용하면 낫는다」라고는 말할 수 없습니다만, 복용하면 곧 효과가 나타나는 경우도 많은 것 같습니다. 예를 들면 곧 효과가 없어도 최저 3개월은 계속해서 봐 주십시오.

이와 같은 식품의 경우, 계속적으로 복용하는 것이
중요합니다.

▶유자씨 약재 숯 요법 만드는 법

▶재료
유자 3개(약 3일분), 후라이펜, 알루미늄 호일

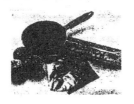

① 씨를 빼 낸다.
유자를 절반으로 잘라서 씨를 빼 낸다.
알루미늄 호일로 싼다.

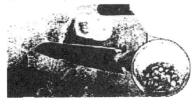

② 씨를 씻지 말고 그대로 알루미늄 호일위에 펴 놓고 이중
으로 싼다. 중불에서 굽는다.

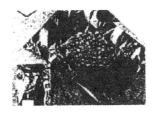

③ 후라이팬으로 1시간정도 찌듯이 굽는다. 불은 중불로 씨는 짙은 갈색으로 되어 있다. 식으면 가루로 한다.

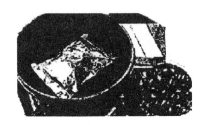

④ 불을 끄고 씨를 빼 내고, 절구 등으로 곱게 한다.

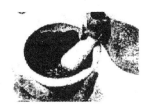

⑤ 다 된 가루는 밀폐용기에 보관한다.
1개월에 다 복용할 것, 작은 수저 반 정도의 양을 하루 3번 복용하면 좋다.

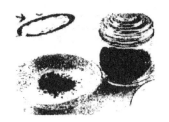

# 7. 다시마약재 숯 요법

▶천식이나 기관지확장 등으로 심한 기침, 가래에는 다시마
약숯 요법·장이 약할 때도 곧 복용한다.
                    (仁志天映 51세·병고치는 곳「천심」대표)


40세까지는 병 도매상이었던 나, 젊었을 때 나는 병이 끊이
지 않았다. 41세가 되어서 처음으로 식양생에 몰두하여 겨우
건강을 되찾게 되었지만 현대의학에 절망한 덕분에 생각지도
않은 일본고래의 전통요법의 우수함을 확인할 수가 있었다.
다시마약재 숯 요법도 그 중 하나다.

나는 우선 초등학교 3학년 때 결핵에 걸려 3개월간 입원했
다. 지금 생각해 보면 원인은 백미와 설탕의 과다섭취였다. 新
潟(니이가따)의 농가에서 태어나 매일 백미를 배가 터지도록
먹었다. 너무 먹어서 위장은 만성적으로 좋지 않았다.

19 살 때 척추디스크(척추연골이 뒤로 불거져 아픈 증상)으
로 1년간 걸을 수가 없었다. 40일간 입원했습니다만, 견인(牽
引)요법과 진정제뿐인 치료로 결국 통증이 멎지 않은 채 퇴원,
지압과 침 치료로 겨우 걸을 수 있게 되었다.

19세 봄부터 치질과의 싸움도 있었다. 365일 좌약을 넣는 나
날이었다. 31세 때 단식하여 장의 작용이 정상화되자 치질은
완전히 치유가 되었다.

26세로 교사가 되었지만 스트레스로부터 과식하게 되고 당뇨병으로 목이 마라서 매일 5ℓ이상의 물을 마시고 밤중에도 30분에 한 번은 화장실에 가는 생활이었다. 나른함과 피로감으로 가득 차면서 접대술로 일주일에 5일은 과음으로 몸이 축가는 것은 당연, 쓰러지기 일보 직전에 겨우 식이요법에 본격적으로 힘쓰게 되었다.

다시마약재 숯은 나른한 점막을 당긴다. 지금까지의 식생활을 부정하고 현미중심의 정식(正食)이론을 실천하기 시작했을 때 옛날부터 전해오는 다시마약재 숯 요법의 가치도 자연히 알게 되었다.

다시마약재 숯 요법은 탄소계인 양성식품, 음성의 해를 부정하는 작용이 있어서 특히 천식에는 발군의 효과가 있다.

다시마약재 숯을 엄지손가락 한 마디정도 복용하면 심한 기침, 가래가 사라진다

천식은 단것, 쥬스, 생야채 등을 지나치게 섭취한 결과 혈액이 흐려지고 기관지 점막이 약해져 나른함이나 느슨함을 일으키는 것으로 병의 증상이 나타난다.

다시마약재 숯 요법에는 이러한 기관지의 느슨함을 시정하는 작용이 있으며 연뿌리의 분말과 함께 섭취하면 연뿌리에도 수축작용이 있으므로 보다 효과적이다.

또 경락적으로는 폐와 대장은 연결되어 있어 폐가 약한 원인은 대개 장에 있다. 다시마약재 숯 요법은 장을 건강하게 하는 작용에도 뛰어나다.

단 마시는 것은 필히 천식발작이 나지 않는 간헐기(間歇期)

에 한정한다. 발작할 때 복용하면 기관이 너무 조여져 발작할 때는 연뿌리탕을 권한다.

나는 천식은 아니지만 옛날부터 폭음포식으로 완전히 장을 해쳤고 과식과 접대술을 너무 마시기도 하여 장으로부터의 영향으로, 가래가 자주 나왔다.

이러한 때에는 약을 복용하지 말고 오로지 다시마약재 숯과 연뿌리분말을 활용하고 있다.

다시마약재 숯은 손으로 만드는데 순서는 다음 그림과 같다. 한지종이를 적셔서 후라이팬을 씌우고 찌듯이 굽는 것이 나의 방식이다. 이렇게 하면 연기도 방지할 수 있다.

다된 다시마약재 숯과 연뿌리의 분말을 3대 7의 비율로 섞어서 밀폐용기에 보관하여 언제라도 상비하고 있다. 상온보존이라도 습하다든가 곰팡이가 생기는 일 없이 장기보존이 가능하다.

이 가루를 엄지손가락 한 마디정도를 오블라트(전분종이)에 싸서 더운물로 공복에 복용하면 대개는 3일 이내에 감기의 기침, 목구멍, 가래 등의 증상은 회복된다.

▸ 仁志식 다시마약재 숯 요법 만드는 법
① 되도록 질 좋은 다시마를 6×30cm 정도로 준비하고 가위로 2cm 각지게 자른다.
② 후라이팬에 다시마를 놓는다.
③ 물로 축인 한지 종이로 후라이팬을 씌워서 밀봉한다. 불이 닿지 않도록 조심한다.

④ 또한 뚜껑을 씌워서 몇 번 후라이팬의 바닥을 흔들어서 약한 불에서 20분정도 찌듯이 굽는다.

⑤ 뚜껑을 열면 다시마가 새까맣게 파삭파삭하게 되어 있다.

⑥ 5를 절구에 넣어서 약하게 으깨서 분말로 한다.

⑦ 다시마약재 숯 요법의 완성(다시마 30cm분)

※ 연뿌리 ⑦에 다시마약재 숯 ③의 비율로 섞어서 밀폐 용기에 넣어서 보관한다.

▶ 체험사례

호흡곤란이 될 정도의 심한천식이 4개월에 큰 효과

(荒木裕司　横浜市·51歲·회사원)

병원을 전전, 그러나 발작은 진정되지 않았다. 갑자기 천식 형태의 기침이 나오게 된 것은 8년 전이다. 그때까지는 병 같은 병도 앓지 않고 휴일에는 농구나 야구 등 스포츠를 마음껏 즐겼지만 아무런 예고도 없이 갑자기 심하게 기침이 나오게 되었다. 그러고 보니 20살 경에 단 한 번 감기가 악화되어 천식과 같은 기침이 나서 병석에 있었던 적이 있지만, 30년 만에 같은 괴로움을 계속 당하고 있는 기분이었다.

기침이 나오는 것은 의례히 밤에 잠자리에 들고나서 부터이다. 몸이 따뜻해지면 나오기 시작하고 가래가 끊이지 않고 계속해서 콜록거린다. 게다가 숨을 쉴 수 없을 정도로 괴로워지고 호흡곤란에 빠졌다. 흡입기로 마신 약이 효과가 나타날 때는 늘 이미 새벽이었다.

환절기나 장마 때가 특히 심하고 이러한 상태가 몇 년이나 계속되어서 그것은 괴로운 것이었다.

병원도 여기저기 바꿨지만 친구의 소개로 식사요법을 소개하고 있는 仁志선생를 만나서 겨우 서광이 보였다고 생각했다.

손수 만든 약재 숯에 연뿌리가루를 섞어서 복용하면 천식에 좋다고 해서 다시마약재 숯을 복용하기 시작한 것은 7개월전이다. 약재 숯은 집에서 손수 만들어 주었다.

우려낸 다시마 30㎝정도를 1㎝로 각지게 잘라서 후라이팬에 넣고 약한 불에 한다. 그리고 나무주걱으로 다시마가 숯과 같이 새까맣게될 때까지 볶는다. 20분정도 걸린다.

다시마가 파삭파삭하게 되면 절구에 넣어서 나무공이로 가루가 될때까지 정성스럽게 간다. 이 약재 숯 3에, 연뿌리가루(자연식품점에서 구입) 7의 비율로 섞어서 밀폐용기에 보관하고, 이것을 아침 저녁 2회, 식전에 티스푼으로 한 숟가락씩 오블라트(전분종이)에 싸서 물로 복용한다.

식사개선과 병행하여 4개월 정도 계속했더니 언제나 가래가 막혀 폐에 걸려있는 느낌이 갑자기 없어져 몇 년 만에 가슴이 시원해진 것을 느낄 수 있었다.

그 후 발작은 전혀 없어지고 의사의 약도 필요 없어졌다. 언제나 장마 때는 가장 괴로운 시기였지만 금년에는 한 번도 발작이 나지않고 지낼 수 있었다.

옛날부터 다시마약재 숯은 천식에 효과가 있다고 합니다만 이정도로 훌륭한 것이라고는 생각하지 않았습니다. 다음은 금년 겨울을 잘극복할 수 있다면 안심이다. 게다가 현미 식사를 하는 등 식생활을 다시 생각해 본 것도 좋았다.

### ▶鶴見隆史의학박사의 어드바이스

다시마약숯요법이 왜 천식에 효과가 있는 것인가 하는 이유는 과학적으로는 아직 확실하지 않다. 그러나 천식과 같은 알레르기반응은 음성체질인 사람에게 일어난다. 그래서 탄화해서 양성으로 된 다시마약재 숯을 복용함으로서 음성체질을 없애려고 하는 것이다. 라고 생각할 수 있다. 다시마약재 숯이나 연뿌리가루는 음성체질인 사람이 느슨하거나 나른하기도 한 폐나 기관지의 점막을 긴장시키는 작용이 있다.

### ▶체험사례

기관지 천식에 복용하기 시작하여 3일에 약이 필요없게 되었다.

(高野幸子 宮城縣 · 38세 · 주부)

적정량을 지켜서 갈분탕으로 하면 유아도 맛있게 마실 수 있다. 현재 아들은 5살입니다만 1년 8개월 무렵부터 천식발작이 일어나게 되었다.

유행성감기에 걸린 후 비염이 3개월이나 계속되어 이윽고 심한 기침이 나오게 되었다. 기침은 한 번 나오기 시작하면 좀처럼 멎지 않아서, 한 숨도 잠을 이룰 수 없을 적도 종종, 기침이 심하면 음식물도 토하기 때문에 몇 번 입·퇴원을 반복했었다. 퇴원해도 주사를 맞기 위하여 통원치료는 쭉 거르지 않았다. 알레르겐(알레르기를 일으키는 물질) 계란흰자와 집 먼지로 지금 생각하면 식생활에도 반성할 점이 많았다. 임신 중에도 영양사의 지도로 계란이나 우유를 거르지않고 먹고 있었고, 이유식도 아이가 좋아하는 계란이나 우유가 모르는 사이에 천식체질을 만들어버렸는지도 모르겠다.

작년 5월에 근처 자연식품센타 「오-크」에서 알레르기체질을 개선하는 식생활지도를 받고 지금까지 몰랐던 사실을 알게 되었다는 생각으로 지금은 7할의 현미와 야채중심으로 바꾸고 있다.

동시에 가게에서도 권하는 천식에 좋다고 하는 다시마약재 숯도 아이에게 마시도록 하게 되었다.

다시마약재 숯을 하루에 귀이개로 한 스푼정도 3일에 천식 발작이 없어졌다.

다시마약재 숯은 자연식품센타에서 취급하고 있는 제품을 사용하고 같은 호흡기계에도 좋다 라고 하는 연뿌리가루와 섞어서 마시게 한다.

평상시는 다시마약재 숯 1에 연뿌리가루 9의 비율로 발작이 심할 때는 다시마약재 숯 3에 연뿌리가루 7정도로 했다. 작은 냄비에 이 섞은 가루를 작은스푼 1에 이 칡가루를 1, 그리고 한 컵 의 물을 넣고 약한 불에 잘 젖으면서 갈분탕을 만든다.

알맞은 온도를 유지하면서 식사 때에 마시게 했지만 의외로 아들은 이것을 전혀 싫어하지 않고 기꺼이 마셔 주었다.

다시마약재 숯의 효과는 정말 3일째에는 이미 발작이 일어나지 않게 되고 의사의 약을 먹지 않고 지낼 수 있게 되었다.

「옛사람들의 지혜는 대단하다」라고 감탄하지 않을 수 없었다.

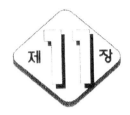

# 숯의 효능을 활용한 제품들

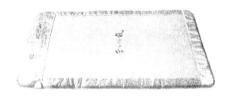

참숯매트

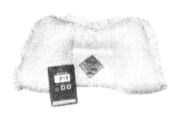

발명상수상 음이온 800숯베개

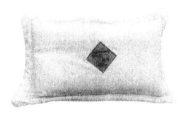

음이온 800 숯베개

참숯 베개

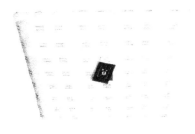

숯방석(차량용)

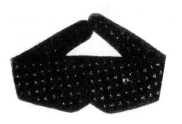

숯 안대

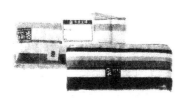

숯 목보호대

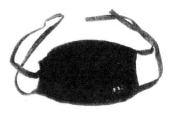

숯 마스크

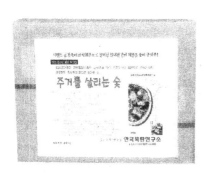

실내공기정화용숯(백탄, 10kg, 20kg)

취사, 정수용(비장탄)

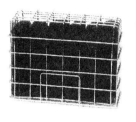
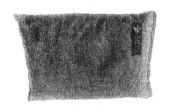

전자파 및 공기정화용(비장탄)        차량용, 욕욕용 숯

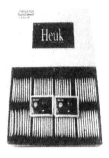
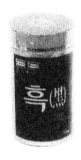

약용탄                      약용탄(과립)

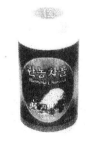
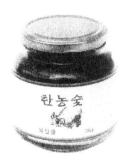

식품첨가물숯가루(과립)        민간요법 숯

양치숯

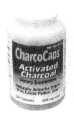

건강보조식품 숯가루캡셀(미제)

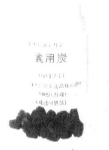

대나무숯 식용탄(일제)

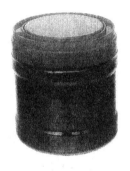

활성탄분말

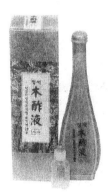

음용목초액(280, 500cc)

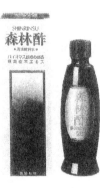

목초액(일본 미도리제약 100cc)

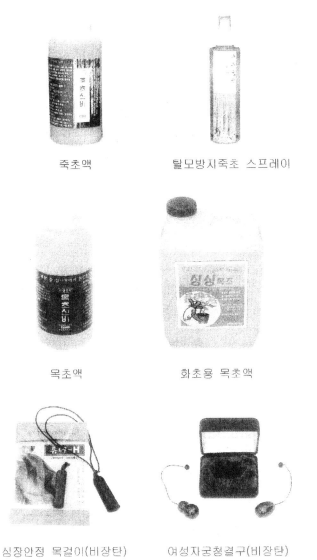

죽초액          탈모방지죽초 스프레이

목초액          화초용 목초액

심장안정 목걸이(비장탄)     여성자궁청결구(비장탄)

제11장 숯의 효능을 활용한 제품들     407

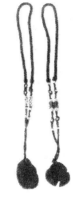

전자파 목걸이(비장탄)

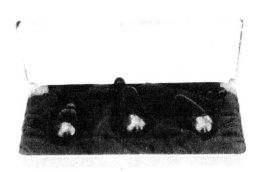

요실금 운동구(비장탄)

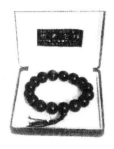

탄소염주. 합장주(비장탄)

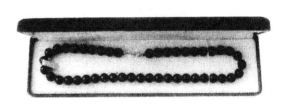

숯 목걸이(비장탄)

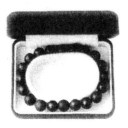

숯 팔찌(단주)

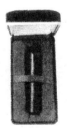

숯 침(비장탄)

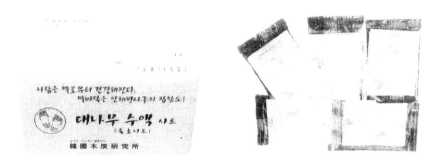

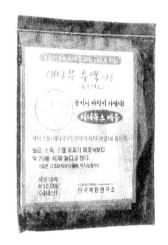

대나무수액 시트

# 숲을 알면 건강하게 산다

2011월  9월 20일 인쇄
2011년  9월 25일 발행

| | |
|---|---|
| 지은이 | 강 재 윤 |
| 발행인 | 김 용 성 |
| 발행처 | 지성문화사 |
| 등 록 | 제3-356호(1994. 3. 14) |
| 주 소 | 서울 동대문구 신설동 117-8 예일빌딩 |
| 전 화 | 02)2236-0654, 2952, 2233-5554 |
| 팩 스 | 02)2236-0655, 2953, 2238-4240 |

정가 : 20,000원